AF476281

CATALOGUE DES PIÈCES

DU

MUSÉE DUPUYTREN

PUBLIÉ

Sous les auspices de la Faculté de médecine de Paris

PAR

M. HOUEL

CONSERVATEUR DES COLLECTIONS DE LA FACULTÉ DE MÉDECINE DE PARIS
AGRÉGÉ DE LA FACULTÉ
CHEVALIER DE LA LÉGION D'HONNEUR
MEMBRE DE LA SOCIÉTÉ DE CHIRURGIE, DE LA SOCIÉTÉ DE BIOLOGIE
ET DE LA SOCIÉTÉ ANATOMIQUE

TOME TROISIÈME

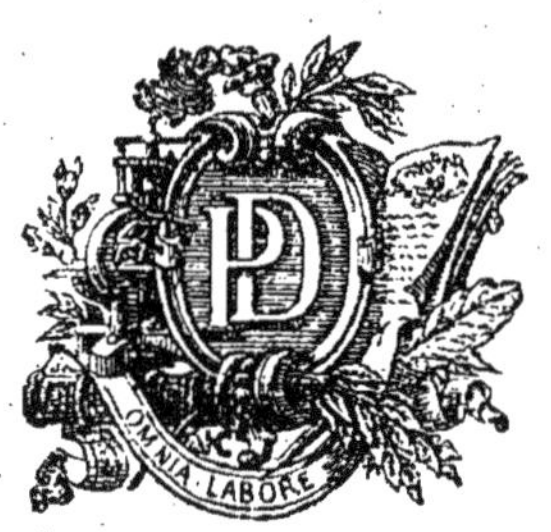

PARIS

PAUL DUPONT
ÉDITEUR
41, rue Jean-Jacques-Rousseau.

G. MASSON, ÉDITEUR
LIBRAIRE DE L'ACADÉMIE DE MÉDECINE
Boulevard Saint-Germain, en face l'École-de-Médecine

1878

CATALOGUE DES PIÈCES

DU

MUSÉE DUPUYTREN

CATALOGUE DES PIÈCES

DU

MUSÉE DUPUYTREN

PUBLIÉ

Sous les auspices de la Faculté de Médecine de Paris

PAR

M. HOUEL

CONSERVATEUR DES COLLECTIONS DE LA FACULTÉ DE MÉDECINE DE PARIS
AGRÉGÉ DE LA FACULTÉ
CHEVALIER DE LA LÉGION D'HONNEUR
MEMBRE DE LA SOCIÉTÉ DE CHIRURGIE, DE LA SOCIÉTÉ DE BIOLOGIE
ET DE LA SOCIÉTÉ ANATOMIQUE

TOME TROISIÈME

PARIS

PAUL DUPONT
ÉDITEUR
41, rue Jean-Jacques-Rousseau.

G. MASSON, ÉDITEUR
LIBRAIRE DE L'ACADÉMIE DE MÉDECINE
Boulevard Saint-Germain, en face l'École de Médecine

1878

CHAPITRE XV

Déformations des extrémités articulaires, arthrites sèches, rhumatisme goutteux et corps étrangers articulaires.

Ce chapitre comprend des lésions articulaires diverses, mais qui ont entre elles un certain degré de parenté, et que j'ai cru devoir réunir afin de ne point trop multiplier les divisions. Ces altérations ont toutes un caractère commun : la déformation ou l'altération des surfaces articulaires, par suite d'hypertrophie ou d'usure des extrémités osseuses.

Les pièces de déformation suite *d'arthrite sèche*, sont de beaucoup les plus nombreuses dans ce chapitre ; cette dénomination a été imposée par M. Deville à une altération complexe des articulations, et qui jusqu'alors avait été imparfaitement décrite sous les noms de malformation des articulations, d'arthrocace sénile, etc. C'est en 1848, qu'à l'occasion d'une lésion de l'articulation scapulo-humérale, M. Deville, au sein de la Société anatomique, exposa sa pensée sur la nature de cette altération, qu'il a depuis plus complétement étudiée.

L'arthrite sèche est loin d'être une lésion rare ; elle débute le plus souvent par des fongosités synoviales, qui d'abord très vasculaires deviennent, par suite de la disparition des vaisseaux, totalement fibreuses. Ces productions peuvent alors s'avancer plus ou moins loin sur les cartilages qu'elles recouvrent, et cela sans qu'il y ait accumulation de liquide dans l'articulation. Alors on voit apparaître au sein de ses brides ou franges synoviales, de petites masses fibreuses, qui peuvent devenir même osseuses, mais elles sont toujours adhérentes dans le début aux éléments synoviaux ou fibreux de l'articulation. Ce sont de véritables corps étrangers articulaires. Ces petites masses peuvent être appendues à l'intérieur de l'articulation ; on les voit aussi naître quelquefois à l'extérieur dans les tissus fibreux péri-articulaires, et même des végétations osseuses, pour faire saillie ensuite dans la cavité articulaire.

Si le pédicule par lequel le corps étranger se rattache aux éléments synoviaux ou fibreux, vient à se rompre, comme on l'observe fréquemment, le corps étranger devient libre. Un fait caractéristique des lésions articulaires qui se rapportent à l'arthrite sèche, et que mettent en évidence les pièces du musée: c'est que l'altération osseuse est toujours limitée aux insertions de la capsule et des ligaments fibreux qui l'environnent. Le musée renferme un grand nombre de pièces de lésions de l'arthrite sèche que je diviserai en deux articles distincts, à savoir : 1° déformations des extrémités articulaires, arthrite sèche, rhumatisme goutteux et corps étrangers des membres supérieurs; 2° déformations des membres inférieurs.

Article premier.

DÉFORMATIONS DES EXTRÉMITÉS ARTICULAIRES DES MEMBRES SUPÉRIEURS, ARTHRITES SÈCHES, RHUMATISME GOUTTEUX ET CORPS ÉTRANGERS ARTICULAIRES.

Le musée renferme trente-quatre pièces qui se rapportent à cet ordre de lésions, du n° 554 au n° 556 *l*. Huit de ces pièces, du n° 554 au 554 *g*, sont relatives à des lésions de l'articulation scapulo-humérale; treize, du n° 555 au 555 *l*, à des lésions de l'articulation du coude, treize également, du n° 556 au 556 *l*, aux articulations de la main.

Parmi les pièces qui sont relatives aux altérations et déformations de l'articulation scapulo-humérale, celles n°s 554 *e* et 554 *f*, qui présentent des érosions des cartilages, peuvent être considérées comme des arthrites sèches au début. La pièce nº 554 *g*, est un exemple remarquable d'hydropisie de la bourse séreuse sous-deltoïdienne, avec coïncidence de petits corps fibreux, l'articulation scapulo-humérale étant normale.

Les pièces qui se rapportent à l'articulation du coude se répartissent de la manière suivante. Sur cinq, nºs 555, 555 *a*, 555 *b*, 555 *c*, 555 *d*, on retrouve à des degrés divers, les altérations et déformations de l'arthrite sèche; sur une, nº 555 *l*, le déplacement et l'usure des surfaces articulaires est considérable, et par suite, les os de l'avant-bras sont dans un subluxation en arrière sur l'humérus.

Sur six de ces pièces, nºs 555 *e*, 555 *f*, 555 *g*, 555 *h*, 555 *i*, 555 *j*, se remarquent des corps étrangers articulaires à divers degrés de développement, et sur une pièce, nº 555 *k*, existent des dépôts tophacés suite de goutte. Les treize pièces d'altérations de la main qui, presque toutes, se rapportent au rhumatisme goutteux et à la goutte, ont été données au musée par le professeur Charcot. La pièce nº 556 est un exemple de déviation des doigts de la main sans tumeurs tophacées, ce qui rapproche cette déviation de celles que l'on trouve dans le rhumatisme articulaire chronique; mais il existe sur la tête des métacarpiens des dépôts abondants de cristaux d'urate de soude. La pièce nº 556 *a* est le moule en plâtre de la pièce précédente. Celle nº 556 *b* est le moule d'une main qui présente des tophus volumineux. Les pièces nºs 556 *c*, 556 *d*, 556 *e*, 556 *f* représentent les nodosités caractéristiques de la maladie d'Heberden. La pièce nº 556 *k* est le moule en plâtre d'une femme atteinte de paralysie agitante. Ces déformations ont beaucoup d'analogie avec celles observées dans le rhumatisme noueux, mais elles en diffèrent par l'absence de nodosités.

Nº 554. — Portion supérieure de l'humérus droit, avec la partie antérieure de l'omoplate ; arthrite sèche.

Sur cette pièce la cavité glénoïde a peu changé de forme, elle est seulement un peu oblique d'avant en arrière. La tête humérale, très-déformée, est aplatie latéralement; son diamètre s'est accru dans tous les sens, mais principalement de haut en bas, où il est de six centimètres. Les cartilages ont diminué d'épaisseur, et le pourtour de la tête, dans sa partie inférieure surtout, présente de nombreuses végétations osseuses qui font encore corps avec l'os et sont renversées en dehors. Il existe un corps étranger articulaire du volume d'un haricot, qui est situé sous le bec de l'apophyse coracoïde; il adhère par un petit pédicule à la capsule articulaire.

N° 554 *a*. — Humérus droit; arthrite sèche.

La tête de l'humérus est très-déformée, son volume est plus que doublé, par suite de dépôts osseux éburnés, qui sont surtout abondants à la partie postérieure et inférieure, ils sont déjetés en dehors. La lésion est bien limitée aux insertions de la capsule articulaire, le reste de l'os est normal, à peine plus vasculaire.
(Professeur Lassus.)

N° 554 *b*. — Omoplate et humérus gauche; déformations considérables.

Sur cette pièce, l'articulation scapulo-humérale est le siége de déformations considérables. Du côté de l'omoplate, le col glénoïdien a en grande partie disparu, la cavité glénoïde au lieu de présenter une concavité régulière, est alternativement concave et convexe; elle est oblique d'avant en arrière, le cartilage a disparu. Cette cavité est éburnée, le pourtour est rugueux, inégal, couvert d'aspérités ; il semble qu'il y a eu ossification du bourrelet cotyloïdien.

L'humérus est aussi profondément déformé, il est très-court, il n'a que 15 centimètres de longueur, il est courbe à concavité antérieure. L'extrémité supérieure est très-déformée, elle semble avoir été broyée, on ne reconnaît plus ni tête humérale, ni tubérosité; à sa place existe une surface éburnée concave, qui se moule sur la cavité glénoïde et dont le pourtour très-irrégulier, est couvert de nombreuses végétations. Cette lésion est très-probablement congénitale ou s'est produite dans l'enfance.

N° 554 c. — Portion supérieure de l'humérus gauche; arthrite sèche.

La portion supérieure de l'humérus a été divisée verticalement. Cette pièce qui provient d'un vieillard, a été prise sur un amputé, la tête humérale, assez régulière, est affaissée de haut en bas, et descend plus bas que dans l'état normal. Cet état peut être considéré comme le début de l'arthrite sèche.

(Professeur Malgaigne.)

N° 554 *d*. — Portion supérieure de la tête de l'humérus; arthrite sèche.

Cette pièce a été prise sur une femme de 70 ans. La synoviale présente des fongosités et des franges. Le tissu osseux est raréfié ; il existe au centre de la tête de l'humérus, une cavité qui était pleine d'un suc huileux.

Au centre de la tête, le cartilage examiné à l'œil nu est plus épais qu'à l'état normal, et au microscope on a constaté qu'un grand nombre de cellules sont plus développées, ovoïdes, longues de 0,08 millimètres, larges de 0,06 millimètres; elles contiennent jusqu'à 10 ou 12 noyaux. M. Broca a pu extraire des cellules de l'épithélium, un grand nombre de petits cristaux prismatiques et triangulaires, qui sont très-communs dans l'arthrite sèche. Il existait quelques petits séquestres cartilagineux complétement libres; l'un est même invaginé.

Le cartilage dans certains points a subi l'altération velvétique, et est le siége par place, d'érosions plus ou moins profondes. Il existe près du bord, plusieurs petites places au niveau desquelles le cartilage diarthrodial a été envahi par l'ossification. Ces petites plaques sont indiquées par des taches d'un jaune blanchâtre ; à ce niveau le cartilage est devenu plus dur, plus opaque.

(Professeur Broca, *Soc. Anat.* 1851, p. 165.)

N° 554 *e*. — Portion supérieure de la tête de l'humérus; érosions du cartilage.

Cette tête humérale a été prise sur un homme de 60 ans, dont plusieurs articulations étaient atteintes d'arthrite à divers degrés.

On y observe des érosions profondes et même des destructions complètes du cartilage d'encroûtement, au niveau de la circonférence de la tête humérale.

(Professeur Broca, *Soc. Anat*, 1851, p. 171.)

N° 554 *f*. — Portion supérieure de la tête de l'humérus; érosions du cartilage.

On constate sur cette pièce des érosions, des ulcérations et même dans certains points, des destructions complètes du cartilage d'encroûtement de la tête de l'humérus, principalement au pourtour de la portion cartilagineuse de la tête humérale.

(Professeur Broca, *Soc. Anat.* 1851, p. 171.)

N° 554 *g*. — Portion externe de l'omoplate, de la clavicule et de la partie supérieure de l'humérus du côté droit; corps étrangers fibreux de la bourse sous-deltoïdienne.

Sur cette pièce, qui provient d'une femme de 40 ans environ, on constate que la bourse séreuse deltoïdienne qui a été enflammée, présente à son intérieur un grand nombre de corps étrangers fibreux de volume variable, dont les uns étaient libres, les autres, comme on le voit, adhéraient par un pédicule plus ou moins long et volumineux. Cette cavité contenait de 150 à 180 de ces corps étrangers, variables en volume, d'un grain de riz à un gros pois.

(Professeur Verneuil.)

N° 555. — Portion inférieure de l'humérus droit; déformations.

L'extrémité articulaire inférieure de l'humérus représente une vaste poulie qui, du sommet à la gorge, a 2 centimètres de hauteur. Le disque interne représente une demi-circonférence dont le diamètre est de cinq centimètres; l'externe n'est point complet, il n'existe qu'en arrière. En avant, il est remplacé par une facette éburnée qui était destinée à s'articuler avec le radius. Cette vaste surface articulaire présente à sa limite, un rebord qui correspond aux insertions ligamenteuses, et qui est constitué par des dépôts osseux irréguliers. Le corps de l'os paraît il est vrai normal, à peine plus vasculaire.

N° 555 *a*. — Portion inférieure de l'humérus droit, et supérieure des deux os de l'avant-bras; articulation du coude; arthrite sèche.

Les surfaces articulaires du coude sont déformées et dépourvues de cartilages d'encroûtement, la petite tête de l'humérus est aplatie d'avant en arrière, et est oblique dans cette même direction de haut en bas. Au dessous de l'épicondyle se rencontrent des végétations osseuses qui font corps avec lui, et le prolongent. La cupule du radius présente une altération et une direction oblique de sa surface articulaire, en rapport avec la petite tête humérale.

La trochlée est détruite, et l'échancrure en forme de fourche qu'elle présente, a pour limite supérieure les cavités olécraniennes et coronoïdes. L'extrémité supérieure du cubitus qui est renflée, présente une exagération considérable de la crête antéro-postérieure qui divise en deux moitiés sa surface articulaire. Cette crête est reçue dans l'espèce de bifurcation que présente la trochlée humérale ; tout le pourtour des surfaces articulaires, dans l'étendue des insertions ligamenteuses, présente de nombreuses végétations qui font corps avec l'os.

(Professeur Cruveilhier.)

N° 555 *b*. — Cubitus droit; végétations osseuses péri-articulaires.

La surface articulaire supérieure du cubitus est considérablement élargie ; il existe de nombreuses végétations assez régulières, qui se sont déposées au pourtour des surfaces articulaires, dans les limites des insertions ligamenteuses. On trouve même à l'intérieur de l'articulation, à la jonction de la tubérosité olécrânienne et coronoïde, de petits tubercules osseux, adhérents, lisses.

(Professeur Desault.)

N° 555 *c*. — Portion inférieure de l'humérus droit, et supérieure des deux os de l'avant-bras; arthrite sèche.

Les surfaces articulaires sont déformées, leur cartilage d'encroûtement a en grande partie disparu. L'altération osseuse est limitée aux insertions ligamenteuses ; et on observe dans l'intérieur de l'articulation, de petits corps étrangers articulaires, les uns cartilagineux, les autres osseux.

N° 555 *d*. — Portion inférieure de l'humérus droit, et supérieure des deux os de l'avant-bras; arthrite sèche.

L'altération osseuse de l'humérus, qui est assez profonde, est limitée aux surfaces articulaires et à leur pourtour ; elle ne dépasse point les insertions ligamenteuses ; cette pièce est des plus intéressantes, elle est un type de cette lésion pour le coude. La poulie humérale, ainsi que la petite tête, sont dépourvues de leur cartilage d'encroûtement, érodées, usées ; l'épitrochlé et l'épicondyle sont atrophiés. Des usures analogues s'observent sur les surfaces articulaires du cubitus et du radius, avec déformations surtout marquées pour la cupule du radius;

Le pourtour des surfaces articulaires est hérissé de nombreuses végétations arrondies, disposées en goutte de cire, qui sont surtout accusées à la partie interne de l'humérus, au niveau de l'apophyse coronoïde et à la partie externe de la cupule radiale. On observe aussi un certain nombre de corps étrangers en grande partie libres, adhérents seulement par quelques brides filamenteuses. Toutes ces altérations ne dépassent guère les insertions ligamenteuses. Les os dans le reste de leur étendue ont un aspect normal.

N° 555 e. — Portion articulaire inférieure de l'humérus gauche; corps étrangers articulaires.

On constate sur cet humérus un petit séquestre, de forme quadrilatère, long et large de quatre millimètres; épais de deux, complétement détaché de l'extrémité inférieure du bord interne de la trochlée humérale. La cavité qui le contenait a des bords taillés à pic. Le fond de cette cavité n'arrive pas jusqu'à l'os, une partie de l'épaisseur du cartilage a été conservée.

L'examen microscopique du séquestre cartilagineux, a montré qu'il était formé de tissu fibreux en assez grande quantité, et d'énormes cavités de cartilages, pleines de noyaux et de granules de graisse. La couche de cartilage qui tapisse le fond de la cavité, ne contenait que des éléments de cartilage, mais sur les bords il existait du tissu fibreux.

(Professeur Broca, *Soc. anat.*, 1851, p. 109.)

N° 555 f. — Articulation du coude du côté droit; corps étrangers articulaires.

Cette pièce provient d'un homme d'environ 50 ans, l'articulation présente à un haut degré, les altérations de l'arthrite sèche; il existait une injection assez vive de la synoviale et les cartilages sont dans plusieurs points fortement érodés.

Il existe en arrière au côté interne de la cavité olécrânienne, un corps étranger osseux, du volume d'une noisette, un peu irrégulier dans sa forme, et complétement libre d'adhérences. Au côté interne il en existe un second moins volumineux, encore plus irrégulier, également osseux et qui adhère à la capsule par un mince pédicule.

(Professeur Broca, *Soc. anat.*, 1850, t. XXV, p. 91.)

N° 555 g. — Articulation du coude du côté droit; corps étrangers articulaires.

On trouve dans cette articulation, trois corps étrangers du volume d'un haricot environ, de consistance osseuse. Deux sont placés en avant de l'extrémité humérale, au-dessus de la trochlée et du condyle; l'autre est en arrière, logé dans la cavité olécrânienne; un quatrième est en voie de formation sur le bord marginal de la trochlée. La trochlée et le cartilage sont profondément érodés. On trouve dans cette articulation tous les autres caractères de l'arthrite sèche.

(Professeur Verneuil, *Soc. Anat*, 1852, t. XXVII, p. 118.)

N° 555 *h*. — Articulation du coude du côté droit; corps étrangers articulaires.

Cette articulation présente une partie des altérations et des déformations propres à l'arthrite sèche. Il existe en outre trois corps étrangers articulaires, mobiles et en partie osseux. Ces corps étrangers sont un peu aplatis et de volume variable; le plus considérable a le volume d'un gros haricot, il est situé à la partie antérieure et supérieure de la trochlée; le moyen est au-dessus de la petite tête humérale; le troisième, qui est le plus petit, est situé en arrière, il occupe l'excavation olécrânienne.

(M. Foucher.)

N° 555 *i*. — Articulation du coude du côté droit; corps étrangers articulaires.

L'articulation a été ouverte en avant, elle est élargie latéralement, les surfaces articulaires déformées sont encore encroûtées de cartilages, qui sont amincis dans certains points, et profondément érodés, usés sur la petite tête humérale. On retrouve ici une grande partie des altérations propres à l'arthrite sèche.

On distingue dans cette articulation plusieurs corps étrangers; le plus volumineux, osseux, triangulaire, est situé au niveau de la petite tête humérale; il adhère par un petit pédicule au ligament postérieur. Un autre corps étranger, également osseux, mais beaucoup moins volumineux que le précédent, est logé dans une excavation qui est creusée à la partie interne de la cavité coronoïde. Un troisième, du volume d'une petite noisette, occupe la partie externe de l'apophyse coronoïde près du bec; il adhère à la face interne du ligament par de petits tractus fibreux.

(M. Foucher, 1854.)

N° 555 *j*. — Articulation du coude du côté droit; corps étrangers articulaires.

L'articulation est déformée, elle offre les altérations de l'arthrite sèche. La trochlée humérale présente une usure profonde des cartilages d'encroûtement, et à sa partie antérieure et supérieure existe une plaque osseuse saillante, qui paraît être un corps étranger articulaire en voie de développement. La cupule du radius, notablement augmentée de volume, dépasse en dehors la petite tête de l'humérus. L'articulation a été ouverte par sa partie antérieure.

On constate qu'il existe dans cette articulation trois corps étrangers osseux, mobiles, dont deux surtout sont assez volumineux. Le plus gros, a le volume d'une grosse noisette, et est très-irrégulier, indépendant de celui que nous avons considéré précédemment, comme étant en voie de développement. Il occupe la place de la cavité coronoïde, qui est en grande partie comblée; il adhère par plusieurs tractus fibreux au fond de cette cavité. Un second, également volumineux, paraît formé par l'apophyse coronoïde qui semble détachée du cubitus au niveau de sa base; ce corps étranger représente assez bien la configuration de cette portion osseuse, et il adhère intimement par sa face non articulaire à la capsule ligamenteuse. Un troisième, du volume d'une petite noisette, en grande partie libre à l'intérieur de l'articulation, adhère à la capsule par quelques petits filaments très-déliés.

(M. Foucher, *Soc. anat.,* 1854, t. XXIX, p. 59.)

N° 555 *k*. — Portion inférieure de l'humérus droit d'un goutteux.

La trochlée humérale et la petite tête de l'humérus, sont couvertes de nombreux dépôts tophacés.

(Professeur Charcot, 1874.)

N° 555 *l*. — Portion inférieure de l'humérus droit; déformation des surfaces articulaires de l'articulation du coude.

Sur cette pièce, qui est sans renseignements, il existe une déformation assez considérable des surfaces articulaires de l'articulation du coude. Cette déformation, dont la cause ne me paraît pouvoir être déterminée d'une manière exacte, peut résulter d'une arthrite sèche, ou être consécutive à une luxation incomplète des deux os de l'avant-bras en arrière.

La trochlée humérale n'existe plus, la place occupée par la petite tête de l'humérus est remplacée par une large excavation planiforme. Le cubitus n'est point notablement déformé, mais l'apophyse coronoïde manque en grande partie; l'extrémité supérieure du radius est à peu près normale, les parties osseuses qui avoisinent les surfaces articulaires, présentent de nombreuses aspérités, végétations osseuses. L'humérus est porté en avant, et n'a plus de rapports avec les surfaces articulaires des os de l'avant-bras que par sa moitié postérieure.

N° 556. — Squelette de la main gauche, avec la partie inférieure des deux os de l'avant-bras; déformations du rhumatisme noueux dans un cas de goutte tophacée.

Cette pièce a été recueillie sur une femme de 84 ans, qui faisait remonter le début de sa maladie à environ 14 ans. Toutes les jointures des membres et des extrémités étaient rigides, à l'exception des épaules et des hanches; mais c'est surtout aux mains que les déformations permanentes étaient prononcées, elles étaient identiques des deux côtés; la main gauche a été seule conservée.

On constate, sur ce squelette, la déviation des doigts vers le bord cubital de la main; le bord externe du petit doigt fait presque un angle droit avec l'axe du cubitus. Les phalanges sont, en outre, luxées en avant et en dedans des têtes des métacarpiens, qui faisaient, sous les téguments amaigris, une saillie très-accusée. Les doigts se trouvent fléchis sur les métacarpiens; il n'existait point de tumeurs tophacées appréciables. On trouve donc ici un type de déformation que l'on rencontre dans le rhumatisme articulaire chronique progressif. Il existe, sur la tête des métacarpiens, un dépôt abondant de cristaux d'urate de soude qui occupait également les autres articulations; ces cristaux siégeaient dans l'épaisseur et à la surface des cartilages diartrodiaux. Les ligaments et les tendons contiennent aussi de petites concrétions blanches d'aspect crayeux. Les tissus fibreux étaient fortement rétractés.

(Professeur Charcot, Société biologique, 1863, 3e série, t. V, p. 149.)

N° 556 *a*. — Modèle en plâtre de la main précédente, n° 556.

Ce moule représente, avant dissection, les déformations caractéristiques du rhumatisme noueux.

(Professeur Charcot.)

N° 556 *b*. — Modèle en plâtre de la main droite d'un goutteux.

Cette pièce a été moulée sur un homme de 69 ans, atteint de la goutte depuis l'âge de 32 ans. Un tophus volumineux se voit à la base de l'index, au niveau de l'articulation métacarpo-phalangienne. Un autre tophus, moins volumineux que le précédent, existe à la base du médius. Cet homme portait, sur les oreilles externes, de nombreuses concrétions d'urate de soude.

(Professeur Charcot, *Leçons sur les maladies des vieillards.*)

N° 556 c. — Squelette de la main gauche d'une vieille femme; maladie d'Heberden.

Les surfaces articulaires métarcarpo-phalangiennes, et celles de la première phalange avec la seconde, présentent une altération identique. Il existe un élargissement notable et surtout transversal des surfaces articulaires, avec de petites tumeurs piriformes, véritables petits tubercules osseux situés principalement à la surface dorsale, et dont la présence altère considérablement la forme ordinaire de l'articulation. Sur ce squelette, les articulations de la première phalange sont en subluxation légère en avant sur les métacarpiens, tandis que celles des secondes, sont en légère subluxation en arrière sur la première. M. Charcot admet que ces altérations résultent de la diathèse rhumatismale.
(Professeur Charcot, *Leçons sur les maladies des vieillards.*)

N° 556 d. — Squelette de la main droite; maladie d'Heberden.

Les articulations de la première phalange avec la seconde et de la seconde avec les phalangettes, sont notablement élargies, et il existe, dans leur pourtour, surtout du côté de la face dorsale, des nodosités piriformes nombreuses qui s'observent à tous les doigts de la main, et déforment notablement ces articulations, qui présentent un léger renflement.
(Professeur Charcot, *Leçons sur les maladies des vieillards.*)

N° 556 e. — Modèle en plâtre de la main droite, représentant la déformation, les nodosités des phalanges dans la maladie d'Heberden.

(Professeur Charcot.)

N° 556 f. — Moule en plâtre de la main droite; maladie d'Heberden.

Ce moule a été pris sur une femme de 72 ans, qui présentait une arthrite sèche de l'articulation scapulo-humérale. Les dernières phalanges représentent à un haut degré, les déformations et les nodosités de la maladie d'Heberden.
(Professeur Charcot.)

N° 556 g. — Tableau représentant, d'après le procédé de M. Baretta, deux mains, une droite et une gauche, plus un pavillon d'oreille, et une troisième main avec l'avant-bras; tuméfaction de la goutte.

Les deux mains isolées représentent le moulage de déformations, de tuméfactions considérables dont quelques-unes sont ulcérées, et produites par la goutte. Ces pièces ont été prises sur un sujet atteint, à l'âge de 25 ans, des premiers symptômes de la goutte articulaire, sans hérédité connue. Au moment où les moules ont été pris, le sujet présentait les symptômes de la néphrite goutteuse avec albuminurie. Le pavillon de l'oreille présente, sur l'anthélix, plusieurs tophus non ulcérés.

N° 556*h*. — Moule en plâtre de la main droite; rhumatisme noueux.

Cette main a été moulée sur la nommée Etard, âgée de 45 ans. Dans son enfance, cette femme avait habité une maison très-basse et très-humide ; vers l'âge de 15 ans, elle avait eu des douleurs dans les muscles de l'épaule. A partir de cette époque, elle fut à plusieurs fois, à des périodes diverses, atteinte de rhumatisme sur les divers points du corps.

Sur ce moule, on constate une déformation considérable de la main, la lésion était à peu près identique des deux côtés. Le métacarpe est fléchi sur l'avant-bras ; les premières phalanges sont dans une extension forcée; elles forment, avec les métacarpiens, un angle obtus à sinus curviligne de 180 degrés. Le pouce est à peu près normal, les mouvements étaient trop bornés pour que la malade puisse fermer la main. Les phalangines sont fléchies à angle aigu sur les phalanges. Il n'y a point apparence de tophus dans ces jointures.

(Professeur Charcot, *Thèse,* 1853, p. 31.)

N° 556*i*. — Moule en plâtre de la main droite; rhumatisme noueux.

Sur ce moule, qui a été pris sur une femme atteinte de rhumatisme noueux, on constate les déformations suivantes : la main est très-amaigrie, et, comme sur le moule précédent, les métacarpiens sont étendus, mais légèrement sur la carpe. Des phalanges, les deux premières sont en légère flexion, tandis que pour les phalangines, la flexion est très-prononcée.

(Professeur Charcot.)

N° 556*j*. — Modèle en plâtre de la main gauche; rhumatisme noueux.

On constate, sur ce moule, qui a été pris sur une vieille femme atteinte de rhumatisme noueux, que le pouce est à peu près normal, mais les phalanges des quatre autres doigts sont fortement fléchies dans le creux de la main, en même temps qu'elles sont déviées du côté du bord cubital.

(Professeur Charcot.)

No 556 *k*.— Moule en plâtre de la main droite d'une femme atteinte de paralysie agitante.

Sur cette pièce, le pouce est allongé et rapproché de l'index les premières phalanges des doigts fléchis sont déviés en masse vers le bord cubital, tandis que les secondes phalanges et les phalangettes sont en extension ; il existe donc une flexion avec extension alternative. Ces déformations ont beaucoup d'analogie avec celles observées dans le rhumatisme chronique, mais elles en diffèrent par l'absence de bourrelets ou nodosités osseuses, et de craquements pendant la vie.

(Professeur Charcot, *Leçons sur les maladies du système nerveux*, p. 152.

No 556 *l*. — Métacarpiens et phalanges des deux pouces du même individu ; goutte.

Sur cette pièce, les articulations métacarpo-phalangiennes, et phalangiennes des deux pouces sont profondément altérées et déformées. Les articulations des phalanges sont subluxées en arrière des métacarpiens; les extrémités osseuses très-tuméfiées, présentent dans certains points, des dépôts tophacés.

(Professeur Charcot, 1874.)

Article 2.

DÉFORMATIONS DES EXTRÉMITÉS ARTICULAIRES DES MEMBRES INFÉRIEURS. — ARTHRITES SÈCHES. — RHUMATISME GOUTTEUX ET CORPS ÉTRANGERS ARTICULAIRES.

Cette altération du système osseux est beaucoup plus fréquente pour le membre inférieur que pour le membre supérieur. Le musée renferme soixante-douze pièces qui se rapportent à ces lésions, du no 557 à 583 *e*; trente-huit pièces sont relatives à l'articulation coxo-fémorale, du n° 557 à 575 *a*, vingt-six à l'articulation du genou, du n° 576 au n° 581 *d*. Enfin huit pièces sont relatives à l'articulation tibio-tarsienne, et aux autres articulations du pied, du n° 582 à 583 *e*. Dans les déformations de l'articulation coxo-fémorale, les deux surfaces articulaires prennent quelquefois une égale part à ces déformations, tandis que dans l'articulation scapulo-humérale, la déformation est ordinairement plus considérable sur la tête de l'humérus que du côté de la cavité glénoïde. Dans l'articulation coxo-fémorale, il peut encore exister, pour les déformations de la tête et de la cavité, quelque différence ; tantôt il y aura à la fois une hypertrophie de la tête du fémur et un agrandissement de la cavité cotyloïde. Lorsque la tête acquiert proportionnellement un volume plus considérable que la cavité, comme on l'observe sur les pièces n°s 557, 557 *e*, 557 *f*, 557 *g*, 558, 558 *a*, elle ne peut être enclavée dans l'articulation ; il y a plutôt une tendance à la subluxation. Dans ce cas il est de remarque que, l'arrière-fond de la cavité cotyloïde qui loge le peloton graisseux a disparu, ainsi que l'échancrure inférieure qui donne passage aux vaisseaux qui s'y rendent.

Si, au contraire, en même temps que la tête augmente de volume, la cavité cotyloïde est agrandie, n°s 560, 561, 562, 563, 564, on observe une grande tendance à l'enclavement; les mouvements de l'articulation sont alors très-bornés, ils sont même quelquefois nuls. Dans ces cas d'agrandissement de la cavité, l'arrière-fond est généralement plutôt augmenté, et par suite l'échancrure vasculaire conservée, n°s 561, 562, 563 ; il existe donc une corrélation manifeste entre ces deux faits. La pièce n° 564 est un exemple remarquable de luxation pathologique sous-pubienne, avec formation de cavités nouvelles ; on en distingue trois, dont deux sont aujourd'hui rudimentaires. Cette cavité est constituée par trois cavités concentriques, avec rainures correspondantes sur la tête du fémur; cette cavité occupe la place du trou obturateur qu'elle ferme.

Les pièces n°s 561 *a*, 561 *b*, 561 *c*, 561 *d*, sont des exemples d'altérations considérable, d'usures profondes de la tête et de la cavité, avec ossifications périphériques énormes. Sur la pièce n° 561 *c* il existe une ossification de l'aponévrose supérieure du muscle droit antérieur et qui en occupe toute la longueur. J'attirerai encore l'attention du lecteur sur la pièce n° 557 *h* qui a été déposée dans le musée par M. Duplay et qui peut être diversement interprétée. (Les uns y voient un exemple de fracture intra-capsulaire du fémur consolidée par un cal osseux, les autres, et je suis du nombre, une altération propre à l'arthrite sèche.)

La pièce n° 564 *a* est un exemple de corps étranger fibreux du fond de la cavité cotyloïde.

Un certain nombre de pièces de la tête du fémur, isolées de leur cavité cotyloïde, présentent, les unes, n°s 565, 566, 567, 568, des diminutions de volume de la tête, les autres, n°s 569, 570, 570 *a*, des aplatissements; enfin les n°s 571, 572, 573, 574, 575, des déformations diverses de la tête du fémur. Une pièce intéressante est celle décrite sous le n° 574 *a*; la tête manque complétement. Cette pièce provient d'une femme atteinte d'ataxie locomotrice, et M. le professeur Charcot, qui la rapproche des pièces d'arthrite sèche, la désigne sous le nom d'arthrite sèche chez les ataxiques. Mais cette pièce me paraît différer essentiellement des autres pièces qui caractérisent cette singulière altération osseuse, en ce sens, que dans l'arthrite sèche, comme cela s'observe sur toutes les pièces du musée, les altérations osseuses, si considérables qu'elles puissent être, sont toujours limitées aux insertions des tissus fibreux de l'articulation, tandis que sur cette pièce l'altération paraît s'étendre à l'os entier. La pièce n° 575 *a* est une tête de fémur incrustée de dépôts tophacés d'urates de soude.

Dans les lésions du genou j'ai placé, n°s 576, 576 *a*, 576 *b* et 576 *c*, des hydropisies ou épanchements sanguins de la bourse pré-rotulienne, et la pièce n° 577 est un exemple de kyste du creux poplité. Les pièces n°s 578, 578 *a*, 578 *b*, 578 *c*, 578 *d*, 578 *e*, 578 *f*, sont des formations à des degrés divers de l'articulation du genou suite d'arthrite sèche. La pièce, n° 578 *f*, observée par M. Charcot chez un ataxique, a été aussi considérée par ce professeur, comme une arthrite sèche pour laquelle je ferai les mêmes objections que pour la pièce du fémur, n° 557. La pièce n° 578 *g* a servi à

M. Lannelongue à faire une bonne étude de genou cagneux.

Les pièces nos 578 *h*, 578 *i*, 578 *j*, 578 *k* et 578 *l*, sont des exemples de déformations très-considérables, et d'usures profondes des surfaces articulaires du genou. La pièce n° 579 est un exemple très-rare de corps étranger formé par la fracture d'un cartilage articulaire ; cette forme de lésion, après avoir été admise sans contestation depuis les observations de Reimar et Monro, a été fort contestée lorsque l'on a étudié dans ces derniers temps avec plus de soin, l'anatomie pathologique des corps étrangers articulaires. Les pièces nos 580, 580 *a*, 580 *b*, sont des exemples divers de corps étrangers articulaires. Les pièces nos 581, 581 *a*, 581 *b*, 581 *c*, 581 *d*, sont des surfaces articulaires du genou incrustées de dépôts tophacés.

Pour les articulations du pied, les seuls exemples sont les suivants : nos 582 et 582 *a*. Les pièces nos 583, 583 *a* sont des incrustations tophacées de l'astragale, la pièce n° 583 *b* est une érosion du cartilage du calcanéum, les pièces nos 583 *c*, 583 *d*, de nécrose avec séquestre du cartilage du scaphoïde ; la pièce n° 583 *e* est un exemple de dépôts tophacés sur le premier métatarsien et les phalanges du pouce.

N° 557. — Os coxal droit, avec la partie supérieure du fémur ; arthrite sèche.

Cette pièce a été présentée en 1836 à la Société anatomique sous le nom d'affection sénile. La tête fémorale, suivant qu'on examine son segment supérieur ou inférieur, offre un aspect différent ; la moitié supérieure, encore assez lisse, devait, dans certains points, être encore recouverte d'une mince lamelle de cartilage. Dans sa moitié inférieure et antérieure, la tête a augmenté de volume par l'addition assez irrégulière d'une nouvelle couche osseuse. La partie antérieure du corps est le siége de productions osseuses volumineuses, véritables exostoses qui lui sont très-adhérentes.

La cavité cotyloïde est légèrement déformée ; son fond est rempli par une nouvelle couche osseuse, tandis que le pourtour présente un rebord plus saillant, épais dans certains points, mince dans d'autres, et qui semble résulter de l'ossification d'une partie du bourrelet cotyloïdien, d'où résulte que son échancrure est plus profonde qu'à l'état normal.

N° 557 a. — Portion supérieure du fémur droit; déformations de l'arthrite sèche.

La tête du fémur, sans être notablement plus volumineuse qu'à l'état normal, est déformée; elle est allongée, conique. Sa partie supérieure et antérieure est assez lisse, quoique éburnée; mais la seconde moitié inférieure et postérieure est rugueuse, inégale, couverte d'aspérités dues à de nouvelles sécrétions osseuses. La portion de la tête, qui avoisine le col, est prolongée par des stalactites osseuses en forme de gouttes de cire, qui sont renversées en dehors et sont plus volumineuses au niveau du point qui correspond au bourrelet cotyloïdien. De nouvelles aspérités existent au niveau de la ligne oblique antérieure du col. Le reste de l'os paraît normal, peut-être cependant un peu vascularisé.

N° 557 b. — Portion supérieure du fémur droit; déformations de l'arthrite sèche.

La tête du fémur est notablement augmentée de volume, en même temps qu'elle a pris une conformation particulière à cette lésion. Elle est conique, allongée, éburnée à sa surface et lisse; dans d'autres points elle présente de légères aspérités. La capsule a été conservée avec ses insertions sur le col, et l'on peut constater qu'à la partie antérieure du col, dans la portion intra-capsulaire, qui correspond à l'échancrure de la cavité cotyloïde, il existe une exostose volumineuse à surface lisse, qui est, comme le montre une coupe de l'os, surajoutée au col, dont elle est séparée par la lame compacte. Cette exostose se prolonge assez loin insensiblement à la partie inférieure. Le reste du fémur paraît être à peu près normal.

N° 557 c. — Os coxal droit avec la partie supérieure du fémur; arthrite sèche au début.

La tête du fémur a conservé sa forme normale. Sa partie centrale est rugueuse, inégale, dépourvue de cartilage, criblée de trous; sa partie périphérique est lisse et éburnée. A son insertion sur le col, le pourtour de la tête présente une couronne de nouvelles productions osseuses, qui la prolongent et sont fortement déjetées en dehors. En avant du col, au niveau du point qui correspond à l'échancrure de la cavité cotyloïde, existe, sous forme d'exostose peu volumineuse, de nouvelles productions osseuses.

La cavité cotyloïde est légèrement agrandie ; son fond est éburné, et son sourcil plus saillant est irrégulier, avec des végétations osseuses. Ces os, en dehors de la sphère des insertions de la capsule articulaire, sont normaux.

N° 557 *d*. — Portion d'os coxal droit, avec la partie supérieure du fémur ; arthrite sèche.

La tête du fémur est augmentée de volume et profondément déformée. Sa surface articulaire était dépourvue de cartilages ; elle est rugueuse, inégale, portée en arrière, rapprochée du bord postérieur du grand trochanter, dont elle n'est séparée que par un millimètre. Le pourtour de la tête, qui avoisine le col, est couvert de nombreuses aspérités osseuses, en forme de couronne, qui s'inclinent en dehors. En avant du col, dans le point qui correspond à l'échancrure cotyloïde, existe une exostose volumineuse. Le col est raccourci, le grand et le petit trochanter sont couverts d'aspérités.

La cavité cotyloïde élargie est planiforme. Il s'est fait à sa surface intérieure un dépôt irrégulier de matière osseuse de nouvelle formation. Le pourtour de la cavité, également irrégulier, présente dans certains points, en arrière et en avant surtout, au niveau de l'épine iliaque antérieure et inférieure des saillies osseuses irrégulières, qui semblent résulter de l'ossification des tissus fibreux.

N° 557 *e*. — Portion d'os coxal droit, avec la partie supérieure du fémur ; arthrite sèche.

La tête du fémur est notablement augmentée de volume, sans que sa partie articulaire soit très-déformée. Elle est encore assez lisse, éburnée dans certains points et dépourvue de cartilages articulaires. A la partie antérieure inférieure et postérieure du col, il s'est fait un dépôt considérable de matière osseuse, qui constitue comme une espèce de gaine qui enveloppe le col. En arrière, ce dépôt s'est avancé sur la tête fémorale elle-même. Au-dessous de la substance osseuse déposée, comme cela résulte d'une coupe pratiquée, la lame de substance compacte du col est restée intacte.

La cavité cotyloïde planiforme, moins profonde que dans l'état normal, a acquis des dimensions considérables en largeur. Son peu de profondeur et l'augmentation d'épaisseur de ses parois, résulte d'un dépôt de substance osseuse surtout en bas et en dedans, qui a rempli en partie la cavité. L'échancrure de la cavité cotyloïde est comblée. Une coupe permet de voir que, dans certains points, cette nouvelle couche osseuse a près d'un centimètre d'épaisseur. Les autres parties de ces os paraissent avoir leur aspect normal.

N° 557 *f*. — Os coxal gauche, avec la partie supérieure du fémur ; arthrite sèche.

La tête du fémur, dans son ensemble, est considérablement augmentée de volume et déformée ; elle présente 9 centimètres 1/2 dans son plus grand diamètre, qui est oblique de haut en bas et de dehors en dedans, elle forme une espèce de crochet. En l'examinant, on retrouve au centre de cette masse informe, la tête du fémur avec son volume à peu près normal, sa surface est seulement éburnée et dépourvue de cartilage. Cette augmentation de volume résulte de l'addition au pourtour de la tête, dans toute sa circonférence, mais principalement en avant et en bas, d'une grande quantité de tissu osseux, d'aspect spongieux, sur lequel existent de petits tubercules osseux en forme de goutte de cire ; leur surface est lisse, éburnée. Une section verticale permet de constater les rapports de l'os ancien avec le tissu osseux nouveau.

La cavité cotyloïde est planiforme, et quoiqu'elle soit beaucoup augmentée de largeur, elle est encore en disproportion avec le volume de la tête du fémur. Elle est rugueuse, éburnée et comblée dans son fond par des dépôts osseux nouveaux ; le bourrelet cotyloïdien est peu saillant, et l'échancrure a disparu.

N° 557 *g*. — Os coxal gauche, avec la partie supérieure du fémur arthrite sèche.

La tête du fémur a acquis un volume considérable ; elle présente verticalement 7 centimètres 1/2. A son centre existe une facette articulaire convexe, dépourvue de cartilage, éburnée, assez régulière. C'est la tête de l'os ancien. Tout au pourtour on trouve des dépôts abondants de matière osseuse, mais surtout en avant, en haut et en arrière ; ils s'étendent sur le col qu'ils engaînent, auxquels ils adhèrent, mais qu'une coupe de l'os permet néanmoins de distinguer.

La cavité cotyloïde est profonde, elle a 5 centimètres 5 millimètres dans l'endroit où elle a le plus de hauteur ; son ampleur est de 7 centimètres 5 millimètres dans son plus grand diamètre. Elle est rugueuse, inégale, dépourvue de cartilage. Cette augmentation dans la profondeur de la cavité qui est surtout accusée à la partie antérieure et postérieure, est le résultat de végétations osseuses considérables, implantées sur le pourtour du bourrelet cotyloïdien. Ces saillies surajoutées au sourcil cotyloïdien, devaient beaucoup limiter les mouvements de l'articulation ; la tête est comme enclavée dans la cavité, l'échancrure inférieure est convertie en trou, la dépression centrale est conservée. Comme pour la tête, on peut y distinguer l'ancienne et la nouvelle cavité.

N° 557 *h*. — Portion supérieure du fémur gauche ; arthrite sèche.

La tête du fémur est très-abaissée; elle arrive presque au contact du petit trochanter et le col est très-court, mais dans aucun point, il ne présente de traces évidentes de fractures, ni de cal. Une coupe pratiquée sur cette pièce, permet de voir que le col semble pénétrer la tête et constituer une fracture par pénétration consolidée. C'est l'opinion de M. Duplay, qui a donné ce fémur au musée; malgré cela, cette pièce, dont l'interprétation peut être aujourd'hui douteuse, me paraît devoir plutôt se rapporter aux lésions de l'arthrite sèche. Je renvoie le lecteur à la discussion qui a eu lieu à la Société anatomique.

(M. Duplay, *Soc. Anat.*, 1862, 2e série t. VII, p. 392.)

N° 557 *i*. — Os coxal droit, avec la partie supérieure du fémur ; arthrite sèche.

La tête du fémur est profondément déformée; elle a pris un aspect ovoïde et sa surface est devenue rugueuse, inégale, surtout à sa partie inférieure, où se trouvent deux crêtes assez saillantes parallèles à l'axe du col, et séparées par une gouttière. Les deux crêtes correspondent à celles de la cavité cotyloïde, et la gouttière à l'échancrure. Le pourtour de la tête qui avoisine le col est entouré de nouvelles sécrétions osseuses, saillantes, irrégulières et renversées en dehors.

La cavité cotyloïde est très-profonde, sans être notablement élargie; elle a une profondeur de 6 centimètres à sa partie postérieure, ce qui répond à la longueur que présente la tête. Cette augmentation de profondeur de la cavité tient à deux causes : 1° à ce que le fond est dévié en dedans, et fait saillie dans l'excavation pelvienne ; 2° à des végétations osseuses que l'on observe au pourtour du bourrelet cotyloïdien, surtout en bas. L'échancrure est conservée et même exagérée; la tête du fémur est enclavée dans la cavité cotyloïde, et les végétations de la cavité se moulent sur celles du col du fémur. La lésion paraît exactement limitée à l'insertion de la capsule articulaire.

(Prof. Jarjavay, 1868.)

N° 558. — Portion articulaire de l'os iliaque du côté droit, avec la partie supérieure du fémur; arthrite sèche.

La tête du fémur, qui est très-volumineuse, est irrégulière, informe; elle présente en haut des dépôts osseux volumineux, disposés à facettes, qui ont dans certains points une épaisseur considérable, et adhèrent au pourtour du col et à la tête. En bas on en observe également de considérables, de sorte que la tête du fémur englobée entre ces deux masses osseuses, présente dans sa partie moyenne une gouttière assez profonde dirigée d'avant en arrière. Le col du fémur et le corps de l'os lui-même ont notablement augmenté de volume, et sont formés d'un tissu osseux dense.

La cavité cotyloïde ne présente plus sa forme arrondie, elle a 8 centimètres de haut en bas, et 5 centimètres 5 millimètres dans son diamètre antéro-postérieur et 6 centimètres de profondeur. La cavité est assez régulièrement convexe en arrière, mais en dedans et en avant elle présente une vaste échancrure. Le fond de la cavité et l'échancrure, sont comblés par un dépôt de substance osseuse qui présente deux facettes lisses. Cette masse aurait pu, par les progrès du mal, se détacher et donner lieu à un corps étranger articulaire.

N° 558 a. — Portion articulaire de l'os coxal gauche, avec la partie supérieure du fémur; arthrite sèche.

La tête du fémur n'est point notablement augmentée de volume; elle est encore sur certains points encroûtée de cartilage, qui est détruit cependant dans les quatre cinquièmes postérieurs. A son pourtour existe un bourrelet osseux renversé en dehors, et surtout accusé en haut et en arrière.

La cavité cotyloïde est augmentée de profondeur, le cartilage est en grande partie détruit; la cavité qui loge le peloton graisseux, est en partie comblée par de la matière osseuse de nouvelle formation, l'échancrure est conservée. Le sourcil cotyloïdien, plus saillant et plus tranchant qu'à l'état normal, est le siége de nouvelles ossifications, dont quelques noyaux ne sont point encore complétement soudés, en se détachant ils auraient pu former des corps étrangers.

(Prof. Breschet.)

N° 559. — Os iliaque droit; lésions de l'arthrite sèche.

La cavité cotyloïde est très-augmentée dans tous les sens; elle est assez régulièrement conique, dépourvue de cartilage. L dépression qui donne insertion au ligament rond n'existe plus, ainsi que l'échancrure. La cavité présente 5 centimètres de profondeur sur 7 de diamètre vertical, et 6 centimètres transversalement. Le sourcil cotyloïdien très-saillant en haut et en avant, est le siége de nombreuses productions osseuses nouvelles.

(Prof. Breschet.)

N° 560. — Os coxal droit, avec la partie supérieure du fémur; arthrite sèche.

La tête du fémur très-déformée présente un cône très-pointu, dont le sommet regarde en dedans; sa surface est lisse, éburnée. La base du cône qui correspond à la partie la plus externe de la tête, est entourée en haut, en avant et en bas, d'un cercle de dépôts osseux considérables, qui fait que dans ces points le col n'existe plus.

La cavité cotyloïde a pris une forme identique à celle de la tête fémorale; elle présente une profondeur considérable; rétrécie dans son fond, elle est élargie à sa base, et le sourcil cotyloïdien dans sa circonférence est le siége de productions osseuses nouvelles, qui sont d'autant plus considérables qu'on se raproche de la fosse iliaque externe. L'échancrure inférieure est conservée, mais rétrécie.

N° 560 *a*. — Os coxal droit, avec la partie supérieure du fémur; arthrite sèche.

Le ligament rond est en grande partie conservé, mais la tête du fémur, légèrement aplatie de dedans en dehors, est éburnée, rugueuse, inégale et en grande partie dépourvue de cartilage. La partie externe de la tête est délimitée par une couronne de végétations osseuses, qui sont surtout prononcées à la partie supérieure et postérieure.

La cavité cotyloïde planiforme est très-élargie, éburnée à sa partie postérieure, et le sourcil cotyloïdien est beaucoup plus prononcé que dans l'état normal; le peloton ligamenteux paraît en grande partie ossifié.

(M. Foucher.)

N° 560 *b*. — Os coxal du côté gauche, avec la partie supérieure du fémur; arthrite sèche.

Cette pièce appartient au même individu que la précédente

n° 560 *a*, et les lésions anatomiques sont à peu près identiques, seulement un peu plus accusées.

(M. Foucher.)

N° 561. — Os coxal gauche, avec la partie supérieure du fémur ; arthrite sèche.

La tête du fémur est notablement augmentée de volume ; elle est en grande partie dépourvue de cartilage d'encroûtement, elle a perdu son aspect lisse, dans certains points même le tissu spongieux est mis à nu, par suite de l'usure du tissu compacte. Son pourtour ainsi que la partie antérieure du col qui correspond à l'échancrure cotyloïdienne, est le siége de dépôts osseux nouveaux assez considérables, qui enchâssent la tête et la prolongent en même temps que le col se trouve raccourci.

La cavité cotyloïde, considérablement agrandie, présente sept centimètres dans sa plus grande profondeur, et offre environ six centimètres de diamètre en largeur dans tous les sens. La saillie du sourcil cotyloïdien, excepté au niveau de l'échancrure qui est conservée, est notablement augmentée par l'addition de nouvelles couches osseuses, surtout saillantes en haut et en arrière. L'intérieur de la cavité est rugueux, principalement en haut, où le tissu spongieux est à nu ; la tête femorale était presque enclavée.

N° 561 *a*. — Articulation coxo-fémorale gauche ; arthrite sèche.

Cette pièce, dont les altérations articulaires sont des plus accusées, a été prise sur un homme de 57 ans. Une coupe verticale a été pratiquée au centre de l'articulation, et l'on peut contater que la cavité cotyloïde est déformée, agrandie ; elle est au moins le double en capacité de l'état normal ; le cartilage d'encroûtement est complétement détruit. Il y a donc une usure considérable qui a porté sur le pourtour de la cavité cotyloïde, et non sur le fond, qui est au contraire très-hypertrophié, car il présente 3 centimètres d'épaisseur ; son tissu est éburné et dense. La circonférence de cette vaste cavité, présente, surtout en haut et en arrière, un rebord saillant, qui a, dans certains points, 5 centimètres ; il est en outre très-épais. Ces nouvelles ossifications paraissent s'être développées surtout aux dépens des tissus fibreux.

La tête fémorale dépourvue de cartilage a été usée ; elle est presque entièrement détruite, et le col, qui la remplace en partie, forme une espèce de moignon qui joue librement dans la cavité cotyloïde. Il existe plusieurs corps étrangers articulaires osseux d'un tissu éburné, dont deux sont très-volumineux et occupent la partie inférieure de l'articulation. Leur origine pourrait donner matière à discussion. Sont-ils des débris de la tête, ou des productions nouvelles ? Je penche vers cette dernière manière de voir que j'ai développée dans un autre travail.

Il existe à la partie antérieure de l'articulation, une énorme production osseuse que M. Barth avait reconnue pendant la vie du malade ; elle est disposée en forme d'épée ; elle a 20 centimètres de longueur sur 2 de large ; cette épine osseuse est indépendante de l'articulation, et est fixée par un tissu fibreux à l'épine iliaque antéro-inférieure. Cette portion osseuse, qui occupait la partie centrale du droit antérieur, résulte très-probablement de l'ossification du tendon et de l'aponévrose centrale de ce muscle. Les os en dehors des insertions ligamenteuses, présentent leur aspect normal.

(M. Barth, *Soc. Anat.*, 1855, t. XXX, p. 3.)

N° 561 *b.* — Seconde moitié de la pièce précédente, moitié postérieure de l'articulation coxo-fémorale qui a été conservée dans l'alcool, et présente les mêmes altérations que l'antérieure.

(M. Barth.)

N° 561 *c.* — **Articulation coxo-fémorale gauche ; arthrite sèche.**

Cette pièce provient d'une femme de 41 ans, qui est morte du choléra, dans le service de M. le professeur Cruveilhier à l'hôpital de la Charité.

Les altérations et les déformations de cette articulation, sont très-prononcées et du plus haut intérêt au point de vue des lésions osseuses articulaires de l'arthrite sèche. La lésion est symétrique; elle occupait les deux articulations coxo-fémorales, et les altérations sont à peu près identiques des deux côtés, n° 561 *d.*

Les deux cavités cotyloïdes ont plus que doublé d'étendue au lieu d'être arrondies, elles ont pris une forme ovoïde, dont le grand diamètre est oblique de haut en bas et d'arrière en avant. Les cartilages d'encroûtement sont entièrement détruits; le sourcil cotyloïdien a été usé en presque totalité. Dans tout le pourtour de l'ancienne cavité articulaire, il s'est développé, au point d'insertion de la capsule, de nombreuses végétations osseuses, très-volumineuses, qui circonscrivent de chaque côté, deux nouvelles cavités qui sont plus du double de la cavité normale. Ces stalactites osseuses périphériques ont des formes très-diverses ; quelques-unes de ces stalactites tendent à se pédiculiser, et on comprend comment elles peuvent donner naissance à des corps étrangers articulaires. Ces nouvelles productions en haut et en avant, forment des masses considérables. Dans l'intérieur des deux cavités cotyloïdes, il existait un liquide sero-sanguinolent au milieu duquel nageait un très-grand nombre de corps étrangers osseux, qui évidemment étaient de production nouvelle, et ne pouvaient être considérés comme des débris du sourcil cotyloïdien.

Les têtes fémorales, également dépourvues de cartilages, sont atrophiées, usées, aplaties de haut en bas, le col est très-court; ces têtes nullement en rapport avec la capacité de la cavité cotyloïde, jouaient librement dans ces cavités.

Les parties molles qui recouvraient ces articulations, présentaient l'aspect suivant : le petit fessier se confondait avec la capsule fibreuse de la nouvelle articulation, et son tissu musculaire atrophié, était remplacé par du tissu fibreux. Le muscle psoas était également atrophié, fibreux et contenait dans son épaisseur un certain nombre de noyaux osseux ; le pectiné avait aussi subi la transformation osseuse. Les os, en dehors de la sphère fibreuse articulaire, ont leur volume et leur aspect normal.

(Professeur Cruveilhier, *Soc. Anat.*, 1854, t. XXIX, p. 308.)

N° 561 *d*. -- Articulation coxo-fémorale ; arthrite sèche.

Cette pièce appartient au même individu que la précédente n° 561 *c*, et les lésions et déformations sont à peu près identiques.

(Professeur Cruveilhier, 1854.)

N° 562. — Os coxal gauche, avec la partie supérieure du fémur ; arthrite sèche.

La tête fémorale est volumineuse, elle est devenue ovale ; son grand diamètre est oblique de haut en bas et d'avant en arrière, sa surface est rugueuse, inégale, usée ; dans certains points les cellules du diploé sont à découvert. Cette tête présente à sa partie inférieure, un tubercule en forme de crochet, qui s'engage dans l'échancrure de la cavité cotyloïde. A l'union de la tête avec le col, existe un cercle de végétations osseuses renversées en dehors.

La cavité cotyloïde, très-profonde, a pris également une forme ovalaire, pour s'adapter à celle de la tête ; son diamètre vertical est plus étendu que le transversal ; sa surface rugueuse, inégale, par l'addition de couches osseuses nouvelles, est éburnée dans certains points. Le sourcil cotyloïdien est très-saillant ; le bourrelet cotyloïdien paraît ossifié. L'échancrure inférieure est conservée. L'emboîtement des surfaces est tel, que les mouvements devaient être à peu près impossibles, à l'exception de ceux d'avant en d'arrière. Les altérations osseuses sont limitées à la sphère d'insertion des tissus fibreux de l'articulation.

N° 563. — Os coxal droit, avec la partie supérieure du fémur ; arthrite sèche.

La tête fémorale qui a une forme cylindrique, est allongée, sa surface est rugueuse, inégale, et dans le point d'insertion du ligament rond, existent des végétations osseuses en forme de crochet, qui s'engagent dans l'arrière-fond de la cavité cotyloïde, ainsi que dans l'échancrure. Le pourtour de la tête au niveau du col, est circonscrit par un cercle osseux saillant.

La cavité cotyloïde est surtout augmentée en profondeur ; le sourcil cotyloïdien a acquis en hauteur des proportions considérables, ce qui résulte probablement de l'ossification du bourrelet fibreux cotyloïdien, et des tissus fibreux voisins. L'arrière-fond et l'échancrure sont conservés, mais il n'existe plus de cartilages, et la surface articulaire usée, dépolie, présente à nu le tissu spongieux de ses parois.

N° 564. — Articulation coxo-fémorale ; arthrite sèche.

Cette pièce est des plus intéressantes, quoique mal préparée ; elle présente une luxation ovalaire qui pourrait être considérée comme traumatique, ou bien consécutive aux altérations si bizarres que l'on rencontre dans l'arthrite sèche, déformante. Il n'existe aucuns renseignements, mais les lésions osseuses me font plutôt supposer qu'il s'agit bien ici d'une arthrite déformante.

La cavité cotyloïde de nouvelle formation, est située dans le trou obturateur qu'elle bouche, elle a sept centimètres de profondeur ; l'on y constate encore les diverses phases par lesquelles la cavité cotyloïde a passé. On y distingue assez nettement trois cavités concentriques, les unes aux autres. La première, la plus externe, est formée par la cavité ancienne, intérieurement se trouve une seconde cavité ; enfin, on en rencontre une troisième, formant un angle avec les deux précédentes, qui sont presque complétement affaissées par suite de la pression qu'elles ont eu à subir. Cette troisième cavité est constituée par une coque osseuse, qui fait une saillie d'un centimètre et demi dans le bassin, à travers le trou sous-pubien qu'elle oblitère. Les parois de la cavité se confondent en haut avec la branche horizontale du pubis ; en bas, elles s'insèrent sur l'ischion et sa branche ascendante ; en dedans elles sont libres et séparées de la branche descendante du pubis, par une petite gouttière vestige du trou obturateur ; toute cette cavité est rugueuse, dépourvue de la lame compacte, les cellules spongieuses sont à nu.

La tête du fémur est déformée, elle est allongée parallèlement à son axe, par suite de dépôts de matière osseuse qui se sont faits à sa partie interne, et lui ont donné un aspect irrégulier; dans certains points, ces dépôts osseux nouveaux sont encore séparés de l'os ancien. Dans leur partie supérieure, la tête et le col présentent, à considérer, chacun une rainure en forme de poulie et dirigée d'avant en arrière. Celle qui occupe la tête est la plus étendue; elle correspond à la réunion de la cavité interne avec la moyenne ; la seconde rainure, située sur le col, correspond au contraire à l'union de la cavité moyenne avec l'ancienne. Les mouvements articulaires devaient être à peu près impossibles ou au moins très-bornés.

N° 564 a. — Portion d'os coxal du côté droit ; corps étranger articulaire.

La cavité cotyloïde n'est point notablement déformée ; seulement le cartilage d'encroûtement est plus mince, érodé dans certains points; les capsules cartilagineuses sont déformées, et on y trouve une grande quantité d'éléments fibroïdes. Cette altération est ordinaire dans l'arthrite sèche. Dans l'arrière-fond de la cavité cotyloïde, dans le lieu occupé par le peleton graisseux normal, existe une masse fibreuse de forme ovoïde, qui remplit exactement cette arrière-cavité et adhère sur un des bords de l'échancrure inférieure par un pédicule un peu aplati, qui a environ le volume d'une plume de corbeau. Ce corps étranger met de niveau l'arrière-fond avec le reste de la cavité. Sa surface articulaire est lisse et un peu excavée.

N° 565. — Portion supérieure du fémur droit; arthrite sèche.

La tête est diminuée de volume, elle a perdu sa forme sphérique, elle est devenue conique; sa surface est rugueuse et le siége de dépôts partiels de matières osseuses, qui sont surtout abondants au pourtour de la tête avec le col, où ils constituent, sous forme de végétations, un cercle incomplet.

N° 566. — Portion supérieure du fémur gauche; déformation de la tête fémorale.

La tête du fémur est diminuée de volume, elle est rugueuse, inégale, couverte d'aspérités osseuses, dépourvue de cartilage. Elle est en outre aplatie d'avant en arrière. Son grand diamètre est vertical, et sa partie inférieure présente un tubercule osseux, disposé en forme de crochet, de 1 centimètre 1/2 de long, qui devait être reçu dans l'échancrure de la cavité cotyloïde. Il serait difficile aujourd'hui, en l'absence de tous renseignements, de pouvoir préciser si cette lésion résulte d'un traumatisme ou d'une maladie articulaire primitive.

N° 567. — Portion supérieure du fémur gauche ; arthrite sèche.

La tête fémorale, considérablement déformée, a légèrement diminué de volume; elle est aplatie de haut en bas et de dedans en dehors; sa surface est lisse, éburnée, tandis que le pourtour de son insertion au col est enchâssé dans un bourrelet osseux renversé en dehors. Toute cette portion osseuse paraît raréfiée, plus vascularisée.

N° 568. — Portion supérieure du fémur gauche; déformation de la tête fémorale.

La tête fémorale est rugueuse, aplatie légèrement de dedans en dehors ; sa partie moyenne en avant et en haut, présente une rainure circulaire ou poulie assez profonde qui devait recevoir une crête osseuse. Le pourtour de la tête avec le col, principalement en avant et en bas, est entouré d'un cercle osseux renversé en dehors.

N° 569. — Portion supérieure d'un petit fémur droit; déformation de la tête fémorale.

La tête fémorale est fortement aplatie de dedans en dehors et d'avant en arrière ; elle semble avoir subi un écrasement ; le col a disparu presque complétement, surtout à sa partie antérieure. L'ensemble de la tête fémorale étendue en champignon, forme en dedans une large surface légèrement convexe, qui est rugueuse et devait être dépourvue de cartilage. Dans son plus grand diamètre qui est vertical la tête a 7 centimètres, et 6 dans son diamètre antéro-postérieur. La nature primitive de la lésion est aujourd'hui difficile à déterminer.

N° 570. — Portion supérieure du fémur gauche; arthrite sèche.

La partie postérieure et inférieure de la tête fémorale est

rugueuse, couverte de dépôts de matière osseuse de nouvelle formation, tandis que sa partie supérieure est lisse, éburnée, et présente de nombreux orifices en communication avec le tissu spongieux. La partie antérieure du col, rugueuse, inégale, par suite de nouveaux dépôts osseux, se confond avec la tête.

N° 570 a. — Portion supérieure du fémur droit; arthrite sèche.

La moitié antérieure de la tête et du col a été perdue. On constate sur la moitié postérieure de la tête, qui est rugueuse et déformée, que ces rugosités résultent dans certains points de nouvelles couches osseuses, surajoutées à la surface osseuse; dans d'autres, au contraire, d'usures plus ou moins profondes.

N° 571. — Portion supérieure du fémur droit; arthrite sèche.

La tête fémorale légèrement hypertrophiée, est éburnée et lisse. Par suite de l'usure, on y observe un grand nombre de trous qui pénètrent dans le tissu spongieux. Cette tête est limitée à sa circonférence par un cercle de végétations osseuses renversées en dehors, et plus développées surtout à la partie antérieure et inférieure. Les altérations ne paraissent guère dépasser les insertions ligamenteuses.

N° 572. — Portion supérieure du fémur droit; arthrite sèche.

Cet os, qui a été trouvé dans un cimetière, est léger, fragile; son tissu est raréfié. Le col et le grand trochanter sont infléchis à leur base en avant. La tête, lisse, éburnée à sa partie antérieure et supérieure, est rugueuse inégale en arrière, par suite de dépôts osseux nouveaux, et elle est circonscrite au niveau de son col par de nombreuses végétations osseuses renversées en dehors. En avant le corps est couvert de végétations.

N° 573. — Portion supérieure du fémur droit; arthrite sèche.

La tête fémorale, légèrement aplatie de dedans en dehors, lisse, éburnée, présente à son centre de nombreux orifices conduisant dans les cellules spongieuses. A son pourtour elle est hérissée de nombreuses végétations renversées en dehors en forme de champignon.

N° 574. — Portion supérieure du fémur droit; arthrite sèche.

La tête du fémur est aplatie de haut en bas, et de dedans en dehors ; la dépression qui donne insertion au ligament rond est plus étendue qu'à l'ordinaire, et à l'intérieur de l'os, à cet endroit, existe une cavité. Tout cet os paraît notablement hypertrophié.

N° 574 a. — Portion supérieure du fémur droit; lésions osseuses de l'ataxie locomotrice.

Cette pièce provient de la nommée Allard, qui était atteinte d'ataxie locomotrice. Sur ce fémur on constate que la tête a été complétement détruite, avec une partie du col qui est représenté par un petit moignon rugueux. M. Charcot a rapproché ces lésions de l'arthrite sèche.

(Professeur Charcot, *Arch. de physiologie*, 1872, t. IV, p. 371.)

N° 575. — Portion supérieure du fémur gauche; arthrite sèche.

La tête fémorale, très-volumineuse, n'est point cependant notablement déformée ; sa surface qui, est rugueuse dans toute son étendue, par suite de dépôts osseux nouveaux par place, est criblée de trous, qui sont en communication avec le tissu spongieux raréfié et à larges cellules. A son pourtour, la tête est limitée par un cercle osseux peu considérable, renversé en dehors. Cette pièce provient d'un cimetière.

N° 575 a. — Portion supérieure du fémur gauche, dont la tête est incrustée de dépôts tophacés d'urate de soude.

(Professeur Charcot, 1874.)

N° 576. — Rotule; hydropisie de la bourse séreuse pré-rotulienne.

Sur cette pièce on constate que la bourse séreuse pré-rotulienne, a été très-dilatée par une accumulation de liquide. Sa partie antérieure a été incisée verticalement, et dans l'intérieur de la cavité on trouve une assez grande quantité de dépôts fibrineux décolorés, qui adhèrent par des tractus aux parois de cette poche. Il est probable que ces dépôts résultent d'un hygroma avec épanchement de sang.

(M. Maisonneuve.)

N° 576 *a*. — Rotule; hydropisie de la bourse séreuse pré-rotulienne.

La bourse séreuse pré-rotulienne est très-dilatée, et devait contenir un liquide, au sein duquel se sont développées des brides fibreuses, qui vont d'une paroi à l'autre et cloisonnent incomplétement la cavité.

(Professeur Dolbeau, 1855.)

N° 576. *b*. — Kyste hématique du volume d'une grosse orange, développé dans la bourse pré-rotulienne.

Cette pièce provient d'une femme de 44 ans, cuisinière, qui, sans cause connue, avait remarqué le début de cette affection dix ans avant l'ablation. Le kyste a été fendu verticalement à sa face postérieure, et a laissé écouler un liquide d'un brun rougeâtre dans lequel nageaient des détritus blanchâtres. Aujourd'hui on constate qu'il adhère aux parois de la bourse séreuse, très-épaissie, un grand nombre de dépôts fibrineux, décolorés, jaunâtres, lesquels donnent à cette paroi interne un aspect très-rugueux.

(M. Huguier, *Soc. de chir.*, 1857, t. VIII, p. 144.)

N° 576 *c*. — Modèle en plâtre représentant le relief de la tumeur précédente, n° 576 *b*. avant son extirpation.

(M. Huguier, 1857.)

N° 577. — Portion inférieure du fémur gauche; kyste de la partie postérieure de l'articulation du genou.

Il existe sur cette pièce, dans le point qui correspond au creux poplité, une petite tumeur ovoïde du volume d'une noix; elle est insérée à la partie supérieure de l'espace intercondylien, et se continue par un pédicule très-étroit à travers le ligament postérieur, jusque dans la synoviale articulaire. Le pédicule est oblitéré. Le kyste, dont les parois sont séro-celluleuses, contenait un liquide rosé filant. L'articulation du genou est normale.

(M. Foucher. *Soc. anat.*, 1843, t. XXVIII, p. 446.)

Nº 578. — Portion inférieure du fémur et supérieure du tibia gauche; arthrite sèche.

Les extrémités articulaires du fémur et du tibia sont volumineuses, légèrement hypertrophiées. Le pourtour des surfaces articulaires est circonscrit pour les deux os, par des dépôts osseux de nouvelle formation, qui sont sous la forme de petits tubercules plus ou moins arrondis; ils rappellent la disposition des corps étrangers articulaires, dont ils sont un des modes de formation. Ces dépôts osseux pour les deux os, sont plus développés sur le côté interne. Le condyle interne du tibia est bordé en avant, d'une crête osseuse, qui me paraît résulter de l'ossification du cartilage semilunaire de ce côté. Les épines du tibia qui donnent insertion aux ligaments interarticulaires, présentent également des végétations osseuses. Les surfaces articulaires étaient encore en grande partie revêtues de cartilage.

(Professeur Cruveilhier.)

Nº 578 a. — Portion inférieure du fémur et supérieure du tibia gauche; arthrite sèche.

La surface articulaire du tibia présente 8 centimètres et demi de diamètre transverse et 6 d'avant en arrière. La surface articulaire interne a diminué d'étendue, mais a conservé sa direction normale; elle présente des tubercules rugueux, surtout en avant et en arrière. L'externe est au contraire augmentée dans tous ses diamètres, elle est inclinée d'arrière en avant et de dedans en dehors ; sa surface est lisse et polie comme du marbre dans sa moitié postérieure; elle doit cet aspect à une éburnation. La partie antérieure est limitée par une espèce de crête saillante circulaire, qui résulte très-probablement de l'ossification du cartilage semi-lunaire.

Les condyles du fémur sont augmentés de volume et déformés; transversalement ils présentent 10 centimètres et 7 d'avant en arrière. Leur pourtour articulaire dans toute l'étendue, est bordé de nombreuses végétations renversées en dehors en forme de champignon. Leur surface articulaire dépourvue de cartilage est rugueuse, inégale, excepté la partie postérieure du condyle externe. En dehors des insertions ligamenteuses, les os ne présentent point d'altérations notables.

(Professeur Cruveilhier.)

N° 578 *b*. — Portion inférieure du fémur, avec la partie supérieure du tibia droit et la rotule; arthrite sèche.

Le condyle interne du tibia est peu altéré. La surface articulaire de l'externe est beaucoup plus étendue dans ces divers diamètres, et plus plane que dans l'état normal, elle est limitée par une couronne de végétations osseuses.

Le fémur est très-déformé dans ses deux condyles ; l'interne est le moins altéré, quoiqu'il soit circonscrit par une couronne de végétations osseuses renversées en dehors et en haut. L'externe est situé beaucoup plus haut que l'interne ; sa surface, au lieu d'être arrondie, est aplatie. L'étendue de la surface articulaire est augmentée par l'addition de dépôts de substance osseuse. La rotule déplacée et déformée, est plus en dehors qu'à l'état normal, et ne présente qu'une surface articulaire.

N° 578 *c*. — Portion inférieure du fémur, avec la partie supérieure du tibia gauche et la rotule; usure des surfaces articulaires.

Les os sur cette pièce sont dans un mauvais état de conservation; on constate cependant sur le fémur une déformation assez considérable de la portion articulaire avec la rotule, qui est éburnée, rayée verticalement. La rotule, située plus en dehors que de coutume, présente une altération identique à celle du fémur.

N° 578 *d*. — Articulation du genou droit; arthrite sèche.

Sur cette pièce, conservée dans l'alcool, la rotule a été renversée de haut en bas, et l'on constate un élargissement des surfaces articulaires du fémur et du tibia. Les ligaments interosseux sont en grande partie détruits. Les cartilages d'encroûtement très-amincis, sont profondément altérés dans leur structure : dans certains points ils manquent même complétement. Le pourtour des surfaces articulaires des condyles fémoraux, surtout à la partie antérieure, est délimité par une couronne de végétations osseuses encore peu développées ; la surface articulaire de la rotule présente des érosions assez profondes. Cette pièce peut être considérée comme un exemple type d'arthrite sèche à son début.

N° 578 e. — Portion inférieure du fémur droit et supérieure du tiba, avec la rotule; lésion de l'ataxie locomotrice.

Cette pièce, qui provient d'une femme atteinte d'ataxie locomotrice, appartient à la même personne que la pièce n° 574 *a*; tous ces os semblent avoir éprouvé un certain degré d'atrophie, avec une raréfaction du tissu compacte et spongieux. L'articulation du genou a subi des déformations, des usures considérables, qui rappellent assez bien celles de l'arthrite sèche, et que M. Charcot, pour cette raison, appelle arthrite sèche des ataxiques.

Les condyles du fémur dépourvus de leur cartilage, sont profondément usés ; vus par leurs faces postérieures, ils représentent une surface unique, oblique de haut en bas, d'arrière en avant, et concave dans le sens transversal, le condyle externe est beaucoup plus usé et altéré que l'interne. On observe au pourtour des surfaces articulaires de nombreuses végétations périostiques, et une assez volumineuse disposée en forme de crochet, s'observe au niveau de la bifurcation inférieure de la ligne âpre.

La partie articulaire supérieure du tibia est aussi profondément déformée; on ne retrouve plus qu'une partie très-limitée de sa surface articulaire qui correspond à la partie interne et postérieure du condyle interne. Cette extrémité articulaire est profondément usée obliquement de haut en bas, d'arrière en avant et un peu de dedans en dehors. C'est sur cette surface oblique, que viennent reposer les condyles fémoraux qui ont éprouvé un léger mouvement de rotation sur leur axe de dehors en dedans. De nombreuses rugosités osseuses existent à la partie supérieure du tibia.

La rotule très-atrophiée ne correspondait plus qu'indirectement avec le fémur.

(Professeur Charcot et M. Pierret, *Arch. de phys.* 1872, t. IV, p. 271.)

N° 578 f. — Articulation du genou droit; arthrite sèche.

Sur cette pièce la cavité articulaire externe du tibia est plus profonde que l'interne, ce qui donne lieu à une déviation en dedans et constitue un état cagneux du genou. De plus, son plan est oblique de haut en bas, d'arrière en avant et de dedans en dehors; aussi le condyle externe du fémur, au lieu de toucher la cavité glénoïde correspondante dans toute son étendue, s'appuie seulement sur celle-ci, de façon à donner au genou une direction angulaire à sinus dirigé en dehors.

Les surfaces articulaires du fémur et du tibia sont augmentées dans tous les sens, les cartilages sont érodées, et ont en grande partie disparu. Les surfaces articulaires présentent même, dans certains points, des dépôts osseux nouveaux, qui sont surtout accusés sur le pourtour des surfaces articulaires du fémur, où elles constituent une couronne de végétations renversées en dehors et relevées en haut. Le ligament croisé antérieur a été complétement détruit, et le postérieur est tout à fait rudimentaire. La surface articulaire de la rotule est légèrement déformée, planiforme et presque dépourvue de cartilage.

(M. Lannelongue, *Soc. Anat.*, 1878, 2e série, t. XV, p. 15.)

N° 578 *g*. — Articulation du genou droit; arthrite sèche.

Il existait sur cette pièce à l'état frais, un diastasis considérable de l'articulation du genou, qui a porté le condyle fémoral interne en dedans et en arrière ; il dépasse dans ces deux directions celui du tibia. La rotule se trouve correspondre avec le condyle externe seul.

Le condyle interne du tibia, moins altéré que l'externe, est encore recouvert d'une lame cartilagineuse, qui est plus mince qu'à l'état normal. L'externe est à peu près complétement dépourvu de cartilage ; la surface articulaire, mise à nu, présente d'avant en arrière une dépression qui loge le bord du condyle externe du fémur. Les altérations que l'on observe sur le fémur sont à peu près identiques à celles du tibia. Les ménisques ont considérablement diminué d'épaisseur et de largeur.

Le pourtour des surfaces articulaires est hérissé de petites végétations osseuses pédiculées ; à l'état frais, il en existait un certain nombre qui adhéraient aux prolongements synoviaux, et qui flottaient au milieu de l'articulation.

(M. Follin, *Soc. anat.*, 1849, t. XXIV, p. 223.)

N° 578 *h*. — Articulation du genou droit; arthrite sèche.

Les altérations que présente cette articulation sont très-prononcées. Les extrémités articulaires du fémur et du tibia sont notablement augmentées de volume, et déformées. Le condyle interne du fémur est beaucoup plus volumineux que l'externe ; ils sont tous deux dépourvus de cartilage ; leur surface rugueuse, inégale dans certains points par suite de dépôts osseux, est lisse, éburnée dans d'autres. Le pourtour des surfaces articulaires, surtout à la partie antérieure, est délimité par un bourrelet de végétations osseuses considérables, renversées de bas en haut.

Les surfaces articulaires du tibia sont moins profondément déformées que celles du fémur ; les ligaments croisés manquent, les cartilages articulaires sont très-amincis, et les ménisques rudimentaires. En arrière du condyle interne du fémur, existe un cul de sac de la capsule articulaire, qui loge dans sa cavité un corps étranger articulaire du volume d'une noix.

(Professeur Malgaigne.)

N° 578 i. — Articulation du genou gauche; arthrite sèche.

Cette articulation est profondément altérée, les surfaces articulaires du fémur et du tibia sont déformées et augmentées de volume. Le condyle interne du fémur est notablement plus hypertrophié que l'externe, et il dépasse en dedans la surface articulaire. Cette augmentation résulte surtout de l'hypertrophie de la tubérosité du condyle, plutôt que des surfaces articulaires mêmes. Quoique les diamètres du genou soient augmentés dans tous les sens, le diamètre transversal est prédominant; il a dix centimètres. Les surfaces articulaires du fémur et du tibia sont en grande partie dépourvues de cartilage d'encroûtement, usées et éburnées même dans certains points. Ces altérations sont plus accusées sur le fémur que sur le tibia; les ligaments croisés sont détruits, et les ménisques atrophiés.

Le pourtour des surfaces articulaires, en particulier celles du fémur et surtout à la partie antérieure, sont délimitées par une couronne de végétations osseuses, en forme de goutte de cire et renversées en dehors. Autant que l'on peut en juger sur les portions osseuses qui avoisinent, les altérations paraissent assez bien délimitées aux points d'insertion des éléments fibreux de l'articulation.

(Professeur Malgaigne.)

N° 578 j. — Articulation du genou droit; arthrite sèche.

Cette articulation est profondément altérée, les surfaces condyliennes du fémur sont en grande partie détruites, la destruction est plus prononcée sur le condyle externe, qui ne forme plus qu'une espèce de moignon arrondi, tandis que l'interne a à peu près son volume normal; la gouttière intercondylienne n'existe plus qu'en arrière.

Les surfaces articulaires du tibia sont représentées par une excavation ovalaire, oblique de haut en bas et de dehors en dedans. Toutes ces surfaces articulaires sont dépourvues de cartilage, rugueuses, inégales, et les parties osseuses qui les constituent ont une grande densité. Le pourtour des portions articulaires de ces os, surtout le fémur, présente d'énormes végétations osseuses de formes variables, quelques-unes sont même en grande partie pédiculisées, renversées en dehors et disposées en goutte de cire.

On trouve dans les tissus fibreux péri-articulaires un grand nombre de corps étrangers osseux; les uns étaient libres, les autres adhérents par des pédicules fibreux. Malgré cette altération profonde de l'articulation, les parties osseuses situées en dehors des éléments fibreux péri-articulaires ont à peu près conservé leur aspect normal. La lésion est limitée à l'articulation.

(M. Bouvier, 1861.)

N° 578 *k*. — Articulation du genou gauche; arthrite sèche.

Même individu que la pièce précédente n° 578 *j*.

L'articulation est profondément déformée; les condyles du fémur sont dépourvus de leurs cartilages, usés; l'usure est si profonde que la gouttière intercondylienne n'existe plus en avant. Cette usure est cependant plus prononcée sur le condyle externe. Le pourtour de la partie articulaire du fémur est délimité par une couronne de végétations considérables, renversées en dehors et dirigées en haut. Ces végétations sont surtout prononcées à la partie antérieure, où elles constituent sur certains points des corps étrangers osseux, presque libres.

La partie articulaire du tibia est complétement détruite; c'est à peine si on en retrouve la trace à la partie antérieure. Elle est représentée par une surface légèrement concave presque plane, et très-obliquement dirigée de haut en bas et de dehors en dedans. Cette surface, qui est creusée dans la partie interne du tibia, est produite par une usure profonde de cet os; elle a une hauteur de sept centimètres, et c'est sur cette nouvelle surface que viennent reposer les condyles fémoraux. On trouve dans cette nouvelle articulation un grand nombre de corps étrangers osseux de volume variable, les uns libres, les autres adhérents, qui me paraissent plutôt résulter de nouvelles productions que de débris de l'os ancien. L'altération osseuse, quoique profonde, paraît assez bien limitée aux insertions fibreuses de l'articulation.

(M. Bouvier, 1861.)

N° 578 *l*. — Moitié inférieure du fémur droit, avec la partie supérieure du tibia, du péroné et de la rotule; arthrite sèche.

Cette pièce provient d'un homme de 52 ans, qui depuis de longues années présentait une déformation du genou avec tumeur considérable; il se fractura, 61 jours avant sa mort, le fémur à l'union du tiers moyen avec le tiers inférieur. Cet homme mourut subitement, et on constate qu'il existe un chevauchement considérable des fragments ; le supérieur est placé en avant de l'inférieur. La consolidation est peu avancée ; on voit cependant dans les tissus fibreux du cal, des dépôts osseux nouveaux assez considérables.

L'articulation du genou est profondément déformée ; elle présente à sa partie moyenne dépouillée des parties molles, une circonférence de 37 centimètres. Cette augmentation de volume résulte de deux causes : 1° d'une hypertrophie considérable des extrémités articulaires du fémur et du tibia, et particulièrement de la partie interne du condyle de ces deux os : les surfaces articulaires se correspondent encore assez exactement ; 2° d'un développement de végétations osseuses, qui forment d'énormes masses adhérentes aux os, mais qui englobent de toutes parts les extrémités articulaires. Ces productions osseuses nouvelles sont plus accusées à la partie interne et postérieure, qu'au niveau des condyles externes. Quelques-unes de ces végétations, greffées les unes sur les autres, tendent à se pédiculer, et permettent de voir comment, à un moment donné de leur évolution, elles peuvent devenir libres. L'articulation n'a point été ouverte, et cette énorme production de dépôts osseux nouveaux est assez bien délimitée aux extrémités articulaires. Sur cette pièce cependant, les os paraissent plus vascularisés qu'à l'état normal, ce qui pourrait résulter de la fracture, le malade étant mort à une époque assez rapprochée de son accident.

(Professeur Vulpian, 1871.)

N° 579. — Portion supérieure du fémur gauche; fracture du cartilage articulaire du condyle interne, donnant lieu à un corps étranger.

Cette pièce provient d'une femme de 50 ans, qui, pour mettre un terme à ces souffrances, s'est précipitée par une fenêtre à l'hôpital de la Pitié. La mort a été instantanée.

Outre la lésion articulaire qui doit seule nous occuper ici, il existait une fracture très-étendue des os de la voûte du crâne, et même de la base.

Les lésions du genou gauche, consistaient dans une fracture comminutive de la rotule. On constate, comme cela se voit sur la pièce, une fracture très-nette du cartilage qui revêt la surface antérieure du condyle interne du fémur. Un fragment de cartilage à peu près carré, d'un centimètre de côté, s'est complétement détaché : devenu libre il flottait dans l'articulation. Le condyle est intact. Ce décollement du cartilage diarthrodial, paraît s'être opéré sous la pression exercée par l'un des fragments de la rotule, lequel a agi à la façon d'un instrument moitié tranchant, moitié contondant.

(M. Tarnier, *Soc. Anat.*, 1855, t. XXX, p. 194.)

N° 580. — Articulation du genou droit; corps étranger articulaire.

Cette pièce a été très-bien préparée, comme articulation du genou; mais l'articulation qui n'est point déformée n'a point été ouverte. On constate qu'il existe dans ce genou, un corps étranger, probablement osseux, du volume d'une grosse noisette, et dont la surface est rugueuse, inégale, granulée. Ce corps étranger est situé à la partie antérieure de l'articulation, à la partie externe du ligament rotulien, au-dessus de l'épine du tibia, dans l'espace que laissent entre eux, en avant, le condyle du fémur et la partie antérieure de la cupule externe du tibia dans l'extension. Ce corps étranger était mobile.

(Prof. Jarjavay, 1868.)

N° 580 *a*. — Deux corps étrangers articulaires du genou.

Ces deux corps étrangers sont isolés : l'un est cartilagineux, l'autre crétacé. Celui qui est catilagineux, aplati, lenticulaire, a un diamètre de 1 centimètre et demi. Le second, plus volumineux, allongé, a dans son grand axe 3 centimètres et demi et 1 centimètre transversalement.

(Prof. Jobert de Lamballe.)

N° 580 *b*. — Corps étranger volumineux de l'articulation du genou.

Ce corps étranger fibreux est aplati, lisse d'un côté, rugueux, inégal de l'autre; il a environ 4 centimètres dans un sens et 5 dans l'autre sur 1 centimètre et demi d'épaisseur.

(Prof. Jobert de Lamballe.)

N° 581 — Portion inférieure du fémur gauche; dépôts tophacés.

Les surfaces articulaires de l'articulation du genou sont recouvertes de nombreux dépôts tophacés, disposés sous forme de petits grains, et à la partie antérieure qui correspond à la rotule, sous forme de plaque qui fait un léger relief.

(Prof. Charcot, 1874.)

N° 581 a. — Portion inférieure du fémur gauche ; dépôts tophacés.

Les surfaces articulaires du fémur sont recouvertes de nombreux dépôts tophacés, disposés sous forme de petits grains et qui forment une couche relativement assez épaisse.
(Prof. Charcot, 1874.)

N° 581 b. — Portion inférieure du fémur et rotule droite ; rhumatisme goutteux.

Ces pièces proviennent d'un ancien magistrat qui a succombé à l'âge de 53 ans. La première attaque de goutte est survenue à 32 ans ; elle a d'abord affecté le poignet gauche; plus tard le gros orteil et enfin toutes les articulations. On constate que les surfaces articulaires du fémur et de la rotule, sont recouvertes d'une couche blanche crayeuse d'urate de soude, d'un aspect grenu, et dans certains points assez épaisse. Ces dépôts crayeux se retrouvent à une assez grande hauteur en dehors des surfaces articulaires, dans les tissus fibreux.
Il existait en outre chez cet individu, des concrétions tophacées dans le lobule de l'oreille, et dans les bourses séreuses olécrâniennes, où elles formaient une tumeur du volume d'un marron. Le premier métatarsien avec l'orteil correspondant portent le n° 583 *e*.
(M. Bouilly, *Soc. Anat.*, 1872, 2e série, t. XVII, p. 275.)

N° 581 c. — Plateau supérieur du tibia droit, qui est constitué par les deux facettes articulaires ; goutte.

Les deux surfaces articulaires tibiales sont, dans presque toute leur étendue, recouvertes d'une couche assez épaisse de dépôts tophacés d'urate de soude, d'un aspect grenu.
(Prof. Charcot,1874.)

N° 581 d. — Rotule ; goutte.

La surface articulaire de la rotule est recouverte d'une couche assez épaisse de dépôts tophacés d'urate de soude, et cela dans toute l'étendue.
(Prof. Charcot, 1874.)

N° 582. — Portion inférieure du tibia gauche ; fracture et arthrite sèche.

La surface articulaire tibiale est profondément déformée; elle présente des dimensions en tous sens, qui dépassent de près d'un tiers l'articulation normale. On distingue sur cette articulation trois surfaces articulaires lisses qui devaient, à l'état frais, être encroûtées de cartilage ; l'une de ces faces correspond à la malléole interne, la seconde est située en avant, la troisième en arrière. Elles circonscrivent un espace losangique, rugueux, dans lequel on distingue plusieurs trous qui pénètrent dans le diploé.

Ces altérations résultent évidemment d'une fracture située près de l'articulation et consolidée; le fragment inférieur a été écrasé, divisé en trois fragments principaux, et consécutivement il s'est développé dans cette articulation des déformations qui peuvent être rapprochées de celles de l'arthrite sèche.

N° 582 a. — Tibia, péroné, astragale et calcanéum gauche; arthrite sèche.

La mortaise tibio-artragalienne n'existe plus ; à sa place on trouve pour l'astragale une large surface légèrement convexe transversalement, rugueuse, inégale, qui a 6 centimètres de diamètre antéro-postérieur, et autant dans son diamètre transversal. Cet agrandissement semble résulter de l'affaissement de l'astragale, et du développement périphérique d'un grand nombre de stalactites osseuses. Du côté du tibia on trouve une vaste cavité légèrement concave de dedans en dehors, qui résulte d'une hypertrophie notable de l'extrémité inférieure de cet os, et de stalactites osseuses situées à la partie antérieure et postérieure. Cette altération me paraît devoir se rapporter aux déformations spéciales de l'arthrite sèche, lésion rare dans cette articulation. L'articulation du scaphoïde avec le calcanéum est ankylosée.

(Prof. Jarjavay, 1868.)

N° 583. — Portion articulaire supérieure de l'astragale; goutte.

Sur cette pièce les surfaces articulaires de l'astragale, dans toute leur étendue, sont incrustées de dépôts assez épais de cristaux d'urate de soude.

(Prof. Charcot, 1874.)

N° 583 a. — Concrétions tophacées provenant d'un ulcère goutteux de l'articulation tibio-tarsienne.

(Prof. Charcot, 1874.)

N° 583 b. — Calcanéum gauche ; arthrite sèche.

L'articulation astragalo-calcanéenne postérieure, présente une altération de son cartilage d'encroûtement, et dans une largeur d'un centimètre il existe une usure, une érosion assez profonde. La synoviale à ce niveau était très-vasculaire, et présentait un grand nombre de franges. Il existait aussi dans cette articulation un corps étranger osseux.

(Prof. Broca, *Soc. Anat.*, 1851, t. XXVI, p. 187.)

N° 583 c. — Scaphoïde du pied du côté droit ; corps étranger cartilagineux par suite de nécrose.

Cette pièce a été recueillie sur une femme de 40 ans, dont toutes les articulations étaient saines. La nécrose occupe la partie centrale de la face postérieure et concave du scaphoïde; le point mortifié se distingue du reste du cartilage normal, par la présence d'une tache jaunâtre, circonscrite par une ligne sombre un peu déprimée, de sorte que le séquestre est déjà cerné par une rainure.

Le séquestre est complétement détaché par sa face profonde, et la ligne de démarcation s'est établie en plein cartilage. De plus le travail d'élimination a déjà commencé à s'effectuer de la profondeur vers la surface.

L'examen microscopique a donné à M. Broca les résultats suivants : Dans le séquestre du tissu fibreux, dans la gangue beaucoup de matière grenue, avec d'énormes cavités presque sphériques, ayant jusqu'à 0m07. Autour du séquestre dans les points qui ont été le siége du travail d'élimination, l'altération de structure est beaucoup moins prononcée ; il y a absence de tissu fibreux. Les cavités cartilagineuses sont encore beaucoup plus grandes qu'à l'état normal, mais elles sont cependant bien inférieures à celles du séquestre.

(Prof. Broca, *Soc. Anat.*, 1851, t. XXVI, p. 185.)

N° 583 d. — Scaphoïde du pied droit ; corps étranger cartilagineux par suite de nécrose.

Cette pièce provient d'un homme d'environ quarante ans qui présentait plusieurs articulations atteintes d'arthrite sèche.

Au centre du scaphoïde à sa face postérieure et concave, se remarque à l'œil nu une teinte jaune à peu près losangique, large de 0m04, et parfaitement lisse. Cette tache est entourée par une ligne d'une couleur plus sombre, et en dehors de laquelle on retrouve l'aspect normal du cartilage.

Une coupe antéro-postérieure du scaphoïde, pratiquée en ce point, montre que cette tache n'est autre chose que la surface libre d'une portion du cartilage frappé de mort. La mortification n'occupe, à partir de la surface libre, que la moitié de l'épaisseur du cartilage; la face profonde du séquestre est au contraire entièrement détachée. Mais le séquestre tient encore par ses bords au cartilage adjacent. La surface du séquestre est rigoureusement sur le même niveau que le reste du cartilage normal, et la ligne un peu sombre qui établit la démarcation n'est ni saillante ni déprimée.

L'examen microscopiqne a donné le même résultat que pour la pièce précédente n° 583 *c*.

(Professeur Broca, *Soc. Anat.*, 1851, t. XXVI, page 185.)

N° 583 e. — Premier métatarsien, avec le gros orteil du côté droit; goutte.

Cette pièce provient du même individu que la pièce n° 581 *b*. Les articulations ainsi que les tissus fibreux péri-carticulaires, sont envahis par des dépôts tophacés crayeux et grenus d'urate de soude.

(M. Bouilly, *Soc. Anat.*, 1872, 2e série, t. XVII, p. 275.

CHAPITRE XVI

Caries des Articulations.

Les caries articulaires appartiennent plus spécialement que l'arthrite sèche, aux lésions des articulations que l'on désigne sous le nom de tumeurs blanches. Les pièces de cette section sont au nombre de cinquante-huit, du n° 584 au n° 612 inclusivement.

La nature de la lésion laisse seulement beaucoup à désirer; la plupart de ces pièces ayant été données sans renseignements, il est aujourd'hui impossible de pouvoir déterminer si la carie est primitive ou consécutive à une tuberculisation osseuse. Chaque fois que l'on rencontre, au centre de la carie, une cavité plus ou moins profonde, on est tenté de la considérer comme preuve de la nature tuberculeuse de l'altération osseuse, mais on sait aujourd'hui que les tubercules des os sont loin d'être aussi communs que l'avait pensé M. Nélaton, et qu'une infiltration purulente du tissu osseux avec nécrose partielle, peut produire au sein du tissu osseux, une cavité qui peut tromper sur la nature primitive de la lésion. Pour que toutes ces pièces, au point de vue de la nature de l'altération, aient une valeur réelle, il aurait fallu pour la plupart des renseignements plus positifs, et un examen microscopique.

Je diviserai ces pièces en : 1° caries des articulations de la colonne vertébrale et de la mâchoire inférieure; 2° caries des articulations des membres supérieurs ; 3° caries des articulations des membres inférieurs.

ARTICLE PREMIER.

CARIES DES ARTICULATIONS DE LA COLONNE VERTÉBRALE ET DE LA MACHOIRE INFÉRIEURE.

Cinq pièces seulement se rapportent à cet ordre de lésions. Les premières, n°s 584, 584 *a*, 584 *c*, sont des exemples de caries des articulations de la colonne vertébrale, et elles se rapportent toutes à la région cervicale. La pièce n° 584 *d* est un exemple de sacro-coxalgie. La pièce n° 584 *c* est un moule en plâtre, représentant l'attitude de la tête dans une lésion des premières vertèbres cervicales. La pièce n° 585 est un exemple de carie de l'articulation temporo-maxillaire.

N° 584. — Tronçon de colonne vertébrale formé par les quatre premières vertèbres cervicales; carie.

Sur cette pièce, l'apophyse odontoïde est en grande partie détruite par la carie; la lésion s'étend dans le canal rachidien, à la face postérieure de l'axis qui est érodée. La dure-mère paraît intacte. Cette pièce est sans renseignements.

N° 584 a. — Tronçon de colonne vertébrale formé par la portion basilaire de l'occipital et le corps des six premières vertèbres cervicales; carie.

Cette pièce provient d'une femme de 77 ans, qui, en 1864, en se réveillant, s'est aperçue que son bras et sa jambe droite étaient paralysés, la sensibilité était conservée. Cette malade a succombé le 7 janvier 1874.

Toute la moitié gauche du pourtour du trou occipital est envahie par la carie, l'altération se continue en dehors et en arrière du trou condylien antérieur. La surface articulaire du condyle occipital droit, présente des pertes de substance de son cartilage au milieu seulement. La moitié gauche de la face postérieure de l'arc antérieur de l'atlas est cariée. Il y a destruction absolue des apophyses articulaires et transverses de l'axis du côté droit; la surface articulaire gauche est cariée sur sa circonférence. La surface articulaire supérieure droite de la troisième vertèbre cervicale a disparu ; la partie antérieure et supérieure de l'apophyse transverse du même côté est cariée.

(M. Moustapha, *thèse*, 1874, p. 27.)

N° 584 *b*. — Tronçon de colonne vertébrale formé par six vertèbres cervicales à partir de l'axis ; arthrite déformante unilatérale droite.

La lésion porte sur les surfaces articulaires des vertèbres cervicales, chez un jeune sujet qui était atteint de rhumatisme articulaire chronique général.

(Professeur Charcot, 1874.)

N° 584 *c*. — Modèle en plâtre représentant l'attitude d'un malade atteint d'une luxation latérale de la tête.

Cette lésion est survenue à la suite d'une carie des premières vertèbres cervicales.

(Professeur Malgaigne.)

N° 584 *d*. — Moitié latérale droite du sacrum, avec la dernière vertèbre lombaire et la partie postérieure de l'os iliaque; sacrocoxalgie.

Cette pièce a été recueillie sur un jeune homme, qui présenta d'abord dans la partie supérieure gauche de la fesse une tumeur fluctuante, sur laquelle on fit un badigeonnage iodé, puis on appliqua un vésicatoire. Plusieurs séries de ponctions furent faites ensuite ; elles amenèrent un soulagement momentané, le pus reparut et on y fit de nouvelles ponctions au nombre de cinq à six.

Bientôt après apparut une seconde tumeur au niveau de la masse sacro-lombaire qui fut ouverte, et dans laquelle on passa un drain. Une amélioration momentanée s'étant produite le malade fut envoyé à Vincennes, d'où il ne tarda point à revenir, et M. Verneuil diagnostiqua une arthrite vertébrale. L'auscultation à cette période donna des signes de tuberculation pulmonaire; il se développa également des tubercules dans le testicule et l'épididyme gauche.

On constate sur cette pièce qu'il existe une altération profonde, avec érosion des surfaces articulaires de l'articulation sacrocoxale ; une plaque de nécrose éburnée assez large, existe sur la surface articulaire iliaque. En arrière, il existe entre le sacrum et l'os iliaque, une ouverture oblongue qui était en communication avec le premier abcès, abcès fessier ; un second foyer avait fusé dans la gaîne du psoas, un troisième avait passé par l'échancrure sciatique.

(M. Verneuil, 1876.)

N° 585. — Portion du temporal du côté gauche; carie tuberculeuse de l'articulation temporo-maxillaire.

Cette affection, qui a été considérée comme de nature tuberculeuse, paraît avoir débuté à l'intérieur du rocher, au niveau des canaux demi-circulaires. Un tubercule a détruit un de ces conduits, en attaquant la paroi supérieure du rocher. Au niveau de la caisse, il s'est développé probablement un autre tubercule qui a érodé toute la partie supérieure et postérieure de la caisse, et a même entamé une partie de la région mastoïdienne à l'endroit où les cellules communiquent avec la caisse. Cette affection, se développant aussi en avant, a détruit une partie de la cavité glénoïde.

Article 2.

CARIE DES ARTICULATIONS DU MEMBRE SUPÉRIEUR.

Les pièces de carie du membre supérieur sont au nombre de vingt et une ; quatre, n°s 586, 586 *a*, 586 *b*, 586 *c*, sont relatives à l'articulation scapulo-humérale; quatorze, du n° 587 au n° 599 *a*, à des caries de l'articulation du coude; trois, n°s 600, 600 *a*, 600 *b*, à des caries des articulations du poignet et de la main.

N° 586. — Omoplate et portion supérieure de l'humérus du côté gauche ; carie de l'articulation scapulo-humérale.

La tête de l'humérus est creusée de deux vastes cavités, dont le fond est lisse et les parois, quoique formées de tissu spongieux, très-denses. La tête de l'humérus est transformée en une espèce de coque osseuse, incomplète en arrière, et cloisonnée à son centre. Il est très-probable que ces vastes cavités renfermaient de la matière tuberculeuse. A la partie antérieure, au niveau de la grosse tubérosité, se rencontrent deux petites cavités superficielles, qui appartenaient très-probablement aussi à des tubercules.

La cavité glénoïde, dépouillée de son cartilage, est rugueuse, inégale, et présente deux dépressions, dont une assez étendue occupe la partie supérieure. L'altération osseuse est bornée aux surfaces articulaires qui auraient pu être réséquées.

(M. Poumet.)

Nº 586 *a*. — Articulation scapulo-humérale droite; carie.

Cette pièce provient d'un homme de 34 ans, qui succomba à une phthisie pulmonaire; la lésion du bras datait, au moment de la mort, de quatre ans. Tous les muscles de l'épaule étaient manifestement atrophiés.

La tête de l'humérus est dépourvue de cartilage; sa surface est celluleuse, aréolaire, par suite de la destruction de sa lame compacte. Entre la tête et la grosse tubérosité existe un enfoncement conique, verticalement dirigé, se continuant avec la coulisse bicipitale.

La cavité glénoïde est aussi dépourvue de cartilage, érodée et présente à son sommet, au niveau de la base de l'apophyse coracoïde, une cavité multiloculaire, dans laquelle devait être renfermée de la matière tuberculeuse.

(M. Chavignez, *Soc. Anat.*, 1837, t. XII, p. 190.)

Nº 586 *b*. — Clavicule, omoplate et portion supérieure de l'humérus du côté droit; carie de l'articulation acromio-claviculaire et scapulo-humérale.

La cavité glénoïde, profondément usée, érodée, dépourvue de son cartilage, présente à sa partie postérieure une perforation arrondie, par laquelle la suppuration avait gagné la fosse sous-épineuse. A ce niveau l'omoplate est rugueux, inégal, et présente des végétations osseuses sous-périostiques.

La tête humérale, aplatie latéralement, dépourvue également de cartilage, est profondément altérée, les cellules osseuses du tissu spongieux sont complétement à nu. La lésion articulaire est moins bien délimitée que sur les pièces précédentes; nous avons déjà vu comment elle avait gagné la fosse sous-épineuse. A la partie supérieure elle paraît avoir gagné la face inférieure de l'acromion et s'être étendue sur le tiers externe du bord antérieur de la clavicule qui est rugueux. L'articulation acromio-claviculaire est aussi profondément atteinte.

N° 586 c. — Omoplate et humérus du côté gauche; carie de l'articulation scapulo-humérale.

La cavité glénoïde déformée, irrégulière, est circonscrite extérieurement par des végétations osseuses qui en augmentent l'étendue. Le milieu de la cavité est perforé dans l'étendue de 3 centimètres de profondeur sur 1 centimètre de largeur. L'apophyse coracoïde à sa face inférieure est elle-même très-rugueuse, et présente à son bord externe une petite apophyse longue de 1 centimètre, qui, à sa base, présente une surface articulaire qui était unie à la tête humérale.

La tête de l'humérus est aplatie de dedans en dehors, ce qui résulte de la destruction de la tête par la carie. On y constate plusieurs cavités. Deux d'entre elles sont remarquables par leur forme arrondie, qui dénote la présence de l'affection tuberculeuse. Le corps de l'humérus est le siége, à sa partie moyenne, d'une fracture non consolidée; elle est un type de la fracture par engrainement. Des stalactites osseuses, situées au pourtour des fragments, témoignent des efforts inutiles de la nature pour obtenir la consolidation.

N° 587. — Moitié inférieure de l'humérus du côté droit, avec la moitié supérieure des deux os de l'avant-bras; carie.

Sur cette pièce, tous les cartilages des os qui forment l'articulation du coude sont détruits; on ne distingue plus que les canalicules osseux qui viennent s'ouvrir perpendiculairement à ces surfaces. L'humérus, dans son quart inférieur, est le siége de dépôts sous-périostiques considérables, surtout au niveau des bords et à la face postérieure. La petite tête du radius a été complétement détruite, et le pourtour des facettes articulaires du cubitus est hérissé de végétations osseuses de nouvelle formation.

(M. Barthez.)

N° 588. — Portion inférieure de l'humérus du côté droit, avec la partie supérieure des deux os de l'avant-bras; carie de l'articulation du coude.

Les surfaces articulaires sont dépourvues de cartilages, et la destruction de leurs lames compactes permet de voir les canalicules osseux, qui sont plutôt diminués de capacité qu'agrandis. Des végétations osseuses périostiques se remarquent au niveau des extrémités articulaires, avec dilatation des orifices vasculaires.

N° 589. — Humérus droit; carie des extrémités articulaires.

Cet os, dans toute son étendue, est devenu plus vasculaire, mais les deux extrémités articulaires sont creusées de cavités nombreuses, surtout l'inférieure. Ces cavités, à l'extrémité inférieure, ont leurs bords lisses et sont cicatrisées ; elles constituent des espèces de cellules séparées par des ponts osseux. Au niveau de la dépression coronoïde et olécrânienne ces cavités perforent l'os de part en part. Ces excavations à l'extrémité inférieure sont divisées en deux groupes principaux : les unes sont situées à la partie interne et postérieure, à 3 ou 4 centimètres de l'articulation, les autres sont très-voisines de la partie articulaire, qu'elles envahissent même.

A la partie supérieure de l'humérus existent deux cavités seulement ; elles sont assez grandes et ont quelque analogie avec les cavités tuberculeuses.

(Professeur Desault.)

N° 590. — Portion inférieure de l'humérus gauche; carie de l'extrémité inférieure.

Les surfaces articulaires de l'extrémité inférieure de l'humérus ont été complétement détruites. A leur place, l'humérus présente une espèce de fourche, dont la branche externe est recourbée en avant. Les deux branches se dirigent en sens inverse, d'où résulte un agrandissement dans le diamètre transverse de cette articulation. Ces saillies osseuses, longues de 6 centimètres, offrent entre elles un écartement de 5 centimètres. Toutes deux sont hérissées par des stalactites osseuses en forme de pointes. Cette altération se perd insensiblement en remontant sur l'os, dont elles ne paraissent devoir occuper que le tiers inférieur. Quant à la nature de cette lésion, il est difficile de la déterminer aujourd'hui.

(Professeur Desault.)

N° 591. — Extrémité inférieure de l'humérus gauche ; carie articulaire.

L'affection, qui paraît être de nature tuberculeuse, semble s'être développée primitivement dans l'épitrochlée. Les surfaces articulaires sont dépourvues de leur cartilage et de la lame de tissu compacte qui le supporte, d'où résulte que les cellules du tissu spongieux apparaissent à nu dans l'articulation.

Il existe dans l'épitroclée une vaste excavation, qui renfermait probablement une masse tuberculeuse. Cette cavité est ouverte en avant et en arrière. De nombreux dépôts sous-périostiques existent au niveau de cette excavation, et surtout à la partie inférieure de l'humérus.

(Professeur Desault.)

N° 592. — Moitié inférieure de l'humérus; carie de l'extrémité articulaire inférieure.

Les surfaces articulaires inférieures de l'humérus, sont en grande partie détruites. Cette extrémité ressemble à une fourche; l'os raréfié est recouvert, dans sa partie inférieure, de couches périostiques de nouvelle formation; l'os ancien, comme cela s'observe au niveau de la coupe, est frappé de nécrose.

(Professeur Desault.)

N° 593. — Portion inférieure de l'humérus gauche; carie de l'extrémité articulaire.

L'épicondyle et l'épitrochlée persistent encore, mais les surfaces articulaires sont profondément altérées; les cavités olécrâniennes et coronoïdes sont perforées, et si l'extrémité osseuse n'offre pas l'aspect de fourche que présentent quelques-unes des pièces précédentes, cela tient à ce que les saillies constituées par l'épicondyle et l'épitrochlée se relient les unes aux autres par un pont osseux.

La petite tête de l'humérus est creusée en avant d'une cavité assez profonde, circonscrite, qui logeait probablement une masse tuberculeuse.

(Professeur Desault.)

N° 594. — Portion inférieure de l'humérus droit; carie.

C'est la trochlée qui paraît avoir été le siége principal de la lésion; aussi elle est en grande partie détruite. L'altération osseuse est délimitée supérieurement par un dépôt osseux qui siége à 7 centimètres au-dessus de l'articulation, le long du bord interne. De nouvelles sécrétions osseuses moins abondantes s'observent également le long du bord externe.

(Professeur Desault.)

N° 595. — Moitié inférieure de l'humérus gauche; carie.

Toute la portion articulaire inférieure de cet os a été détruite par la carie, surtout la partie externe. La trochlée, le condyle et l'épi-

condyle ont disparu; la lésion s'étend principalement le long du bord interne et externe de l'humérus, où se trouvent un grand nombre de sécrétions périostiques. L'os est devenu très-vasculaire dans son corps : son tissu est raréfié.
(Professeur Desault.)

N° 596. — Portion supérieure du radius et du cubitus gauche; carie.

La tête du radius a complétement disparu, la surface articulaire du cubitus dépourvue de son cartilage est érodée; son tissu spongieux est à nu, et les lamelles qui le constituent sont denses, éburnées, très-résistantes. La base de l'olécrâne est en grande partie détruite, l'apophyse coronoïde a disparu presque complétement. L'altération est assez bien délimitée à l'extrémité articulaire.
(Professeur Desault.)

N° 597. — Portion supérieure du cubitus droit; carie.

Toute la surface articulaire, aussi bien la grande que la petite cavité sigmoïde, est cariée, dépourvue de cartilage; les cellules du tissu spongieux sont à nu et leurs parois sont très-denses. Le quart supérieur de cet os est le siége d'une grande vascularisation et de sécrétions périostiques abondantes.
(Professeur Desault.)

N° 598. — Cubitus gauche; carie de l'extrémité supérieure.

L'extrémité supérieure du cubitus a été détruite par la carie; il n'existe plus de surfaces articulaires ni du côté de l'olécrâne, ni de l'apophyse coronoïde. L'os, dans ce point, est réduit à une lamelle osseuse, rugueuse en avant, sur laquelle on constate que les cellules du tissu spongieux sont à nu. Leurs parois sont denses, résistantes. En arrière existent de nombreuses aspérités sous-périostiques.
(Professeur Desault.)

N° 599. — Portion inférieure de l'humérus droit et de la partie supérieure des deux os de l'avant-bras; carie des surfaces articulaires du coude avec ankylose.

L'articulation huméro-cubitale a été détruite, et ces deux os sont ankylosés à angle presque droit; c'est un ankylose par fusion que l'on observe. L'extrémité supérieure du radius, ainsi que la petite tête de l'humérus, sont en grande partie détruites par une carie de ces os. Leurs surfaces, rugueuses, inégales, sont distantes l'une de l'autre de 1 centimètre.

Malgré l'état avancé d'altération des surfaces articulaires, les os, à peu de distance des extrémités, sont à peine plus vasculaires; la lésion était donc à peu près circonscrite aux extrémités articulaires.

(M. Sanski.)

N° 599 a. — Articulation huméro-cubitale du côté droit; carie.

L'extrémité articulaire inférieure de l'humérus est en grande partie détruite ; on ne trouve plus trace de la trochlée ni du condyle, ce qui donne à cette extrémité l'aspect d'une fourche. La portion du bord interne qui supporte l'épitrochlée qui est atrophiée, est encore assez résistante, et couverte d'aspérités périostiques au niveau du bord externe. La portion du bord externe qui supporte l'épicondyle, est dilatée en ampoule, et réduite à une mince lamelle qui présente de larges perforations, qui lui ôtent toute résistance.

L'extrémité réticulaire supérieure du cubitus est en grande partie détruite ; celle qui correspond à l'olécrâne est perforée à sa partie moyenne, et n'est plus représentée que par les deux bords amincis de cet apophyse, qui paraît avoir subi un refoulement ampullaire d'avant en arrière. L'apophyse coronoïde est à l'état de débris, et est constituée par des jetées osseuses irrégulières. La petite tête du radius, beaucoup moins déformée que l'extrémité supérieure du cubitus, a sa surface articulaire dépourvue de cartilage, rugueuse, et le col a en grande partie disparu.

(M. Barthez.)

N° 600. — Portion inférieure des deux os de l'avant-bras gauche, avec les os du carpe et du métacarpe; carie.

Tous les os du carpe, à l'exception d'une partie de l'os crochu du trapèze et du scaphoïde, ont été détruits par la carie. Les extrémités articulaires du radius et du cubitus sont dépourvues de leur cartilage, et les surfaces osseuses sont érodées. Tous les métacarpiens à l'exception du premier, sont dans leur épiphyse supérieure assez profondément cariés.

N° 600 a. — Moitié inférieure des os de l'avant-bras, avec la main droite correspondante; carie.

Cette pièce, qui est sans renseignements, présente une altération assez profonde des os du carpe, dont toutes les surfaces articulaires sont érodées ; il semble que ces os aient macéré dans le pus. La même altération s'étend à la partie inférieure des os de l'avant-bras; aussi les surfaces articulaires du cubitus et du radius sont en grande partie dépourvues de leur cartilage. Même disposition pour les articulations carpo-métacarpiennes. Des altérations assez profondes se rencontrent également sur la tête du second et du troisième métacarpien, qui sont en grande partie détruites.

(M. Weiss.)

N° 600 b. — Moitié inférieure des os de l'avant-bras, avec la main droite correspondante; carie.

Cette pièce, qui, comme la précédente, est sans renseignements, présente une destruction presque totale du second métacarpien avec les phalanges, et une destruction totale du troisième métacarpien, le doigt étant conservé.

(M. Weiss.)

Article 3.

CARIE DES ARTICULATIONS DES MEMBRES INFÉRIEURS.

Les pièces de caries des articulations des membres inférieurs sont au nombre de trente-deux : quinze siégent dans l'articulation coxo-fémorale, du n° 601 à 604 *h*, six dans l'articulation du genou, n°s 605, 605 *a*, 606, 607, 608 et 609; cinq dans l'articulation tibio-tarsienne, n°s 610, 610 *a*, 610 *b*, 610 *c* et 610 *d*; cinq sont des exemples de carie du tarse, n°s 611, 611 *a*, 611 *b*, 611 *c*, 611 *d*, et une pièce, n° 612, est une carie du métatarse.

Les pièces les plus nombreuses de carie des membres inférieurs appartiennent à l'articulation coxo-fémorale, et à l'altération que l'on désigne sous le nom de coxalgie. Sur aucune pièce on ne constate de luxation consécutive à cette altération du système osseux, mais à cette exception près on peut y constater la plupart des lésions décrites par les pathologistes. Le n° 602 est un exemple d'altération du système osseux à la première période de cette lésion. Sur les pièces n°s 601, 604, 604 *a*, 604 *b*, 604 *c*, 604 *d*, 604 *e*, 604 *g*, on constate que la tête du fémur a notablement diminué de volume, et même que sur ces pièces la cavité cotyloïde est très-élargie. Sur les pièces n°s 602 *c*, 603, 604 *b*, 604 *c*, 604 *d*, 604 *f*, 604 *g*, il existe une perforation du fond de la cavité cotyloïde, et sur la pièce n° 604 *b*, la tête du fémur a pénétré à travers cette cavité qui se trouve loger le grand trochanter. La pièce n° 602 *c* est un exemple de résection de la tête du fémur; le petit malade a succombé environ deux mois après l'opération. Sur la pièce n° 604 *c*, indépendamment de la perforation du fond de la cavité cotyloïde, le sourcil cotyloïdien au niveau de l'éminence iléo-pectinée, est percé d'un trou qui fait communiquer cette cavité avec la gaîne du psoas.

Sur la plupart de ces pièces le pourtour du sourcil cotyloïdien est le siége de sécrétions périostiques, mais dont l'aspect est essentiellement différent de celui que l'on observe dans l'arthrite sèche.

N° 601. — Portion de l'os iliaque gauche avec la partie supérieure du fémur; hypertrophie du peloton synovial du fond de la cavité cotyloïde.

Cette pièce a été conservée dans l'alcool, et l'on constate, du côté de la cavité cotyloïde, une hypertrophie considérable du peloton synovial de l'arrière-fond de cette cavité; la masse qu'il constitue occupe près du tiers de la cavité. La cavité cotyloïde se trouve donc notablement rétrécie, et le pourtour postérieur du bourrelet cotyloïdien ayant été détruit consécutivement, la partie correspondante du sourcil de la cavité a été usée.

La tête fémorale est elle-même déformée, aplatie, son cartilage est très aminci, et à sa partie postérieure existe une rainure assez profonde qui pénètre dans le tissu spongieux de la tête; cette rainure correspond à l'usure postérieure du sourcil cotyloïdien. Il semble que par suite du développement du peloton synovial, la tête fémorale ne pouvait plus être contenue dans sa cavité.

(Professeur Cruveilhier.)

N° 602. — Moitié gauche du bassin et des trois dernières vertèbres lombaires; carie de la cavité cotyloïde.

Sur cette pièce, on observe sur la moitié gauche du corps de la troisième vertèbre lombaire, à la partie inférieure, une petite excavation qui a été considérée à l'état frais, comme renfermant de la matière tuberculeuse. Les corps de la troisième et quatrième vertèbres lombaires, présentent en outre des érosions superficielles.

La cavité cotyloïde dépourvue de son cartilage, est rugueuse, érodée, sa lame de tissu compacte est détruite; ces érosions ont été considérées comme tuberculeuses. Pour établir ce diagnostic on s'est basé sur la lésion lombaire.

N° 602 *a*. — Os iliaque gauche, avec la partie supérieure du fémur; carie.

La tête du fémur, profondément déformée, présente quelques-unes des altérations caractéristiques de l'arthrite sèche; elle est aplatie de haut en bas, son diamètre antéro-postérieur a augmenté; sur son pourtour à l'union de la tête avec le col, existe une couronne de végétations surtout en arrière, qui sont renversées en dehors. La tête du fémur, dépourvue de cartilage, présente de légères aspérités et de nombreux orifices qui communiquent avec les cellules du tissu spongieux de la tête.

La cavité cotyloïde élargie dans tous les sens, mais surtout d'avant en arrière, est dépourvue de cartilage et la lame de tissu compacte est détruite. Les parois de cette cavité ainsi que le sourcil cotyloïdien sont raréfiés, usés, érodés; cette érosion est si profonde dans le fond de la cavité, qu'il n'existe plus dans ce point qu'une mince lamelle de l'épaisseur d'une feuille de papier; elle est même incomplète dans un grand nombre de points. Tout l'os a subi ainsi que le fémur une vascularisation assez notable, et l'iliaque présente au niveau de l'éminence iléo-pectinée, des rugosités produites par de nouvelles sécrétions périostiques.

N° 602 *b*. — Os iliaque gauche, avec la partie supérieure du fémur; carie.

La tête du fémur, notablement diminuée de volume, est érodée dans toute sa surface, et couverte de nombreuses aspérités qui résultent de l'usure de cet os.

La cavité cotyloïde est agrandie à sa partie postérieure et reportée légèrement en arrière; cette dernière partie était la seule portion de cet os en rapport avec la tête fémorale; cette portion de la cavité qui est usée, érodée, a pris un aspect celluleux, par suite de la destruction de la lamelle osseuse qui supporte le cartilage. La partie antérieure de l'ancienne cavité lisse, n'avait plus de rapport avec la tête osseuse. Le fond de la cavité très-amincie, fait dans l'excavation du petit bassin une saillie arrondie, régulière, mais la lamelle osseuse qui le constitue est si mince, qu'elle est criblée de nombreux trous, la plupart très-petits, mais dont quelques-uns ont de 2 à 3 millimètres.

(Professeur Malgaigne.)

N° 602 c. — Os iliaque gauche, et portion supérieure du fémur; carie, résection de la tête du fémur.

Cette pièce provient d'une jeune fille qui succomba avec des tubercules volumineux dans le sommet des deux poumons. Sur cette pièce, qui est en assez mauvais état de conservation, on constate une vaste perforation du fond de la cavité cotyloïde, avec destruction du sourcil cotyloïdien, surtout de la partie postérieure; cette cavité à l'autopsie a été trouvée pleine de pus.

La tête du fémur, environ dix mois avant la mort de la petite malade, a été réséquée par M. Dolbeau pour mettre un terme à de vives douleurs, et à une position vicieuse du membre, plutôt que dans un but curatif. Cette tête manque donc en totalité ainsi que le col. La portion du col qui s'insère sur le grand trochanter ainsi que cette apophyse, sont de nouveau atteints de carie, probablement de nature tuberculeuse.

(Professeur Dolbeau et M. Marjolin, *Soc. de chir.*, 2e série, t. VI, p. 470 et 477.)

N° 603. — Os iliaque gauche; carie tuberculeuse de la cavité cotyloïde.

La cavité cotyloïde, dépourvue de son cartilage, est notablement augmentée de largeur. Dans son centre existe une perforation circulaire d'environ 1 centimètre de diamètre, qui établit une communication avec la cavité pelvienne. La surface articulaire, excepté en bas et en dedans, est rugueuse, inégale et ses parois sont constituées par un tissu spongieux, au sein duquel se trouvent, dans divers points, de petites dépressions dont quelques-unes sont parfaitement délimitées, et qui ont contenu très-probablement des masses tuberculeuses.

Le sourcil cotyloïdien, ainsi que la branche du pubis et la fosse iliaque externe, sont très-vasculaires et couvertes de nouvelles sécrétions périostiques. Au milieu de la fosse iliaque externe se trouve une cavité oblongue, identique à celles que l'on rencontre dans la cavité articulaire et qui, très-probablement, a également contenu de la matière tuberculeuse.

N° 604. — Articulation coxo-fémorale droite; carie.

Cette pièce provient d'un individu jeune encore, car les trois points d'ossification du fond de la cavité cotyloïde sont encore distincts, ainsi que les points épiphysaires du grand et du petit trochanter.

La tête fémorale, dépourvue de son cartilage, est rugueuse, inégale ; elle a sensiblement diminué de volume ; elle n'est plus en rapport avec la cavité cotyloïde, qui est agrandie. L'altération osseuse s'étend assez loin sur le col du fémur en avant et en bas ; toute la partie supérieure de cet os est devenue très-vasculaire.

La cavité cotyloïde, excepté dans le point qui correspond au peloton synovial, présente à nu les cellules du tissu spongieux, et il existe une disjonction incomplète des lignes des sutures, surtout de la postérieure. Il n'existe point cependant de communication avec l'excavation pelvienne.

N° 604 *a*. — Os iliaque droit, avec la portion supérieure du fémur ; carie de l'articulation.

La tête du fémur, dépourvue de son cartilage, est usée et a considérablement diminué de volume. Sa surface érodée, rugueuse, est constituée par les cellules du tissu spongieux, qui ont acquis une grande densité. L'altération pour cet os est assez bien limitée à la tête.

La cavité cotyloïde, également dépourvue de son cartilage, est agrandie ; les parois en sont constituées par un tissu spongieux à mailles très-denses. Le fond présente une large perforation d'environ 3 centimètres de diamètre, qui est assez régulièrement circulaire, et dont les bords sont très-amincis. Le sourcil cotyloïdien est surtout très-prononcé à la partie supérieure et antérieure.

N° 604 *b*. — Articulation coxo-fémorale gauche ; carie.

Cette pièce a été prise sur un jeune enfant. La tête du fémur, diminuée de volume, a pris une forme conique ; elle est rugueuse, inégale, et pénètre dans le petit bassin à travers une large perforation du fond de la cavité cotyloïde. La surface de la tête du fémur est constituée par un tissu spongieux très-dense.

La cavité cotyloïde, également dépourvue de son cartilage, laisse à nu son tissu spongieux. Sa capacité est augmentée principalement dans son diamètre oblique de haut en bas et d'arrière en avant. Le fond ayant été détruit, la tête a passé à travers, tandis que le grand trochanter et le col se trouvent renfermés dans la cavité cotyloïde. La jambe et la cuisse, devaient être dans une demi-flexion sur le bassin. Les sutures de l'os iliaque, du pubis et de l'ischion sont disjointes. Le sourcil cotyloïdien, ainsi que la portion d'os circonvoisine, sont le siége de sécrétions périostiques.

N° 604 *c.* — **Os iliaque gauche et portion supérieure du fémur; carie de l'articulation coxo-fémorale.**

La tête du fémur a diminué au moins d'un tiers de son volume. Elle est dépourvue de son cartilage ; les cellules du tissu spongieux sont à nu, excepté cependant à la partie antérieure, où il existe un point assez circonscrit où la lame osseuse, qui supporte le cartilage, a été conservée. Les parois des cellules du tissu spongieux ont acquis une grande densité.

La cavité cotyloïde est le siége d'altérations remarquables ; elle a conservé une forme assez régulièrement arrondie ; elle est agrandie dans tous les sens et dépourvue de son cartilage. Ses parois sont constituées par des cellules de tissu spongieux. Le fond est le siége d'une vaste perforation, qui établit une communication avec le petit bassin. Son grand diamètre, qui est antéro-postérieur, a 4 centimètres et 2 verticalement. En avant, au niveau de l'éminence iléo-pectinée, le sourcil cotyloïdien présente une perforation disposée en forme d'entonnoir, dont la base correspond à la cavité et a près de 2 centimètres de diamètre, tandis que le sommet vient s'ouvrir dans la gouttière du muscle psoas. Le pourtour supérieur de cet orifice est hérissé de saillies osseuses périostiques considérables, qui se prolongent sur la partie postérieure du sourcil cotyloïdien.

(Professeur Jarjavay.)

N° 604 *d.* — **Articulation coxo-fémorale droite; carie.**

La tête du fémur est aplatie de haut en bas, rugueuse, inégale. Elle a sensiblement diminué de volume ; elle est dépourvue de son cartilage, et sa surface est constituée par un tissu spongieux à cellules, dont les parois sont très-résistantes.

La cavité cotyloïde est agrandie en tous sens, également dépourvue de cartilage et à parois spongieuses. Le fond est perforé à son centre de deux trous, qui établissent une communication avec le petit bassin. Quelques-uns des muscles, qui environnent l'articulation, ont été conservés, et on voit qu'il existait plusieurs trajets fistuleux, qui faisaient communiquer des abcès circonvoisins avec le centre de l'articulation.

(Professeur Denonvilliers.)

N° 604 *e.* — **Articulation coxo-fémorale; carie tuberculeuse de l'articulation.**

Cette pièce provient d'un individu jeune encore, car l'épiphyse, le grand et le petit trochanter ne sont point encore soudés. La tête du fémur est notablement diminuée de volume par suite de son érosion profonde, qui s'étend jusque sur le col. Elle est, en outre, couverte de nombreuses saillies, ce qui lui donne un aspect très-irrégulier.

La cavité cotyloïde, très-agrandie, est planiforme, rugueuse, inégale dans son fond. Le tissu spongieux est mis à nu par suite de la destruction du cartilage et de la lame compacte qui le supporte; les parois des cellules sont peu résistantes. En avant, il y a disjonction de la suture qui unit le pubis à l'os coxal. En arrière, il existe une vaste excavation multiloculaire qui occupe la partie postérieure de la cavité cotyloïde. Ces loges irrégulières devaient contenir des masses tuberculeuses. Le fond de trois de ces loges est perforé. L'une des perforations est située immédiatement au-dessus de la base de l'ischion; la seconde à la base de l'épine ischiatique ; la triosième s'ouvre dans l'excavation du petit bassin à la partie interne de la grande échancrure ischiatique.

N° 604 *f.* — **Os iliaque droit ; carie de la cavité cotyloïde.**

La cavité cotyloïde, déformée, presque planiforme, dépourvue de son cartilage, est rugueuse, inégale, perforée dans son centre d'une ouverture d'environ 1 centimètre 1/2. Les bords de cette ouverture, amincis, sont eux-mêmes criblés d'un grand nombre de petits trous. La partie postérieure du sourcil cotyloïdien n'existe plus ; à sa place s'observe une surface planiforme, qui empiète sur la fosse iliaque externe, et qui est limitée par des végétations osseuses renversées en dehors et formant un relief assez considérable; le fémur devait reposer sur cette nouvelle facette articulaire. Il existait donc une subluxation du fémur en arrière.

N° 604 *g*. — Articulation coxo-fémorale gauche ; carie.

La tête du fémur, très-diminuée de volume, rudimentaire, est dépourvue de son cartilage ; elle est rugueuse, couverte de nombreuses aspérités ainsi que le col ; le grand trochanter est détruit en totalité.

La cavité cotyloïde, notablement agrandie, est aussi irrégulière ; son cartilage a été détruit et on y distingue deux arrière-cavités : l'une, supérieure, remonte du côté de la fosse iliaque externe, la seconde postérieure descend jusqu'au niveau de la grosse tubérosité ischiatique. La tête du fémur, suivant la position de cet os, devait occuper l'une ou l'autre de ces arrière-cavités, qui présentent plusieurs perforations de dimensions et de formes diverses qui, à travers le fond de la cavité cotyloïde, pénètrent dans l'excavation du petit bassin. L'os iliaque, dans son entier, est très-vasculaire, criblé de nombreux trous et couvert de nombreuses aspérités, qui témoignent de l'existence d'altérations profondes de cet os.

N° 604 *h*. — Articulation coxo-fémorale droite ; carie.

La tête du fémur est presque détruite en totalité ; elle est réduite à son col, qui présente un grand nombre de tubérosités osseuses, séparées par des excavations arrondies et anfractueuses. Le tiers supérieur de cet os est hérissé de nombreuses aspérités sous-périostiques.

La cavité cotyloïde n'existe plus, ainsi que le sourcil cotyloïdien ; elle est remplie par une masse osseuse, irrégulière, légèrement excavée et présentant un très-grand nombre d'anfractuosités capables de loger un gros pois Cette altération singulière et bizarre se comprend difficilement ; plusieurs théories pourraient même être invoquées pour expliquer cet état ; mais, en l'absence de tous renseignements qui manquent sur cette pièe, je me contente de signaler le fait.

N° 605. — Modèle en cire d'une arthrite du genou droit.

Il existe une distension considérable de la synoviale, et on constate des fongosités qui se présentent sous forme de plis.

(M. Beauchêne.)

N° 605 a. — Modèle en cire d'une hydropisie de l'articulation du genou.

Sur cette pièce on a figuré un épaississement considérable de la capsule articulaire, sans fongosités.
(M. Leclère.)

N° 606. — Articulation du genou; lipome arborescent.

La synoviale articulaire du genou dilatée et épaissie, présente les caractères les plus tranchés et les plus curieux de la lésion décrite sous le nom de lipome arborescent. La synoviale présente à sa face interne de nombreuses franges, dont la plupart sont chargés de graisse, d'autres sont lobulées.
(M. Peyrot, *Soc. Anat.*, 1872, 2e série, t. XVIII, p. 164.)

N° 607. — Portion inférieure du fémur droit; infiltration tuberculeuse du condyle externe.

Sur cette pièce on observe un décollement de l'épiphyse inférieure du fémur et une infiltration tuberculeuse du condyle externe. Il existe un petit séquestre très-dense éburné.
(Professeur Nélaton, 1862)

N° 608. — Articulation fémoro-tibiale droite; carie, avec nécrose.

Les deux condyles du fémur et du tibia, sont en totalité frappés de nécrose. Comme ces os appartiennent à un adulte, et que l'épiphyse est soudée, l'altération s'étend pour les deux os jusqu'à la diaphyse. Les deux séquestres, celui du fémur et du tibia, sont constitués par un tissu spongieux à parois denses et résistantes. Ils sont entourés de nouvelles sécrétions périostiques, qui se présentent sous formes de jetées osseuses très-irrégulières, saillantes qui les emprisonne. Chaque séquestre ne se trouve par conséquent libre que du côté de l'articulation; à ce niveau ils se correspondent. L'élimination du séquestre du tibia est la plus avancée, aussi il proémine davantage du côté de l'articulation. Son centre plus saillant forme un coin, qui a déterminé une rainure profonde dans celui du fémur, d'où résulte un emboîtement réciproque. A la face interne du tibia, le nouvel os présente plusieurs cloaques. La sécrétion périostique s'étend assez loin sur le tibia et le fémur.

N° 609. — Articulation fémoro-tibiale droite; destruction de l'articulation; luxation consécutive du tibia en arrière et en haut.

Sur cette pièce qui a appartenu à un individu jeune encore, car l'épiphyse supérieure du tibia n'est point soudée, on constate que tous les os qui constituent cette articulation, ont une pesanteur spécifique peu considérable, leur tissu est le siége d'une raréfaction notable.

Le tibia est luxé en arrière et en dehors du fémur qui le dépasse de 9 à 10 centimètres. Les condyles du fémur n'étant point encore soudés, leurs débris, réduits à quelques masses spongieuses, sont situés à la partie externe du tibia, et soudés à la partie postérieure du fémur. L'extrémité supérieure du tibia correspond à peu près au niveau du tiers inférieur du bord postérieur de la diaphyse du fémur, qui, au niveau de ce point, présente une exostose de 2 à 3 centimètres de saillie, et qui doit avoir concouru à limiter le déplacement. La rotule a éprouvé un double déplacement en avant et en dedans.

Tous ces os présentent les traces nombreuses d'une grande vascularisation ; leur tissu est profondément raréfié ; il existe à la fois une carie au niveau des surfaces articulaires, et une ostéite raréfiante dans toute la longueur du fémur et du tibia. Cette pièce est dans un très-mauvais état de conservation.

N° 610. — Tibia droit ; carie tuberculeuse de l'extrémité inférieure.

L'extrémité inférieure du tibia a été détruite, il n'existe plus de vestige de la surface articulaire, ni de la malléole interne ; cette extrémité osseuse est creusée parallèlement à l'axe du tibia d'une vaste cavité qui a une profondeur de 4 à 5 centimètres. La surface extérieure du tibia dans son quart inférieur est le siége de sécrétions périostiques, et dans toute son étendue, cet os est criblé de trous et de sillons qui témoignent de sa grande vascularisation. Au niveau de la tubérosité du tibia, à la partie supérieure de la face interne, existe un orifice qui communique dans une vaste cavité, sur l'origine et la nature de laquelle il peut exister quelques doutes ; elle est peut-être le résultat d'une destruction de l'os, postérieure à la mort de cet individu.

N° 610 a. — Tibia et péroné du côté droit; carie.

Le tibia, au niveau de son tiers inférieur, a perdu sa forme triangulaire; à ce niveau il est le siége d'un gonflement à peu près uniforme, qui est cependant plus marqué en dedans et en arrière. Sur chacune de ces deux faces, se rencontrent des ouvertures qui communiquent avec une vaste cavité, très-probablement de nature tuberculeuse qui occupe le centre de l'os ; le canal médullaire au-dessus de cette cavité centrale, est oblitéré dans une longueur de 4 centimètres, et cette espèce de bouchon est lui-même creusé de petites cavités secondaires. L'extrémité articulaire devenue rugueuse, inégale, présente un assez grand nombre de petits orifices qui, communiquent avec la cavité du centre de l'os, et devait permettre au pus de fuser jusque dans l'articulation tibio-tarsienne. Ces os hypertrophiés ont acquis une pesanteur assez considérable.

N° 610 *b*. — Moitié inférieure du tibia gauche; carie.

Sur cette pièce la malléole interne a été en grande partie détruite; cette carie qui était probablement de nature tuberculeuse, a détruit presque toute la partie postérieure de la surface articulaire du tibia et les deux tiers de la malléole interne. Cette destruction de l'os a une forme assez irrégulièrement concave, et est plus profonde à la partie antérieure qu'à la postérieure. Il ne reste plus du cartilage qu'un petit point central très-circonscrit. Le pourtour de la partie ulcérée, principalement la portion de la malléole interne qui a été conservée, est le siége de nouvelles sécrétions périostiques. L'os dans toute sa longueur est devenu vasculaire, et il est criblé de trous.

N° 610 *c*. — Portion inférieure du tibia et du péroné gauche; carie.

L'extrémité inférieure du tibia et du péroné sont, dans toute leur circonférence, le siége d'une tuméfaction considérable. Ces os ont doublé de volume et leur surface antérieure est hérissée, de jetées osseuses, périostiques ; quelques-unes situées dans l'espace interosseux ont déterminé l'ankylose des deux os. Le tissu osseux central du tibia est éburné, ce qui a déterminé à ce niveau une oblitération du canal médullaire. La surface articulaire inférieure du tibia dépourvue de son cartilage, a acquis des dimensions considérables dans tous les sens ; en même temps qu'elle est plus profonde, elle est rugueuse, inégable, et présente un grand nombre de petits séquestres parcellaires. Il existe, en outre, de petites dépressions qui devaient, à l'état frais, contenir de la matière tuberculeuse.

N° 610 *d*. — Portion inférieure du tibia et du péroné du côté droit; carie.

Toute la lame de tissu compacte qui revêt la surface articulaire inférieure du tibia, et supporte le cartilage, a été détruite, excepté dans une partie très-limitée, située en avant et en dehors. La surface osseuse mise à nu est constituée par un tissu spongieux à parois de cellules très résistantes, et présente quelques petites excavations. La malléole interne est en grande partie détruite. La surface externe de la malléole externe est hérissée de nombreuses aspérités périostiques, ainsi que la partie inférieure du tibia.

N° 611. — Pied gauche; carie.

Sur cette pièce qui est assez mal conservée, on observe une carie des os du tarse et du métatarse; le cuboïde, le troisième et le second cunéiforme sont cariés. La partie postérieure du quatrième et cinquième métatarsiens est détruite; le cinquième métatarsien, outre sa carie, offre une altération assez singulière, il y a disparition de la moitié antérieure de son corps qui est remplacé par une bride fibreuse.

N° 611 *a*. — Portion inférieure du tibia et du péroné gauche, avec les os du pied; carie.

Sur cette pièce qui a été préparée avec conservation des ligaments, on constate à la face dorsale du pied, trois orifices qui correspondaient à des trajets fistuleux. L'un de ces orifices communique avec la partie externe de l'articulation tibio-tarsienne, qui présente une hypertrophie considérable de la synoviale qui est devenue fongueuse; les surfaces articulaires sont dans certains points légèrement érodées. Le second de ces orifices pénètre dans l'articulation du cuboïde avec la face antérieure du calcanéum; les facettes articulaires sont dépourvues de cartilage et profondément altérées. Le troisième orifice pénètre dans l'articulation astragalo-scaphoïdienne qui est profondément altérée, les surfaces articulaires dépourvues de cartilage sont érodées.

N° 611 *b*. — Portion inférieure du tibia et du péroné gauche, avec les os du tarse; carie.

Cette pièce qui est sans renseignements, et dans un assez mauvais état de conservation, présente une altération profonde des os de la jambe et du pied, qui sont atteints d'ostéite et de carie généralisée, avec de petits séquestres parcellaires.

N° 611 c. — Squelette du pied droit; carie.

Le calcanéum est en grande partie détruit, il est creusé de nombreuses cavités de dimensions variables, qui devaient contenir des masses tuberculeuses; les parois de ces cavités, creusées dans le tissu spongieux, ont une grande densité, et sont assez irrégulières. L'astragale présente une altération analogue : toute sa face inférieure est creusée de vastes cavités, sa face articulaire supérieure et antérieure sont à peu près intactes. Le scaphoïde, normal à sa face postérieure, présente une altération profonde de ses facettes antérieures; les cunéiformes paraissent avoir été détruits, ainsi que la partie articulaire postérieure des trois premiers métatarsiens: ces lésions résultent très-probablement d'une carie tuberculeuse.

(M. Richard, 1862.)

N° 611 d. — Portion inférieure des deux os de la jambe gauche avec le tarse; carie.

Cette pièce qui est conservée dans l'alcool, a été préparée avec conservation des parties molles, ligaments et tendons. Elle provient d'une femme adulte, chez laquelle M. Verneuil a extirpé l'astragale pour une ostéiste chronique. Il y a eu une guérison complète en apparence, mais temporaire, car il s'est produit de nouveaux trajets fistuleux, dont deux très-distincts sont situés à la face dorsale du pied. L'interne est situé à la partie antérieure du sommet de la malléole interne, l'externe au point opposé, au sommet de la partie antérieure de la malléole externe. Cette femme a succombé à une tuberculisation pulmonaire deux ans environ après l'opération.

(Professeur Verneuil, 1871.)

N° 612. — Les deux premiers cunéiformes du pied gauche, avec lès deux métatarsiens et les orteils correspondants; carie.

La tête du premier métatarsien est profondément altérée du côté de sa face dorsale, où existe une dépression, avec érosion profonde qui se prolonge sur la face supérieure de cet os.

CHAPITRE XVIII

Ankyloses.

L'ankylose constitue un genre important de la grande classe des adhésions, de M. le professeur Cruveilhier ; cette lésion est plutôt le mode de terminaison de certaines affections du système osseux, qu'une maladie essentielle. Aussi indépendamment des pièces décrites dans cette section, il existe encore dans le Musée plusieurs pièces d'ankyloses, qui se trouvent décrites à propos de certaines maladies des os. Le Musée renferme un grand nombre de pièces d'ankyloses, elles sont au nombre de 131, elles portent sur presque toutes les articulations, et nous offrent des spécimens de toutes les variétés de soudure.

La plupart des chirurgiens divisent les ankyloses en deux espèces, la première qu'ils désignent sous le nom de soudure osseuse ou par fusion ; la seconde d'ankylose par jetées osseuses, ou par ossification des tissus environnant l'articulation : c'est l'ankylose *incomplète.* Si cette division est suffisante au point de vue chirurgical, elle me paraît incomplète au point de vue de l'anatomie pathologique, et la classification admise par M. le professeur Cruveilhier me semble de beaucoup préférable, d'autant plus que chacune des espèces qu'il signale, se trouve justifiée par la description des pièces qui vont suivre. J'aurai même soin, dans le résumé général qui précédera les pièces d'une région, de signaler celles qui appartiennent à chaque variété.

J'admettrai donc quatre variétés d'ankyloses bien distinctes, à savoir : 1° l'ankylose périphérique ou par invagination : son type est dans la soudure de la colonne vertébrale ; 2° l'ankylose par fusion : les extrémités articulaires peuvent alors être plus ou moins déformées, mais le caractère essentiel de cette variété est dans la disparition des cartilages d'encroûtement, ainsi que de la plus grande partie et même la totalité de la lame compacte qui la supporte; dans ce cas, il peut être difficile de délimiter les surfaces articulaires : on a même vu le canal médullaire dans les os longs se continuer à travers la soudure; 3° l'ankylose par intermède : dans celle-ci, une couche osseuse disposée sous forme de disque est interposée aux surfaces articulaires; cette variété ne se rencontre guère que dans les articulations qui renferment des fibro-cartilages ou ménisques ; 4° l'ankylose par amphiarthose qui est rare, les surfaces articulaires dépourvues de leur cartilage sont reliées à l'aide d'un tissu fibreux.

Toutes les pièces relatives à l'ankylose seront divisées en deux articles : le premier comprendra un très-grand nombre d'articulations détachées; le second sera constitué par la description de cinq squelettes dont le plus grand nombre des articulations sont ankylosées.

Article premier.

ARTICULATIONS DIVERSES ANKYLOSÉES

Afin de faciliter les recherches au milieu de pièces aussi nombreuses, ce premier article devra lui-même être subdivisé en deux ordres distincts. Le premier comprendra les ankyloses du tronc ; le second les ankyloses des membres. A cause de l'intérêt qui s'attache à certaines de ces lésions pour mieux les grouper, j'établirai deux sous-ordres : 1° les ankyloses intrinsèques de la tête et de la colonne vertébrale ; 2° les articulations extrinsèques, au nombre desquelles seront les ankyloses des côtes et du bassin. Les ankyloses des os du crâne entre eux auraient pu former aussi un groupe distinct, mais ces ankyloses sont presque toujours une des conséquences de l'âge, et, en outre, elles se montrent fréquemment dans les exostoses et hyperostoses de ces os ; ces ankyloses ont été signalées à l'occasion de ces altérations du système osseux. La seule pièce mobile de la tête, la mâchoire inférieure est représentée par un unique exemple n° 715, qui sera décrit dans le second article.

ORDRE PREMIER

Ankyloses des os du tronc

1er sous-ordre.

ANKYLOSES INTRINSÈQUES DE LA TÊTE ET DE LA COLONNE VERTÉBRALE

Le nombre de pièces relatives aux ankyloses intrinsèques de la colonne vertébrale est de 33, du n° 613 au n° 644 inclusivement. Un fait général qui est commun à presque tous les cas d'ankyloses de la colonne vertébrale, quelle que soit la région, c'est que ces os présentent des traces nombreuses d'ostéite; ils sont devenus très-vasculaires, friables, leur tissu spongieux est considérablement raréfié.

Ces pièces se divisent en celles qui appartiennent à la région cervicale ; elles sont au nombre de dix, du n° 613 au n° 620; en celles de la région dorsale qui sont au nombre de quinze, du n° 621 au n° 635 ; en celles de la région lombaire qui sont au nombre de huit, du n° 635 *a* au n° 644. Quelques-unes de ces pièces appartiennent à la fois à deux régions. C'est principalement sur les ankyloses de la colonne vertébrale, que doivent être étudiées les ankyloses par jetées osseuses ou par invagination ; la plupart en sont le type le plus remarquable, et comme cela résulte de la description des pièces, l'invagination est le plus souvent limitée à une moitié du corps, et par conséquent partielle. A la région cervicale, c'est sur le côté gauche que l'ankylose est la plus prononcée ; elle peut occuper à la fois toutes les articulations de ces vertèbres, ou bien être limitée à un certain nombre. Sur la pièce n° 617, elle est bornée à la petite apophyse qui surmonte de chaque côté le corps, ainsi qu'aux apophyses articulaires.

Dans l'ankylose par invagination de la face antérieure des corps vertébraux, le dépôt de matière osseuse de nouvelle formation, qui se fait sous forme de plastron, peut, comme sur le n° 620, être interrompu dans différents points, qui correspondent toujours aux vertèbres les plus mobiles, ce qui constitue autant de fausses articulations. Cette même disposition peut également s'observer dans la région dorsale nos 625, 626, 627, 629, 637. C'est au niveau de la neuvième et dixième vertèbre qu'on l'observe.

A la région dorsale, le dépôt invaginant de matière osseuse se produit à l'inverse de la région cervicale. C'est sur le côté droit qu'il existe, et que les progrès de l'ankylose sont les plus marqués. Il peut se faire cependant à la partie inférieure de cette région n° 628, que l'invagination occupe les deux côtés, mais c'est l'exception. Cette invagination, comme à la région lombaire, présente au niveau de chaque disque un renflement considérable qui est creux à son centre et dans lequel le disque semble pénétrer. D'autres fois, nos 623, 625, 628, le disque se pénètre lui-même de matière osseuse, et l'ankylose devient alors mixte : elle est par invagination et par intermède. Le ligament sus-épineux n° 623, interépineux, ainsi que les ligaments jaunes, peuvent aussi s'ossifier. Le seul exemple d'ankyloses par fusion des corps vertébraux que renferme le musée est le n° 634, et il est à remarquer que sur cette pièce, le dépôt de matière osseuse est peu abondant à la face antérieure du corps des vertèbres. Sur quelques-unes de ces pièces nos 631, 632, l'ankylose paraît consécutive au rachitisme.

A la région lombaire, l'ankylose reprend les caractères de la région cervicale, elle est plus prononcée à gauche. Dans toutes les pièces de cette région, les vertèbres semblent avoir augmenté de volume, elles sont hypertrophiées.

N° 613. — Occipital et temporal droit, avec l'atlas; ankylose de l'articulation occipito-atloïdienne.

L'atlas est ankylosé avec l'occipital par son arc antérieur et ses apophyses articulaires. La fusion est beaucoup plus complète à gauche qu'à droite; de ce dernier côté, l'arc antérieur n'est point soudé. Le volume de l'atlas est aussi beaucoup plus considérable à gauche, d'où devait résulter une inclinaison latérale droite de la tête. La partie postérieure de l'arc de l'atlas qui supporte le tubercule, manque.

N° 614. — Occipital, avec les deux moitiés postérieures du temporal, et les six premières vertèbres cervicales; ankylose.

Cette lésion a été considérée comme étant consécutive à une affection rachitique; la soudure des vertèbres cervicales présente une cyphose assez prononcée, dont le maximum d'intensité se trouve à l'union de la quatrième avec la cinquième vertèbre. L'union de l'atlas avec l'occipital est complète, la tête est légèrement inclinée à droite. L'ankylose des lames vertébrales des six premières vertèbres, ainsi que celle des saillies qui constituent les masses latérales, est par fusion. Pour les corps vertébraux, on retrouve encore, en arrière surtout, comme on peut le constater sur la coupe, que les disques sont conservés. A la partie antérieure du côté de la concavité, les corps vertébraux sont taillés en biseau, le disque est détruit, et la fusion des corps vertébraux dans ce point est complète. Le canal rachidien, malgré la courbure qu'il décrit, n'est pas rétréci; les trous de conjugaison sont normaux.

N° 614 a. — Occipital, avec les sept vertèbres cervicales et les deux premières dorsales; ankylose de l'occipital avec l'atlas et de l'atlas avec l'axis.

L'occipital, légèrement renversé en arrière dans l'extension, est, en outre, fortement incliné à droite, où il forme avec la colonne vertébrale un angle très-aigu. Cette position vicieuse permanente résulte d'une altération des deux premières vertèbres cervicales.

L'atlas, à peu près normal à gauche comme hauteur, est ankylosé avec l'occipital, et avec la facette articulaire supérieure de l'axis. A droite, cet os a beaucoup diminué de hauteur, et il est ankylosé avec l'occipital par son condyle et son arc antérieur; mais il a pivoté sur son axe d'avant en arrière, en même temps qu'il est incliné de haut en bas. Il a entraîné dans son mouvement l'occipital, et la partie droite de son arc antérieur dépasse en avant le corps de l'axis de près de 1 centimètre; son apophyse articulaire inférieure est donc luxée en avant et en dehors sur celle de l'axis. Cette atrophie des masses latérales droites de l'atlas et leur mouvement de rotation en avant, ont produit un torticolis antérieur avec inclinaison latérale droite de la tête.

Du côté du canal rachidien, on constate l'absence de l'apophyse odontoïde, qui n'est plus représentée que par un petit tubercule en forme d'épine. Il existe, en outre, un transport en avant de l'occipital entraîné par l'atlas, avec lequel il est ankylosé; la partie postérieure du trou occipital paraît rétrécie par l'arc postérieur de l'atlas; mais, par le fait, le rétrécissement manque: le canal rachidien, à son origine, est seulement déplacé en avant.

Les autres vertèbres présentent leur disposition normale avec un certain degré de lordose. Le muscle sterno-mastoïdien droit était un peu atrophié et diminué de longueur; une disposition inverse s'observe pour celui du côté gauche.

(M. Bouvier, 1861.)

N° 614 *b*. — Tronçon de colonne vertébrale, composé de l'atlas, l'axis et la partie supérieure de la troisième vertèbre cervicale; ankylose, avec luxation latérale droite de l'atlas sur l'axis.

Cette pièce très-intéressante a été recueillie par M. Broca sur un vieillard qui a succombé à une affection des voies urinaires.

La partie latérale droite de l'axis et l'apophyse odontoïde paraissent avoir été fracturées, la consolidation est complète. L'atlas est luxé sur l'axis; la luxation, qui est unilatérale, siége à droite; l'arc antérieur de l'atlas dépasse de ce côté le corps de l'axis. Par suite de la rotation de l'atlas en avant et à droite, son arc postérieur gauche rétrécit considérablement, de moitié environ, le canal rachidien; l'apophyse articulaire droite de l'axis, qui fait saillie dans le canal rachidien, se trouve sur le même plan antéro-postérieur que l'apophyse odontoïde. Malgré les dimensions très-restreintes, à ce niveau, du canal rachidien, qui n'a plus que 1 centimètre de diamètre transverse et 1 centimètre 3 millimètres d'avant en antérieur, au moment de la mort du malade, il n'existait point de paralysie ; on ignore si elle a existé au moment de la lésion.

(Professeur Broca, *Soc. de Chir.*, 1862, 2e série, t. III, p. 549.)

N° 615. — Tronçon de colonne vertébrale, composé de l'axis et de la troisième vertèbre cervicale; ankylose.

L'axis et la troisième vertèbre cervicale sont soudées ensemble dans toute leur étendue, corps, apophyse et lames. Au niveau du corps, la structure spongieuse des deux os est continue; cependant, à gauche, dans un point restreint, se trouve un vide qui indique encore la présence du disque. A droite, il y a un léger affaissement des corps vertébraux, et l'apophyse odontoïde est légèrement incliné de ce côté.
(Professeur Breschet.)

N° 616. — Tronçon de colonne vertébrale, composé de l'axis et de la troisième vertèbre cervicale; ankylose.

La soudure, beaucoup moins complète que sur la pièce précédente, est aussi plus étendue à droite qu'à gauche. A droite, elle occupe l'apophyse articulaire et la partie latérale du corps. A gauche, elle est bornée à un point restreint, à la petite apophyse qui surmonte la partie latérale du corps vertébral.
(Professeur Breschet.)

N° 617. — Tronçon de colonne vertébrale, composé de l'axis et de la troisième vertèbre cervicale; ankylose.

La soudure sur cette pièce est bornée à l'apophyse articulaire droite, ainsi qu'à la partie latérale du corps du même côté.
(Professeur Breschet.)

N° 618. — Tronçon de colonne vertébrale, composé des sixième et septième vertèbres cervicales; ankylose.

La soudure a lieu par trois points, à savoir : 1° le corps; 2° les apophyses articulaires; 3° les lames. Pour le corps, la fusion est complète à la périphérie, mais, sur une coupe verticale, on constate qu'elle n'existe pas dans tous les points au même degré; elle est plus complète pour la moitié droite que pour la gauche, où l'espace occupé par le disque est conservé. La réunion des apophyses articulaires paraît avoir lieu par fusion complète; celle des lames est bornée à la portion de cet os qui supporte l'apophyse épineuse.
(Professeur Breschet.)

N° 619. — Tronçon de colonne vertébrale, composé des sixième et septième vertèbres cervicales; ankylose.

L'ankylose n'a lieu que par le corps des vertèbres, et elle est plus prononcée sur les parties latérales, au niveau des facettes articulaires du corps, et ensuite à la circonférence.

(Professeur Breschet.)

N° 620. — Tronçon de colonne vertébrale, composé des sept vertèbres cervicales et des deux premières dorsales; ankylose.

Toutes ces vertèbres, à l'exception de l'atlas, présentent à la partie antérieure et moyenne de leur corps, un dépôt considérable de matière osseuse qui s'est fait sous le ligament antérieur. Ce dépôt est lisse à sa face antérieure; il est tellement abondant dans sa partie moyenne, qu'il présente une saillie d'environ 1 cent. 1/2; c'est un exemple d'ankylose par invagination partielle, limitée à la partie antérieure du corps des vertèbres. Ce plastron qui soude entre elles les pièces osseuses du rachis, présente quatre intersections qui constituent des articulations et au niveau desquelles les mouvements étaient encore possibles. Deux de ces articulations siégent à l'extrémité de la sécrétion osseuse qui se termine en pointe; la supérieure est située au niveau de l'articulation du corps de la seconde avec la troisième vertèbre cervicale, l'inférieure à l'union de la première dorsale avec la seconde; chacune des vertèbres qui limite la nouvelle sécrétion osseuse, ne présente sur la face antérieure de son corps, qu'un petit tubercule.

Les deux autres articulations forment des lignes sinueuses et sont situées: l'une à l'union de la cinquième avec la sixième vertèbre cervicale: c'est le point où la sécrétion est la plus abondante; l'autre à l'union de la septième vertèbre cervicale avec la première dorsale. Cette pièce intéressante, au point de vue de l'ankylose, l'est également au point de vue de la physiologie des mouvements de l'articulation de la colonne vertébrale.

N° 621. — Tronçon de colonne vertébrale, constitué par les sept dernières vertèbres dorsales; ankylose par invagination partielle de la face antérieure des corps vertébraux.

C'est sur le côté latéral droit des vertèbres, que s'est fait, probablement dans l'épaisseur du ligament, le dépôt de matière osseuse.

Il est d'autant plus abondant qu'il est plus inférieur; sa face antérieure est lisse et présente une saillie très-prononcée au niveau de l'articulation de chaque corps de vertèbre. Le disque fibreux interposé aux corps vertébraux était conservé, il semble même qu'il s'avançait dans l'espèce de saillie qui existe au niveau de chaque articulation.

Cette disposition est surtout évidente à la partie inférieure.

Les articulations des côtes, ainsi que celles des apophyses articulaires, ne sont point ankylosées.

N° 622. — Tronçon de colonne vertébrale, composé des six dernières vertèbres dorsales ; ankylose par invagination partielle.

L'ankylose est produite par un dépôt de matière osseuse, qui s'est fait très-probablement dans la partie latérale droite du grand ligament antérieur. Il existe un renflement au niveau de chaque articulation ; le disque fibro-cartilagineux était conservé. Les autres articulations sont normales.

N° 623. — Tronçon de colonne vertébrale, composé de six vertèbres dorsales à partir de la cinquième ; ankylose.

L'ankylose est, sur cette pièce, beaucoup plus complète que sur les précédentes. Il existe encore sur la face antérieure des corps, un dépôt de matière osseuse, principalement du côté droit et qui paraît situé dans le ligament antérieur, avec renflement au niveau des disques, qui paraissent avoir été conservés, à l'exception cependant de celui de la dernière vertèbre, qui est ossifié dans sa moitié antérieure.

Les apophyses épineuses, probablement par suite de l'ossification de leur ligament, commençaient à se souder ; pour deux vertèbres la soudure est même complète. Tous ces os portent la trace d'une grande vascularisation ; leur tissu est raréfié.

N° 624. — Tronçon de colonne vertébrale, composé des cinq dernières vertèbres dorsales ; ankylose.

Il existe une ossification du ligament antérieur avec renflement au niveau des disques, qui sont moins épais et paraissent ossifiés par place. Des ossifications existent aussi au niveau des lames et elles suivent les fibres des ligaments élastiques. A gauche les apophyses articulaires de la neuvième et de la dixième vertèbre, ainsi que celles de la onzième et de la douzième, sont ankylosées. La dernière fausse côte droite est aussi soudée.

N° 625. — Tronçon de colonne vertébrale, composé des quatre dernières dorsales ; ankylose.

Cette pièce est dans un assez mauvais état de conservation ; on constate cependant une ossification du ligament antérieur, surtout à droite, avec renflement au niveau des disques.

N° 626. — Tronçon de colonne vertébrale, composé des quatre dernières vertèbres dorsales; ankylose.

L'ankylose, qui est bornée à la moitié latérale droite et a lieu par invagination, est probablement due à l'ossification des fibres du ligament antérieur, avec renflement considérable au niveau des disques, qui sont conservés.

N° 627. — Tronçon de colonne vertébrale, composé des trois dernières vertèbres dorsales; ankylose.

L'ankylose, qui a lieu par invagination, est bornée à la moitié latérale des corps vertébraux ; elle s'étendait probablement aux autres vertèbres, elle paraît résulter de l'ossification des fibres du ligament antérieur. Les os sont très-vasculaires, criblés de trous nombreux.

(Professeur Lassus.)

N° 628. — Tronçon de colonne vertébrale, composé des trois dernières vertèbres dorsales; ankylose.

Sur chaque côté des corps des vertèbres, existe une soudure périphérique et par invagination, qui s'étendait probablement aux autres vertèbres. Cette soudure, qui résulte de l'ossification probable des fibres du ligament antérieur, s'étend à droite d'une manière incomplète aux apophyses articulaires. Le disque intervertébral de la onzième et de la douzième vertèbre présente un commencement d'ossification. Ces vertèbres sont criblées de trous vasculaires.

N° 629. — Tronçon de colonne vertébrale, composé très-probablement des dixième et onzième dorsales ; ankylose.

Cette pièce est en assez mauvais état de conservation ; l'ankylose, qui est par invagination, occupe la partie latérale droite de la colonne vertébrale et s'étendait probablement aux autres vertèbres.

N° 630. — Tronçon de colonne vertébrale, composé de deux vertèbres dorsales; ankylose.

Il existe entre ces deux vertèbres, une soudure bornée aux apophyses articulaires et aux deux lames vertébrales.

N° 631. — Tronçon de colonne vertébrale, composé de neuf vertèbres dorsales, très-probablement de la troisième à la onzième inclusivement; ankylose.

Cette pièce, en très-mauvais état de conservation, a très-probablement appartenu à un individu rachitique; les os, très-vasculaires, sont brunâtres; leur tissu est raréfié, friable. Il existe une scoliose à convexité dorsale droite, avec une légère torsion. Les corps vertébraux du côté de la concavité sont soudés ensemble, ainsi que les apophyses articulaires et les lames. Du côté de la convexité, la soudure n'existe pas pour les corps, elle n'occupe que les apophyses articulaires et les lames.

N° 632. — Tronçon de colonne vertébrale, composé des septième, huitième, neuvième et dixième dorsales; ankylose.

Il existe une diminution de hauteur de la partie moyenne droite des corps vertébraux, d'où résulte une cyphose peu prononcée, avec une légère concavité à droite. Du côté de la cyphose et de la concavité il existe, pour les corps vertébraux, une soudure par invagination, avec renflement de la matière osseuse au niveau des articulations. Les apophyses épineuses, très-inclinées, presque verticales, sont notablement plus longues que dans l'état normal.

N° 633. — Tronçon de colonne vertébrale, composé de quatre vertèbres dorsales; ankylose.

Ces vertèbres ont été affectées de carie dans leur corps, qui est à peu près complétement détruit en avant pour les deux vertèbres du milieu; il en est résulté un affaissement considérable de la surface supérieure du corps de la vertèbre supérieure.

Sa surface articulaire supérieure regarde presque directement en avant.

Le canal rachidien décrit une courbe, mais sans être rétréci. Les apophyses épineuses, au lieu d'être imbriquées, sont au contraire relevées; les trous de conjugaison sont rétrécis et déformés.

La colonne vertébrale est maintenue dans cette position par une ankylose des apophyses articulaires, l'ossification des ligaments jaunes et l'ankylose des corps vertébraux, au sein desquels un séquestre est même encore emprisonné.

N° 634. — Tronçon de colonne vertébrale, composé de trois vertèbres dorsales; ankylose.

Sur cette pièce on constate que les corps vertébraux affectés de carie ont notablement diminué de volume, d'où est résulté une inflexion très-prononcée de la colonne vertébrale en avant avec écartement des apophyses épineuses. Les corps vertébraux sont ankylosés par fusion dans cette position vicieuse, et on retrouve à leur centre un séquestre. La soudure s'est étendue aux apophyses articulaires et à une partie des lames. La surface antérieure du corps des vertèbres est rugueuse, inégale et présente des dépressions qui contenaient très-probablement de la matière tuberculeuse ; une de ces cavités communique avec une cavité centrale, située au milieu des corps vertébraux.

N° 635. — Tronçon de colonne vertébrale, composé de la douzième vertèbre dorsale et de la première lombaire; ankylose.

Cette lésion paraît plutôt appartenir à une fracture par écrasement; le corps de la première vertèbre lombaire, affaissé sur lui-même, a en grande partie disparu. La partie supérieure et antérieure de son corps est luxée en avant, encadre d'un cercle osseux la partie inférieure du corps de la douzième dorsale, tandis que la moitié inférieure s'est portée en arrière et fait saillie dans le canal rachidien. Ce fragment postérieur semble, en outre, avoir été le siége d'une fracture verticale ; les apophyses articulaires et les lames ne sont pas soudées entre elles.

N° 635 a. — Tronçon de colonne vertébrale, composé de trois vertèbres lombaires; ankylose.

Les corps vertébraux sur cette pièce ont été profondément altérés, en grande partie même détruits, ainsi que les disques. Ces altérations ont probablement été produites par la présence de tubercules ; une ossification incomplète avec jetées osseuses a ankylosé par invagination périphérique les corps vertébraux ; les apophyses articulaires sont aussi en grande partie soudées.

N° 636. — Les trois dernières vertèbres dorsales, les cinq lombaires et le bassin; ankylose.

Tous ces os sont soudés entre eux et forment une tige inflexible. L'ankylose des corps vertébraux, dorsaux et lombaires, a lieu par invagination partielle, ossification du ligament antérieur. Dans la région dorsale c'est à droite que la soudure s'est opérée; pour les vertèbres lombaires, c'est au contraire à gauche et sur la face antérieure. Les deux dernières vertèbres lombaires présentent une ossification de leur disque.

Les apophyses articulaires, celles surtout de la région lombaire, sont en grande partie soudées, et cette soudure présente même une saillie plus ou moins boursouflée, ayant la forme d'une noisette. Un certain nombre de ligaments jaunes sont également ossifiés.

Les deux symphyses sacro-iliaques présentent aussi une ankylose incomplète; tous ces os portent les traces nombreuses d'une inflammation intense. Ils sont en outre le siége dans leur généralité d'une hypertrophie considérable.

(Professeur Desault.)

N° 637. — Tronçon de colonne vertébrale, composé de la douzième vertèbre dorsale, des cinq lombaires et de la partie supérieure du sacrum ; ankylose.

L'ankylose sur cette pièce est générale, c'est-à-dire qu'elle occupe la plus grande partie des articulations. Pour les corps vertébraux il existe une ankylose par invagination ; seulement à l'inverse de la région dorsale, c'est sur le côté gauche que le dépôt de matière osseuse est le plus abondant dans le ligament antérieur; les disques intervertébraux de la quatrième et cinquième lombaire sont en grande partie ossifiés. Dans ces points la soudure est donc mixte : elle est à la fois par invagination et par intermède. Les apophyses articulaires et les lames sont ankylosées dans la région lombaire, et les ligaments inter-épineux sont également ossifiés.

N° 638. — Tronçon de colonne vertébrale, composé des cinq vertèbres dorsales et du sacrum; ankylose.

Cette pièce est en assez mauvais état de conservation, tous les os sont soudés ensemble et forment une tige inflexible. L'ankylose des corps vertébraux qui a lieu par invagination, est plus étendue à gauche qu'à droite, elle est produite par l'ossification du ligament antérieur. On distingue par intervalle les espaces intervertébraux qui sont vides.

Les apophyses articulaires sont soudées, ainsi que les lames, par l'ossification du ligament jaune, et les apophyses épineuses par l'ossification du ligament inter-épineux.

N° 639. — Manque.

N° 640. — Tronçon de colonne vertébrale, composé de deux vertèbres lombaires ; ankylose.

Cette pièce est en très-mauvais état de conservation ; la partie antérieure des corps vertébraux est détruite. Il y a soudure périphérique des apophyses articulaires gauches, par ossification des ligaments; les surfaces articulaires sont conservées.

N° 641. — Manque.

N° 642. — Tronçon de colonne vertébrale, composé de deux vertèbres lombaires; ankylose.

La soudure des corps vertébraux est complète et par fusion, le disque a disparu, et les cellules du tissu spongieux se continuent sans interruption d'une vertèbre dans l'autre; c'est à peine si on retrouve des traces d'ossification du ligament antérieur. Il existe une ankylose des apophyses articulaires, et une ossification à gauche du ligament jaune, ainsi que du ligament inter-épineux.

N° 643. — Tronçon de colonne vertébrale, composé des trois vertèbres lombaires ; ankylose.

Ces vertèbres paraissent avoir appartenu à un individu rachitique. Il existe sur ces vertèbres une courbure à convexité gauche et antérieure ; du côté de la concavité les apophyses articulaires ainsi que les lames sont ankylosées.

N° 644. — Tronçon de colonne vertébrale, composé de la douzième vertèbre dorsale et de la première lombaire ; ankylose.

Cette pièce paraît avoir appartenu à un individu rachitique, et affecté de cyphose. Le corps de la douzième vertèbre dorsale est affaissé sur lui-même, taillé en biseau, il est plus épais en arrière qu'en avant, d'où résulte l'incurvation du rachis.

La partie antérieure du corps de ces deux vertèbres présente une ankylose par invagination ; les autres articulations sont normales.

Deuxième sous-ordre.

ANKYLOSES EXTRINSÈQUES DE LA COLONNE VERTÉBRALE, COTES ET BASSIN.

Les pièces relatives aux articulations extrinsèques de la colonne vertébrale sont au nombre de quatorze, du n° 645 au n° 655 inclusivement. Toutes ces ankyloses portent sur les articulations des côtes et du bassin.

Les côtes sont susceptibles de se souder, soit par leur extrémité antérieure ou postérieure. Les côtes supérieures et les inférieures sont celles sur lesquelles l'ankylose se manifeste en premier. Il existe dans le musée n°s 645, 646 et 647 trois pièces d'ankylose de l'extrémité sternale des côtes ; sur les trois, le cartilage est enveloppé d'une gaîne osseuse qui le contient dans sa cavité, et soude ainsi comme par une virole les côtes au sternum. Sur les deux premières pièces, l'articulation du cartilage avec le sternum est conservée, sur la pièce n° 647 l'extrémité sternale du cartilage étant ossifiée, la fusion est complète.

Les pièces n°s 648, 649, 650 et 651 sont relatives à des ankyloses de l'extrémité postérieure des côtes ; cette ankylose peut à la fois être costo-vertébrale et transverso-costale ; sur la pièce n° 649 qui est une fausse côte gauche, l'ankylose costo-vertébrale est bornée à la facette supérieure, l'inférieure est libre. La pièce n° 651 a résume à elle seule toutes les ankylose extrinsèques. C'est la colonne vertébrale du nommé Séraphin, inventeur en France des Ombres chinoises; cette pièce a été donnée au musée par Dupuytren. L'ankylose occupe toutes les articulations intrinsèques et extrinsèques du rachis, et dans son ensemble la colonne vertébrale est affectée d'une cyphose générale.

Les pièces détachés d'ankyloses du bassin sont au nombre

de cinq, nos 652, 653, 654, 654 *a*, 655, desquelles doit être rapproché le n° 636. Sur toutes ces pièces la soudure osseuse est bornée à l'articulation sacro-iliaque, et dans la plupart l'ankylose est périphérique ; le dépôt de matière osseuse, qui semble s'être fait dans les ligaments, occupe la partie antérieure et supérieure de l'articulation. Sur la pièce n° 655, l'ankylose est par fusion ; dans la partie supérieure il est encore possible de délimiter la portion de la surface articulaire, mais plus bas la fusion est complète ; les cellules du tissu spongieux du sacrum et de l'os iliaque se communiquent.

N° 645. — Première pièce du sternum, avec la portion cartilagineuse des deux premières côtes ; ankylose.

A gauche, le cartilage de la côte est enveloppé d'une gaîne osseuse périphérique, incomplète en arrière, qui la soude au sternum, mais la surface articulaire est conservée. A droite on rencontre la même disposition pour la portion périphérique du cartilage, mais la surface articulaire est soudée.

N° 646. — Sternum, avec plusieurs côtes; ankylose.

Le cartilage des deux premières côtes est enveloppé d'une gaîne osseuse périphérique, plus complète en avant qu'en arrière, qui les soude au sternum ; la soudure est plus complète à droite qu'à gauche. La seconde côte présente une disposition identique. La cinquième du côté droit et la sixième du côté gauche, sont également ankylosées par une gaîne osseuse périphérique au cartilage. Ces os, qui sont en assez mauvais état de conservation, sont légers et présentent une raréfaction de leur tissu.

N° 647. — Première pièce du sternum, avec les deux premières côtes; ankylose.

On constate sur cette pièce qu'il s'est formé une virole osseuse complète, dans laquelle se trouve enfermé le cartilage, et la fusion de la gaîne osseuse de la côte avec le sternum est complète. Les côtes en arrière n'avaient contracté aucune union avec la colonne vertébrale.

N° 648. — Tronçon de colonne vertébrale, composé des cinq dernières vertèbres cervicales, des deux premières dorsales, avec leurs côtes correspondantes; ankylose.

Les vertèbres sont toutes ankylosées par l'ossification de leur ligament antérieur seulement, les autres surfaces articulaires sont libres. Les deux premières côtes de chaque côté sont soudées aux corps vertébraux par leur tête, pour l'articulation costo-transversaire, l'ankylose est incomplète; les surfaces articulaires sont conservées, il s'est fait seulement des incrustations osseuses de quelques ligaments.

N° 649. — Tronçon de colonne vertébrale, composé de la moitié gauche de deux vertèbres dorsales et d'une fausse côte; ankylose.

Les vertèbres sont ankylosées en avant par invagination, mais l'ankylose de la fausse côte est surtout remarquable, parce que la soudure est limitée à la facette articulaire supérieure. La facette inférieure est libre d'adhérence, ainsi que celle de la tubérosité.

N° 650. — Tronçon de colonne vertébrale, composé de trois vertèbres dorsales et de la partie postérieure d'une côte droite; ankylose.

La tête de la côte est ankylosée avec les vertèbres par une ossification très-complète de son ligament antérieur; la tubérosité est libre d'adhérence avec l'apophyse transverse.

N° 651. — Troncon de colonne vertébrale, composé de quatre vertèbres dorsales, avec trois côtes du côté gauche; ankylose.

Ces os appartiennent à un individu qui était rachitique; existe une scoliose à convexité dorsale droite et postérieure, av rotation des corps vertébraux en avant. Dans l'ankylose rachitique, c'est plutôt au niveau du col de la côte qu'au niveau de tête que commence la soudure.

La première côte de cette pièce est unie à la fois par sa tête et par sa tubérosité; de plus elle est soudée par son bord inférieur avec la côte située au-dessous. La deuxième côte est unie par tubérosité et par son corps, mais la tête n'a contracté aucune adhérence. La troisième côte est soudée par sa tête à la vertèbre et par son bord supérieur à la côte immédiatement située au-dessus.

Toutes ces côtes sont convexes en arrière au niveau des apophyses transverses, pour redevenir concaves un peu en avant. Les vertèbres sont soudées par leurs apophyses articulaires et transverses, qui se sont inclinées les unes sur les autres.

N° 652. — Cette pièce se compose des deux dernières vertèbres lombaires, du sacrum et de l'os coxal du côté droit; ankylose.

L'ankylose du sacrum et des deux dernières vertèbres lombaires a lieu par invagination, et résulte de l'ossification du ligament antérieur. La soudure est plus étendue pour les vertèbres à gauche, elle occupe les deux cotés au niveau de l'union de la dernière vertèbre avec le sacrum. Pour la symphyse sacro-iliaque, l'ankylose est également périphérique ; elle est bornée à la partie antérieure et supérieure de cette articulation.

N° 652 *a*. — Colonne vertébrale avec la partie postérieure de la base du crâne, le sacrum et l'os iliaque gauche; ankylose.

Cette pièce, une des plus intéressantes au point de vue de l'étendue de la lésion, est la colonne vertébrale de Séraphin, l'inventeur des Ombres chinoises en France. Le théâtre sur lequel il exerçait étant peu élevé, cet homme avait passé une grande partie de sa vie fortement courbé sur lui-même, et c'est probablement à cette cause que doit être rapportée l'altération que présente la colonne vértébrale.

La colonne vertébrale, ankylosée dans toute son étendue, forme une tige inflexible à concavité assez régulière en avant ; c'est un très-bel exemple de cyphose générale. Il existe sur la face antérieure des corps des vertèbres, un dépôt de matière osseuse qui les enveloppe dans toute l'étendue et se confond avec la lame de tissu compacte, qui semble former un tout continu. Les disques intervertébraux, pour la plupart, sont intacts; on en rencontre cependant quelques-uns dans la région dorsale et cervicale, au sein desquels l'ossification a commencé. L'ankylose est donc à la fois périphérique et par intermède. La face postérieure du corps des vertèbres présente aussi une ossification de son ligament, mais elle est moins avancée que celui de la face antérieure. Les apophyses articulaires et les lames sont ankylosées dans toute l'étendue de la colonne. Les apophyses épineuses sont libres. L'apophyse odontoïde est soudée avec l'atlas, et cette dernière, dans toutes ces articulations, est soudée avec l'occipital. Toutes les côtes des deux côtés sont ankylosées dans leurs articulations postérieures, vertébro-costales et costo-transversaires.

N° 652*b*. — Portion de colonne vertébrale d'un cheval; ankylose.

Sur cette pièce, on constate l'ankylose par invagination de la face antérieure de la plupart des corps vertébraux, avec soudure d'un certain nombre d'apophyses articulaires de lames et d'apophyses épineuses.

(Professeur Lœnnec.)

N° 653. — Bassin d'homme adulte; ankylose.

Les deux symphyses sacro-iliaques sont ankylosées par invagination périphérique de leur partie supérieure seulement. Le dépôt de matière osseuse semble s'être fait dans l'épaisseur du ligament sacro-iliaque. Du côté droit, où la lame invaginante a été fracturée, on peut constater que la surface articulaire est libre d'adhérence. La symphyse pubienne n'est point ankylosée; les os ont leur aspect normal.

N° 654. — Sacrum, avec l'os iliaque gauche; ankylose.

L'ankylose de l'articulation sacro-iliaque gauche a lieu par invagination. Le dépôt de matière osseuse, beaucoup plus étendu que sur la pièce précédente, occupe la partie supérieure et antérieure de l'articulation. Le ligament antérieur, par son ossification, paraît seul avoir déterminé cette soudure.

N° 654*a*. — Sacrum et os iliaque du côté droit; ankylose.

Il existe sur cette pièce une soudure par invagination de la partie supérieure et antérieure de l'articulation sacro-iliaque, qui paraît résulter de l'ossification des ligaments.

N° 655. — Sacrum et os iliaque du côté droit; ankylose.

Sur cette pièce, on ne retrouve plus l'espèce de bourrelet qui invagine les surfaces articulaires. L'ankylose est complète et par fusion. Une section, pratiquée sur le centre de cettea rticulation, montre que, dans la partie supérieure, une lame de tissu compacte sépare encore les cellules spongieuses du sacrum de celles de l'os iliaque; mais à la partie inférieure, toute distinction est impossible; la fusion est complète.

ORDRE 2.

Ankyloses des membres.

Cet article se divise tout naturellement en deux sous-ordres distincts, à savoir : 1° ankyloses des membres supérieurs; 2° ankyloses des membres inférieurs.

Premier sous-ordre.

ANKYLOSES DES MEMBRES SUPÉRIEURS.

Les pièces relatives aux ankyloses des membres supérieurs sont au nombre de trente-trois, du n° 656 à 682 inclusivement. Une seule pièce, n° 656, occupe l'articulation scapulo-humérale. La soudure, qui est par fusion, est aussi complète que possible; elle est sans déformation des extrémités articulaires, et les cellules du tissu spongieux de la tête humérale se continuent d'une manière régulière, et sans ligne de démarcation avec celles du scapulum. Rien, sur cette pièce, ne peut faire supposer la cause première de la lésion.

Dix-neuf pièces, du n° 657 à 670 inclusivement, sont relatives à des ankyloses de l'articulation du coude. Deux, n°s 671 et 672, sont des ankyloses de l'articulation radio-cubitale supérieure. Dix pièces, du n° 673 à 681, sont des exemples d'ankyloses de l'articulation radio-cubitale inférieure; mais, sur ces pièces, l'ankylose occupe presque toujours à la fois les articulations radio-carpiennes, carpiennes et métacarpiennes. Une seule pièce, n° 682, est relative à une soudure des phalanges.

Les pièces d'ankylose du coude sont les plus nombreuses de cet ordre, puisqu'à elles seules, elles en constituent plus de la moitié. Il existe dans ces ankyloses quelques variétés que je crois devoir rappeler ici. Sur les pièces n°s. 658, 659,

662, 663, 665, 667, 669, l'ankylose a soudé ensemble les trois os de l'articulation, et, dans toutes ces pièces, elle est par fusion. Sur la pièce n° 657, en même temps que la soudure immobilise l'articulation, il y a invagination des extrémités articulaires. Sur les pièces n°s 664 et 665, en même temps qu'il y a fusion des extrémités, il existe des jetées osseuses, qui augmentent encore la solidité de l'ankylose.

Il peut encore arriver que l'ankylose n'intéresse que deux os : le cubitus et l'humérus, n°s 657, 660, 661, 664, 668. Ils sont ankylosés par fusion, tandis que l'articulation radio-humérale supérieure a conservé, en grande partie, sa mobilité.

La position de l'avant-bras, sur toutes ces pièces, n'est pas la même. Dans la plupart, l'avant-bras se trouve dans une demi-flexion sur le bras, et le radius est dans une position moyenne entre la pronation et la supination. Quelquefois, n°s 657 et 661, l'ankylose s'est faite en ligne droite, la flexion, au contraire peut être exagérée, n°s 660 et 670; sur ces deux pièces, elle est si considérable, que l'avant-bras forme avec le bras un angle d'environ 45 degrés. Les os présentent une déformation assez remarquable, que l'on rencontre à l'état rudimentaire sur quelques autres. Ils sont aplatis latéralement, et leur partie antérieure, au niveau de l'articulation, est notablement augmentée de volume.

N° 656. — Humérus et omoplate du côté droit; ankylose.

L'ankylose scapulo-humérale est complète et par fusion ; il est impossible de pouvoir délimiter les surfaces articulaires qui appartiennent à la tête ou à la cavité glénoïde; les cellules du tissu spongieux se continuent sans ligne de démarcation. On ne constate aucune trace de lésion des extrémités osseuses, qui ne sont point déformées. L'étiologie, sur cette pièce, est complétement muette sur l'origine de cette soudure. Le bras est dans une position verticale parallèle au tronc.

N° 657. — Articulation huméro-cubitale gauche ; ankylose.

Le cubitus est ankylosé en ligne droite avec l'humérus; la

soudure complète est par fusion. Il y a continuité des cellules du tissu spongieux. Ces os sont couverts de nombreuses végétations osseuses, qui témoignent de l'existence d'une inflammation intense, mais qui est restée limitée aux extrémités articulaires. Le radius n'était point ankylosé ; il a été perdu. La petite tête de l'humérus présente à sa partie antérieure une partie articulaire, qui est lisse et qui devait être encroûtée de cartilage.

N° 658. — Humérus, cubitus et radius gauche; ankylose de l'articulation huméro-cubitale.

L'ankylose est complète et par fusion. Les cellules du tissu spongieux se continuent sans ligne de démarcation pour le radius, et les extrémités articulaires sont peu déformées. La lésion primitive paraît être bornée au coude. Les deux os de l'avant-bras sont en demi-flexion, et le radius, qui est en pronation, est ankylosé dans sa partie supérieure avec le cubitus.

N° 659. — Humérus, avec les deux os de l'avant-bras du côté gauche; ankylose huméro-cubitale.

Le radius et le cubitus sont ankylosés avec l'humérus sous un angle droit, et le radius dans une demi-pronation. L'ankylose est par fusion; il est encore possible cependant pour le cubitus de délimiter les surfaces articulaires. Ces trois os, qui sont peu vasculaires, sont sensiblement augmentés dans leur diamètre antéro-postérieur et diminués dans le transverse.

N° 660. — Humérus et cubitus droit; ankylose huméro-cubitale.

L'humérus et le cubitus sont ankylosés par fusion; dans une flexion forcée, ils forment ensemble un angle de 45 degrés. Les cellules du tissu spongieux se communiquent sans interruption. Ces os sont en outre le siége d'une déformation assez notable; ils sont aplatis latéralement dans toute leur longueur, et il existe, à l'endroit de la soudure, un accroissement considérable en épaisseur du côté de la concavité, qui a son maximum d'intensité au niveau du point où la flexion est la plus prononcée. La petite tête de l'humérus, ainsi que la petite cavité sygmoïde du cubitus, sont conservées, ce qui indique que le radius jouissait encore d'une certaine mobilité.

N° 661. — Humérus et cubitus droit; ankylose huméro-cubitale.

Le cubitus est soudé avec l'humérus presque en ligne droite l'ankylose est par fusion, le cubitus est en outre le siége d'une déformation assez notable, il a subi un mouvement de torsion sur son axe dans sa partie supérieure; son bord externe, devenu très-saillant, est dirigé en avant. Le radius, entraîné par le mouvement de rotation du cubitus, était luxé en avant, où l'on retrouve sur l'humérus une facette articulaire qui indique sa position. Le condyle huméral et l'épicondyle sont atrophiés.

N° 662. — Humérus, cubitus et radius du côté droit; ankylose du coude.

Ces os me paraissent appartenir à un individu rachitique parvenu à la période de réossification. Le radius et le cubitus sont soudés à angle droit avec l'humérus, l'ankylose est par fusion; les deux os de l'avant sont en outre soudés ensemble dans leur partie supérieure seulement. Les dimensions transversales de l'articulalion sont diminuées, mais le diamètre antéro-postérieur est augmenté, par le dépôt de matière osseuse nouvelle à sa face antérieure qui correspond à sa concavité.

N° 663. — Articulation huméro-cubitale du côté droit; ankylose.

Ces os sont le siége d'une altération probablement due au rachitisme; ils ont tous pris une disposition fusiforme qui fait que leur grosse extrémité correspond au niveau de l'articulation du coude. Le cubitus est ankylosé par fusion à angle droit avec l'humérus; le radius, qui est placé dans une demi-pronation au-devant du cubitus, n'a contracté aucune adhérence avec ce dernier, il est seulement soudé avec la petite tête humérale.

N° 664. — Humérus et cubitus du côté droit; ankylose.

Ces os ont très-probablement appartenu à un individu rachitique; l'humérus et le cubitus sont soudés à angle obtus, sans ligne de démarcation bien sensible. Quelques saillies en dedans et en dehors indiquent seulement le point de réunion, c'est un exemple d'ankylose par fusion; les deux os sont aplatis latéralement. Ce qu'il y a de remarquable sur cette pièce, c'est que l'on ne trouve pas de condyle de l'humérus, il a totalement disparu. Il existe cependant, à la partie externe de la soudure, une petite saillie osseuse au-dessous de laquelle le cubitus présente une petite facette qui paraît avoir été articulaire. Le radius manque.

N° 665. — Articulation huméro-cubitale du côté droit; ankylose.

Les os de l'avant-bras sont soudés presque à angle droit; les extrémités osseuses articulaires, au lieu d'avoir diminué de volume, comme sur les pièces précédentes, ont, au contraire, augmenté. Ces extrémités sont, en outre, couvertes de stalactites osseuses, qui sont plus développées à la partie interne qu'à l'externe. L'ankylose est à la fois par fusion et par jetées osseuses; le radius, à demi luxé en avant sur l'humérus, est soudé à la fois avec le condyle de l'humérus et le cubitus. Ces os, dans toute leur longueur sont hypertrophiés. Cette ankylose est probablement consécutive à une tumeur blanche.

N° 665 *a*. Portion inférieure de l'humérus droit, avec la partie supérieure du cubitus; ankylose.

L'ankylose entre l'humérus et le cubitus est complète et par fusion. A la place de la petite tête humérale existe une vaste facette articulaire concave, qui devait s'articuler avec l'extrémité supérieure du radius qui n'existe point sur cette pièce. La cavité sygmoïde du cubitus est également agrandie, et cet os paraît un peu tordu d'arrière en avant et de dehors en dedans.

(Professeur Malgaigne.)

N° 665 *b*. — Portion inférieure de l'humérus droit et de la partie supérieure des deux os de l'avant-bras; ankylose.

Les extrémités articulaires des trois os, mais principalement du cubitus et du radius, sont assez déformées; ces déformations rappellent assez bien celles de l'arthrite sèche, à un degré encore peu avancé. L'articulation huméro-cubitale est soudée par des brides fibreuses et quelques petits points osseux, l'ankylose est donc incomplète. Celle du radius ne présente aucune trace de soudure, seulement les surfaces articulaires sont en grande partie dépourvues de leur cartilage d'encroûtement.

N° 665 *c*. — Articulation du coude droit; ankylose.

Cette pièce, qui a été trouvée dans les amphithéâtres des hôpitaux, est sans renseignements : l'avant-bras est fléchi presque à angle droit, et dans une situation moyenne entre la pronation et la supination.

Les trois os du coude sont déformés à divers degrés et soudés ensemble. A la partie supérieure de l'épitrochlée, existe une saillie osseuse dont le sommet est relié à la base de cet os par une espèce de pont au-dessous duquel passait le nerf cubital. La cavité olécrânienne est en partie comblée, et l'olécrâne se trouve dévié en dehors et rapproché de l'épicondyle ; le ligament antérieur de l'articulation humérale, complétement ossifié dans ses trois quarts inférieurs, forme une demi-capsule très-solide, qui se continue inférieurement avec le cubitus, et qui, par sa partie supérieure, envoie dans l'épaisseur du brachial antérieur, une lame osseuse longue de 4 centimères et terminée en pointe.

Le radius et le cubitus sont soudés par leurs extrémités supérieures ; il existe au pourtour de la tête du radius un bourrelet osseux circulaire, qui semble dû à l'ossification du ligament annulaire. Cette lésion a été probablement occasionnée par une arthrite sèche ; les cartilages étaient amincis, érodés et dans certains points ils avaient disparu.

(M. Sebillotte. *Soc. anat.*, 1850, T. XXV, p. 66.)

N° 665 *d*. — Portion inférieure de l'humérus droit, avec la partie supérieure du cubitus correspondant ; ankylose.

Cette pièce très-intéressante est malheureusement sans renseignements. On constate que l'articulation huméro-cubitale est conservée et que la petite tête de l'humérus est normale ; le radius manque. De la partie antérieure de la diaphyse de l'humérus, et dans une étendue assez considérable, 7 centimètres, naît une énorme colonne osseuse, qui se confond avec cet os jusqu'à environ 2 centimètres 1/2 de la trochlée. Cette colonne, passant en avant de l'articulation sans y adhérer, vient se souder au sommet de l'apophyse coronoïde, à sa base et à la partie supérieure de la face antérieure et du bord antérieur du cubitus, dans une étendue d'environ 4 centimètres. Cette espèce de colonne osseuse, dont il est difficile de préciser l'origine, immobilise complétement l'avant-bras, et au niveau de sa partie libre, qui est assez lisse et arrondie, elle présente une circonférence de 6 centimètres.

(M. Houel.)

N° 665 *e*. — Articulation huméro-cubitale du côté gauche ; ankylose.

L'humérus et le cubitus sont aplatis latéralement ; la cavité olécrânienne est en grande partie oblitérée par des dépôts osseux. L'humérus et le cubitus sont soudés à angle droit; l'ankylose a lieu par fusion complète, sans augmentation de volume des extrémités articulaires. Les cellules spongieuses de l'humérus se continuent avec celles du cubitus.

La petite tête humérale, très-atrophiée, ainsi que l'épicondyle, présente à sa partie antérieure, une facette articulaire concave transversalement, encroûtée de cartilage, et qui s'articulait avec le radius, qui devait avoir conservé sa mobilité.

(Professeur Broca.)

N° 666. — Articulation huméro-cubitale du côté gauche; ankylose, suite de fracture.

L'ankylose des deux os de l'avant-bras est à angle droit, et consécutive à une fracture intra-articulaire de l'extrémité inférieure de l humérus, qui a été séparée de la diaphyse par une solution de continuité transversale. Le fragment articulaire a été divisé en plusieurs parties. La consolidation osseuse qui a constitué l'ankylose est telle, que l'épiphyse humérale en totalité se trouve déviée en arrière et en dehors; la diaphyse humérale, au contraire, projetée en dehors, se trouve plus directement unie au radius. Le coude est irrégulier et notablement déformé.

N° 667. — Humérus droit, avec les deux os de l'avant-bras; ankylose du coude.

L'ankylose est consécutive à une fracture oblique de l'extrémité inférieure de l'humérus. Le fragment épiphysaire est multiple et a remonté en dehors, tandis que la diaphyse humérale s'est portée en dedans, et se trouve correspondre plus directement au cubitus. Tous ces os sont soudés ensemble, ceux de l'avant-bras sont à demi fléchis, et le radius tourné en pronation est ankylosé à sa partie supérieure seulement avec le cubitus. Le cal, qui est très-volumineux, est très-irrégulier, ce qui tient autant au déplacement des fragments qu'à la consolidation elle-même.

N° 668. — Humérus et cubitus gauche; ankylose du coude.

L'humérus, le cubitus et le radius, dans leur articulation huméro-cubitale, ont été le siége d'une fracture par écrasement. Il est presque impossible aujourd'hui de reconnaître la disposition des fragments, une partie des os a même été perdue. Mais on constate néanmoins une ankylose par fusion du cubitus avec l'humérus, qui est consécutive à de grands désordres articulaires.

N° 669. — Portion inférieure de l'humérus gauche, avec les deux os de l'avant-bras; ankylose du coude.

A la face postérieure de l'olécrâne et à sa base, existe une dépression transversale, qui est le résultat probable d'une fracture, consolidée par un cal osseux. C'est probablement à la suite de cette lésion que s'est produite l'ankylose par fusion des deux os de l'avant-bras avec l'humérus. L'avant-bras est à demi fléchi, et le radius en demi-pronation; le cubitus est aussi soudé avec le radius à sa partie supérieure.

Le cubitus est, en outre, infléchi dans sa longueur, de manière à décrire une courbe à concavité interne ayant 20 millimètres de flèche. Le radius présente au milieu de sa longueur une hypersécrétion périostique qui simule un cal.

N° 670. — Portion inférieure de l'humérus droit avec la partie supérieure des deux os de l'avant-bras; ankylose du coude.

La soudure est par fusion et aussi complète que possible, elle s'est produite dans une flexion forcée des os de l'avant-bras, qui forment avec l'humérus un angle de 45 degrés. Ces trois os sont aplatis latéralement, et le diamètre transversal de l'articulation est lui-même très-diminué. Le radius est dans une demi-pronation sur le cubitus; l'augmentation de volume du diamètre antéro-postérieur de ces os, est surtout prononcée au niveau de l'ankylose, et n'existe que du côté de la flexion, où le relief qu'elle constitue se présente sous forme de crête saillante.

A la partie postérieure de l'olécrâne existe une cavité circonscrite, dont le plus grand diamètre a environ 18 millimètres; cette cavité qui est assez profonde, anfractueuse, est probablement consécutive à des dépôts tuberculeux.

N° 671. — Cubitus et radius du côté gauche; ankylose de l'extrémité supérieure du radius avec le cubitus.

Cette pièce est profondément altérée et peu démonstrative. On peut constater cependant, étant dans une demi-pronation, que le radius est ankylosé par fusion avec le cubitus au niveau de la cupule; une seconde adhérence existe au niveau de la tubérosité bicipitale. Dans ce dernier point, la jetée osseuse qui unit les deux os, paraît produite par l'ossification du ligament.

N° 672. — Cubitus et radius gauche; ankylose de l'extrémité supérieure de ces deux os entre eux.

La grande cavité sygmoïde du cubitus paraît avoir été le siége d'une arthrite sèche ; sa surface, en grande partie dépourvue de cartilage, est devenue rugueuse, inégale, et son pourtour a été le siége de sécrétions osseuses qui l'ont aggrandie. L'humérus qui n'existe plus devait être à demi luxé en dehors, car on retrouve encore en dehors de la tête radiale, une rainure qui a dû être produite par lui; le radius dans sa cupule est ankylosé avec le cubitus en demi pronation; au niveau de la tubérosité bicipitale il existe bien quelques végétations, qui rétrécissent l'espace interosseux, mais il n'y a pas soudure. L'articulation inférieure est libre.

N° 673. — Radius et cubitus du côté droit, avec les os du carpe et du métacarpe; ankylose radio-carpienne et carpo-métacarpienne.

Le radius est dans une demi-pronation, l'articulation radio-cubitale supérieure est mobile, l'inférieure est ankylosée par fusion, ainsi que l'articulation radio-carpienne. Tous les os du carpe sont soudés entre eux, ceux du métacarpe, à l'exception du pouce, sont ankylosés avec les os du carpe. Cette lésion paraît consécutive à une carie, le second métacarpien qui a été fracturé près de son extrémité supérieure, est consolidé par un cal osseux.

N° 674. — Cubitus et radius du côté gauche, avec une partie des os du carpe et du métacarpe; ankylose.

Cette pièce est dans un état assez mauvais de conservation. Le radius à sa partie inférieure est soudé par fusion avec le cubitus, et avec les os du carpe qui sont également ankylosés entre eux. Ces os sont en outre le siége de déformations notables, qui paraissent résulter d'une fracture par écrasement. Les métacarpiens qui sont au nombre de quatre, et dont quelques-uns ont également été fracturés, sont soudés avec les os du carpe; la main est en supination.

N° 675. — Portion inférieure du cubitus et du radius gauche, avec le carpe et les cinq os du métacarpe; ankylose.

Le radius et le cubitus tuméfiés dans leur partie inférieure, sont, comme une coupe verticale le démontre, le siége d'une sécrétion périostique. Ces os sont, en outre, ankylosés par fusion, l'ankylose s'étend à l'articulation radio-carpienne, à tous les os du carpe, et aux cinq métacarpiens.

Le carpe paraît avoir été le siége primitif de la lésion, qui est très-probablement consécutive à une carie tuberculeuse. On trouve en effet, à la place du grand os et de l'os crochu, qui sont en grande partie détruits, une vaste cavité avec perte de substance, dont les parois assez lisses attestent un commencement de cicatrisation. La fusion pour le carpe est tellement complète, qu'il est impossible aujourd'hui d'assigner des limites précises à chacun des os qui le compose.

N° 675 *a*. — Portion inférieure du cubitus et du radius droit, avec le scaphoïde; ankylose.

La partie inférieure du cubitus paraît avoir été écrasée, les fragments sont soudés entre eux, et le scaphoïde, qui paraît aussi avoir été fracturé, est ankylosé par fusion avec la partie inférieure du radius.

(Professeur Malgaigne.)

N° 676. — Scaphoïde, trapèze et trapézoïde gauche, avec les troisième et quatrième métacarpiens; ankylose.

Tous ces os sont soudés entre eux, tandis que l'articulation radio-carpienne était encore mobile, comme l'atteste la surface articulaire du scaphoïde. Cette lésion est probablement consécutive à une carie.

N° 677. — Portion inférieure des deux os de l'avant-bras droit, avec la main correspondante; ankylose.

Tous les os du carpe sont ankylosés entre eux excepté le pisiforme, la soudure est par fusion; il est cependant encore possible de les délimiter; le radius, dans son articulation carpienne, est également soudé au scaphoïde, au semi-lunaire et au pyramidal. Pour les métacarpiens, le premier et le cinquième sont libres et mobiles, les trois autres sont ankylosés. Cette conservation des surfaces articulaires, trouve une explication dans leur plus grande mobilité et l'indépendance de leurs mouvements, tandis que les trois autres sont en quelque sorte solidaires les uns des autres.

N° 678. — Portion inférieure du radius gauche avec le carpe et les quatre premiers métacarpiens; ankylose.

La main paraît avoir été le siége de violences assez considérables; les os du carpe à l'exception du pisiforme qui était encore libre, et qui manque, sont soudés entre eux. Ces os offrent dans leur ensemble, une disposition inverse à celle de l'état normal, c'est-à-dire que leur voûte est convexe en avant et concave en arrière. Cette disposition est due au déplacement de quelques-uns de ces os, principalement du scaphoïde, du trapèze et du trapézoïde à moitié luxés en avant. Le radius est ankylosé avec le carpe ; il en est de même du métacarpe, le cinquième seul n'était point soudé; le troisième et le quatrième métacarpiens ont été fracturés et sont consolidés. Il est probable que cette lésion est consécutive à un écrasement de la main; je ne puis admettre que d'aussi grand désordres soient le siége d'une lésion phlegmasique, ils me paraissent devoir être rapportés à quelque violence extérieure.

N° 679. — Portion inférieure du radius droit, avec le carpe et deux métacarpiens; ankylose.

Tous ces os sont considérablement déformés et sont soudés entre eux. Ceux du carpe sont à peine reconnaissables; ils ne forment plus qu'une seule masse, soudée en haut au radius, et en bas aux métacarpiens. Le trapèze présente sa facette articulaire libre, la facette sygmoïde du radius élargie, présente les caractères des altérations osseuses propres à l'arthrite sèche.

N° 680. — Radius droit, avec une partie des os du carpe et quatre os du métacarpe; ankylose.

Tous les os du carpe, profondément déformés, sont ankylosés entre eux, ainsi qu'avec le radius et les quatre premiers métacarpiens. Le trapèze libre de soudure avec le radius, est fortement porté en avant et en dehors. La facette articulaire sygmoïde du radius est très-élargie, déformée.

N° 681. — Radius droit, avec une partie des os du carpe; ankylose.

Une coupe verticale pratiquée sur cette pièce, montre la fusion intime que l'ankylose a déterminée, dans les os du carpe, et entre ces derniers et le radius. Le tissu spongieux de ces os se continue sans ligne de démarcation.

N° 682. — Deux phalanges d'un doigt; ankylose.

Cette pièce se compose de deux phalanges qui sont soudées

entre elles ; quelques stalactites osseuses se sont déposées en avant et sur les parties latérales de l'articulation. Ces deux phalanges sont soudées en demi-flexion.

Deuxième sous-ordre.

ANKYLOSES DES MEMBRES INFÉRIEURS.

Les pièces relatives aux ankyloses des membres inférieurs sont au nombre de 46, du n° 683 au n° 714 *a* inclusivement. La soudure peut être limitée à une articulation, ou bien, comme cela se remarque surtout à la partie inférieure, occuper plusieurs articulations à la fois.

Sur quatorze pièces, du n° 683 à 690, l'ankylose occupe l'articulation coxo-fémorale. Sur la plupart de ces pièces l'ankylose est par fusion ; quatre paraissent cependant faire exception, à savoir, n°s 683, 683 *a*, 688 et 689. Sur la pièce n° 688 le cartilage interarticulaire est conservé, mais il existe une ankylose par invagination ; la même disposition s'observe à peu près sur la pièce n° 683 *a*.

Lorsque la fusion existe elle peût être tellement complète, qu'il soit impossible de délimiter les surfaces articulaires, n°s 684, 684 *a*, 684 *b*, 684 *c*, 685, 686.

Les causes de l'ankylose de ces pièces sont la plupart inconnues; pour quelques-unes, n°s 684, 688, elles me paraissent résulter du rachitisme, et le tissu compacte est notablement augmenté d'épaisseur du côté de la concavité des courbures. Sur la pièce n° 686 il existe une fracture intra-capsulaire avec fausse articulation. Il serait intéressant de savoir laquelle de ces deux lésions a préexisté ; si c'est l'ankylose, la fracture aurait été tout bénéfice pour le malade, car elle lui aurait permis, par sa fausse articulation, d'exécuter quelques-uns des mouvements perdus. Sur la pièce n° 690, il existe une subluxation dans la fosse iliaque externe.

Par suite de l'immobilité consécutive à l'ankylose, sur les pièces n°s 683, 685, 686, le petit et le grand trochanter sont notablement atrophiés. Sur le n° 685 on observe, en outre, une ossification des fibres du muscle psoas iliaque et du petit fessier.

Quinze pièces, du nº 691 à 698 *a*, se rapportent à l'ankylose fémoro-tibiale, et presque sur toutes ces pièces on observe l'ankylose par fusion et intermède ; il existe une espèce de disque interposé aux condyles du fémur et du tibia. Dans presque toutes ces pièces, la rotule est soudée au condyle externe du fémur, soit à la face antérieure, soit même à la face externe. Le tibia est généralement porté en arrière et en dehors, en même temps qu'il exécute une légère rotation sur son axe, nºˢ 691, 691 *a*, 691 *b*, 691 *d*, 697, 698. Cette ankylose se fait généralement en ligne droite, mais il peut arriver, nºˢ 692 et 693, que le fémur immédiatement au-dessus des condyles, s'incurve brusquement, et l'épiphyse inférieure se trouve parallèle à l'axe du tibia.

Deux pièces méritent encore être signalées, l'une, nº 697 *a*, présente une hypertrophie probable de l'une des deux lames cartilagineuses d'ossification, qui sépare la diaphyse de l'épiphyse supérieure du tibia. L'autre, nº 698 *b*, est un exemple rare d'ankylose par amphiarthrose de l'articulation du genou.

Pour la jambe, il résulte des pièces déposées dans le musée, que comme pour le membre supérieur, il n'y a jamais qu'une des articulations du péroné avec le tibia qui soit soudée. Sur la plupart des pièces d'ankyloses du musée qui siégent à l'extrémité supérieure, la soudure s'est faite par des jetées osseuses qui naissent à la fois du tibia et du péroné, d'où résulte que ce dernier os est déjeté en dehors, et que l'espace interosseux dans sa partie supérieure est agrandi.

L'ankylose péronéo-tibiale inférieure, comme l'articulation radio-cubitale, se complique presque toujours de la soudure de certains os du tarse, et particulièrement des deux os de la première rangée. La seule pièce où cette ankylose soit simple est le nº 704, et la soudure est consécutive à une fracture du péroné.

Nº 683. — Articulation coxo-fémorale gauche ; ankylose.

Sur cette pièce, on constate que le pourtour de la tête du fémur, surtout en arrière et en bas, est limité par un cercle de végétations osseuses, qui s'adaptent avec une lésion analogue du sourcil cotyloïdien, sans que ces deux cercles osseux contractent de soudure évidente. En avant, ces végétations étant moins saillantes, il existe une soudure périphérique.

Une section, pratiquée parallèlement à l'axe du col, permet de voir que la tête du fémur profondément altérée et déformée ainsi que la cavité, présente une ligne sinueuse, large dans certains points, rétrécie dans d'autres, qui délimite la tête de la cavité. Il existe comme des engrènements réciproques de la tête avec la cavité ; la soudure est donc incomplète, quoi qu'il soit impossible d'imprimer des mouvements au fémur, qui est dans une demi flexion.

N° 683 *a*. — Articulation coxo-fémorale gauche ; ankylose incomplète périphérique antérieure.

L'articulation extérieurement, paraît libre et normale, mais, à la partie antérieure, existe une colonne osseuse très-volumineuse, irrégulière, creusée de sillons profonds, et parcourue par des trous nombreux. Cette colonne osseuse prend son point fixe supérieur à la partie inférieure de la face interne de l'os iliaque, ainsi qu'au bord compris entre l'éminence iléo-pectinée et l'épine iliaque antéro-inférieure. Cette vaste colonne passe en avant de l'articulation, et vient se souder à la partie antérieure du fémur, à l'éminence iléo-pectinée et à la face antérieure du fémur qui est voisine. Le fémur est ainsi fixé dans une légère flexion avec rotation de dedans en dehors.

N° 683 *b*. — Articulation coxo-fémorale gauche; ankylose périphérique.

Une coupe, pratiquée sur cette pièce, et passant par le centre de l'articulation, permet de constater que les surfaces articulaires sont normales et recouvertes de leur cartilage. A l'extérieur, existent des colonnes osseuses fort irrégulières, qui prennent en bas leur point fixe au grand et au petit trochanter, ainsi qu'aux lignes obliques, antérieures et postérieures, et qui vont se fixer à l'épine iliaque antéro-postérieure, au bord externe de l'échancrure ischiatique, et à la base de la tubérosité de l'ischion. Ces jetées osseuses immobilisaient la cuisse qui était en demi-flexion. L'os iliaque et le fémur, qui paraissent appartenir à un individu adulte, ont leur structure et leur conformation normales.

(Professeur Jarjavay, 1868.)

N° 684. — Os iliaque gauche, avec la partie supérieure du fémur; ankylose par fusion.

Les parties articulaires coxo-fémorales ne sont point déformées, et ont conservé leur volume ; les os, dans toute leur étendue, présentent peut-être une légère augmentation dans la dimension de leurs trous, et, par conséquent, de leur vascularité. La cause première de cette soudure, qui est aussi complète que possible, est aujourd'hui difficile à déterminer. L'articulation a été sciée perpendiculairement à son axe, et l'on peut constater qu'il est impossible de délimiter la tête et la cavité, les cellules du tissu spongieux se continuent sans ligne de démarcation. Le membre inférieur est soudé dans une demi-flexion avec rotation légère de dedans en dehors.

N° 684 *a*. — Portion de l'os iliaque droit, avec la partie supérieure du fémur; ankylose par fusion de l'articulation coxo-fémorale.

Cette pièce est en très-mauvais état de conservation et sans renseignements. L'ankylose, qui est aussi complète que possible, paraît avoir été consécutive à une affection rachitique, affection dont les os portent encore des traces évidentes ; seulement, le rachitisme était arrivé à la période de réossification.

Le fémur, qui est dans une demi-flexion sur le bassin, a son corps parallèle et au niveau de la branche horizontale du pubis. Le col du fémur est raccourci, la tête et la cavité ne se distinguent plus; ces deux parties sont en continuation directe ; il existe cependant à l'extérieur un léger relief, que fait la saillie du sourcil cotyloïdien. Une colonne osseuse partant de la ligne oblique antérieure, soude ce point du fémur avec l'épine iliaque antéro-inférieure.

N° 684 *b*. — Portion d'os coxal droit, avec la partie supérieure du fémur; ankylose par fusion de l'articulation coxo-fémorale.

La tête du fémur s'est soudée avec la cavité cotyloïde, en formant un angle aigu à sinus en dedans, avec la ligne du diamètre transversal du bassin. Le corps du fémur est parallèle à l'axe de la branche horizontale du pubis qui est très-mince, atrophiée, tandis que la partie postérieure de l'os iliaque est hypertrophiée. La tête du fémur est exactement embrassée par le sourcil cotyloïdien qui forme à peine un léger relief, et l'ankylose, dans cette position, est complète et par fusion. Une colonne osseuse, volumineuse, aplatie d'avant en arrière, s'étend de la ligne oblique antérieure du trochanter à l'épine iliaque antéro-inférieure, et complète la soudure.

N° 684 c. — Articulation coxo-fémorale gauche; ankylose.

Le fémur, légèrement fléchi, est porté en abduction, et son corps forme, avec le diamètre transverse du bassin, un angle presque droit. L'ankylose est par fusion, seulement la fusion n'est pas complète. Dans la partie centrale, il existe un espace où la soudure ne s'est pas opérée. Les surfaces osseuses ne sont point déformées, leur volume est normal.

Ces os para ssent avoir appartenu à un vieillard, car le canal médullaire se continue presque dans le col. Si on analyse le mécanisme d'après lequel a dû s'opérer cette soudure, on constate que pour la tête et la cavité, mais principalement la tête, qu'il n'y a point disparition de la lame osseuse qui supporte le cartilage. Ces deux lames sont à distances, il s'est formé entre elles une trame osseuse, spongieuse, qui adhère à chacune des faces de ces lames. Cela ne peut guère s'expliquer que par une ossification du cartilage.

(Professeur Lassus.)

N° 684 d. — Articulation coxo-fémorale droite; ankylose par fusion.

Les extrémités articulaires lisses du fémur et la cavité cotyloïde, ne présentent aucune déformation : leur volume est conservé. L'ankylose est aussi complète que possible, car l'articulation ayant été divisée perpendiculairement à l'axe du col fémoral, il n'est pas possible de délimiter les surfaces articulaires, elles se continuent par un tissu spongieux. A l'extérieur on trouve un bourrelet circulaire, produit par le sourcil cotyloïdien. Ces os présentent des traces évidentes d'ostéite, problement consécutive au rachitisme.

N° 685. — Articulation coxo-fémorale droite ; ankylose.

Les os, qui constituent cette pièce, paraissent avoir appartenu à un individu rachitique, ils sont déformés, et le fémur est aplati de dehors en dedans. La fusion paraît être complète entre les surfaces articulaires, qui n'ont point été divisées, afin de ménager une grande quantité de lamelles osseuses, qui se retrouvent aux faces externes et internes de l'os iliaque sur lesquelles elles s'insèrent, pour venir les postérieures se fixer au sommet du grand trochanter, les antérieures au petit trochanter et au bord interne du fémur avec lequel elles se confondent. L'ankylose est donc à la fois périphérique et par invagination. Il est très-probable que cette articulation a suppuré.

(M. Pigné.)

N° 686. — Os coxal droit, avec la tête du fémur; ankylose et fracture intra-capsulaire du col du fémur.

La tête fémorale est ankylosée par fusion avec la cavité cotyloïde; le corps, la branche horizontale du pubis sont atrophiés, ce qui indique que la lésion était ancienne. Il existe aussi une fracture intra-capsulaire du col du fémur avec fausse articulation, car la partie antérieure du fragment supérieur présente une surface usée, lisse; il importerait de savoir laquelle de ces deux lésions a préexisté. Dans le cas où l'ankylose aurait été primitive, la fracture aurait été tout bénéfice pour le malade, puisqu'il aurait retrouvé une partie des mouvements qu'il avait perdus. Un exemple pareil a, du reste, été suivi dans plusieurs circonstances par les chirurgiens, qui ont conseillé, dans ce cas, la résection.

N° 687. — Os coxal gauche, avec la moitié supérieure du fémur; ankylose par fusion de l'articulation coxo-fémorale.

L'ankylose est complète, sans déformation évidente de la tête ni de la cavité. Le tissu spongieux de la tête du fémur qui est en grande partie nécrosé, se reconnaît encore à un examen attentif. Cette nécrose a été attribuée à une carie tuberculeuse, qui occupe à la fois la tête du fémur et l'os coxal. Des ouvertures fistuleuses, à travers lesquelles on aperçoit les séquestres, se sont fait jour du côté de l'excavation pelvienne et de la gouttière du psoas. Il est probable que l'ankylose a précédé le développement des tubercules, car le travail de soudure est terminé dans les points où les dépôts tuberculeux ont eu lieu.

De plus, la diaphyse du fémur est obliquement fracturée de haut en bas et de dehors en dedans, dans son tiers supérieur; le fémur à ce niveau, très-vasculaire, présente à chaque extrémité des fragments, un séquestre entouré de sécrétions périostiques végétantes considérables. Il n'y a pas de consolidation. On peut admettre que l'ankylose a secondé en quelque sorte la cause déterminante, en rendant le fémur fixe, et en donnant ainsi un point d'appui à la force agissant par un bras de levier considérable.

N° 688. — Articulation coxo-fémorale gauche; ankylose incomplète.

Ces os appartenaient très-probablement à un individu jeune encore, car ils sont peu développés. L'articulation, qui est complétement immobile, est affectée d'une forme d'ankylose assez remarquable; la tête du fémur, peu volumineuse, est comme comprimée dans la cavité cotyloïde, avec laquelle elle n'est point soudée, car une ligne de démarcation jaunâtre, délimite les surfaces articulaires. Cette ligne est très-probablement produite par les cartilages en voie de résorption. La lame osseuse qui les supporte, loin de tendre à disparaître, est, au contraire, hypertrophiée. Le sourcil cotyloïdien est augmenté en saillie par l'ossification d'une partie du bourrelet; il paraît avoir été la cause principale de l'immobilité articulaire. C'est donc un exemple d'ankylose périphérique ou par invagination. Le grand et le petit trochanter sont atrophiés.

N° 689. — Os iliaque gauche, avec la partie supérieure du fémur; ankylose incomplète, suite d'arthrite sèche.

La tête du fémur et l'os coxal, sont notablement déformés dans leurs surfaces articulaires, mais principalement la tête fémorale, qui, par suite du raccourcissement et de l'inclinaison de son col, se trouve abaissée au-dessous du sommet du grand trochanter. La tête présente, en outre, un accroissement de son diamètre vertical, et, en s'applatissant sur le col, elle s'est engrenée dans l'échancrure de la cavité cotyloïde. Les saillies osseuses caractéristiques de l'arthrite sèche ont pu gêner les mouvements, mais à l'état frais, cette articulation devait encore jouir d'une certaine mobilité, car il n'existe point de soudure périphérique, et les cartilages articulaires, quoique atrophiés, sont pourtant conservés; il n'y a partout que juxta-position et point de soudure. C'est un exemple de rigidité articulaire par suite de déformation osseuse.

N° 690. — Articulation coxo-fémorale gauche ; ankylose périphérique et par fusion.

Cette pièce est très-intéressante quoique dans un très-mauvais état de conservation. On peut constater un agrandissement considérable de la cavité cotyloïde dans le sens vertical. La tête, fortement remontée en haut, est située dans la partie supérieure de la nouvelle cavité, qui est limitée par des ossifications considérables dues au nouveau bourrelet cotyloïdien. Au-dessous d'elle, se retrouve l'ancienne cavité qui est légèrement cloisonnée, sans présenter la déformation triangulaire que l'on rencontre dans les luxations congénitales. Il s'agit donc ici d'une luxation pathologique résultant d'une arthrite sèche très-probablement.

La tète du fémur est ankylosée par fusion avec l'os iliaque, les cellules du tissu spongieux de ces deux os se pénètrent; l'on voit que les fibres du col se sont éparpillées, comme les racines d'une plante pivotante, pour s'irradier en se prolongeant dans la cavité cotyloïde avec laquelle elles se continuent. A la partie supérieure, il est encore possible cependant de délimiter la tête; on retrouve encore la trace de la lame de tissu compacte. A la périphérie, le pourtour du bourrelet cotyloïdien ossifié, se continue avec la lame compacte du col du fémur.

(Professeur Lassus.)

N° 691. — Articulation fémoro-tibiale du côté droit; ankylose.

L'ankylose est par fusion, et appartient à la variété dite par intermède. Les deux condyles fémoraux sont soudés aux deux condyles du tibia correspondants, mais, entre les surfaces osseuses, existe, sous forme de colonne, l'interposition d'une substance de nouvelle formation, et qui est très-probablement due à l'ossification des ménisques. C'est par cette ossification que s'est faite l'ankylose. Entre ces deux colonnes, existe un intervalle qui correspond aux ligaments croisés et à l'épine supérieure du tibia qui a disparu. La rotule, qui est en grande partie détruite, est soudée au condyle externe du fémur. Le tibia, légèrement porté en dehors et en arrière, a éprouvé un mouvement de rotation sur son axe de dedans en dehors.

N° 691 *a*. — Articulation fémoro-tibiale droite; ankylose.

La soudure entre le fémur et le tibia a lieu par intermède, et probablement ossification des ménisques. Le tibia est à demi luxé en arrière et en dehors sur le fémur, ce qui explique comment la rotule est principalement ankylosée avec le condyle fémoral externe; mais cette union de la rotule s'est faite par l'intermédiaire d'un tissu fibreux; c'est donc un exemple d'amphiarthrose.

Entre les deux colonnes correspondantes à chacun des condyles du fémur, existe un intervalle d'environ 2 centimètres qui correspond aux ligaments croisés et à l'épine supérieure du tibia, qui est en grande partie atrophiée.

N° 691 *b*. — Articulation fémoro-tibiale droite; ankylose incomplète.

Le tibia est à demi luxé en dehors et en arrière; il a, en outre, éprouvé un léger mouvement de rotation sur son axe de dedans en dehors. Le condyle externe du tibia fait une saillie considérable en dehors, et le condyle externe du fémur se trouve correspondre à l'épine supérieure du tibia qui est, en grande partie, atrophiée; les ligaments croisés n'existent plus. La saillie du condyle interne fémorale est à peine sensible, à cause d'une hypertrophie très-notable du condyle interne du tibia. Le ménisque interne est ossifié. Quoique l'articulation ne soit plus mobile, par une coupe pratiquée sur cette pièce, l'on peut constater que l'interligne articulaire est conservée, seulement les cartilages ont beaucoup diminué d'épaisseur. La rotule, déformée, atrophiée, est luxée en dehors, et soudée par un tissu osseux à la face externe du condyle externe du tibia.

N° 691 *c*. — Articulation fémoro-tibiale droite; ankylose par fusion.

Cette pièce, très-profondément altérée et dans un mauvais état de conservation, est un exemple d'ankylose par fusion et par intermède, c'est-à-dire par ossification des ménisques. On ne retrouve pas trace de la rotule. Ces os, qui paraissent très-vasculaires, sont friables, et présentent au-dessus et au-dessous de l'articulation, deux vastes cavités, dont l'une est creusée dans le fémur, l'autre dans le tibia. Ces deux cavités sont séparées par une cloison complète épaisse de 1 centimètre, et qui correspond à la soudure.

(Professeur Malgaigne.)

N° 691 *d*. — Articulation fémoro-tibiale droite, avec luxation incomplète en arrière et en dehors du tibia; ankylose par fusion.

Cette pièce provient d'une femme d'environ 65 ans; la jambe était légèrement fléchie sur la cuisse, et tout le membre inférieur porté dans la rotation en dehors. Il était plus court d'environ 8 centimètres que celui du côté opposé.

Au-dessous de la rotule, existait une forte dépression; le condyle interne du fémur faisait une forte saillie en dedans, tandis que le condyle externe du tibia était très-saillant en dehors, d'où résultait un agrandissement manifeste du diamètre transversal de l'articulation.

Sur la pièce, on constate que le condyle externe du tibia est porté en arrière et en dehors du condyle externe du fémur; la saillie du tibia en arrière est d'environ 3 centimètres 1/2, tandis qu'en dehors elle n'est que de 2 centimètres. Le condyle interne du fémur dépasse en dedans celui du tibia. L'extrémité supérieure du tibia a donc décrit un mouvement de rotation d'avant en arrière et de dedans en dehors. Le fémur et le tibia sont ankylosés dans cette position, et une coupe verticale antéro-postérieure et médiane, montre qu'il existe une continuité parfaite entre les cellules spongieuses du fémur et du tibia. La lame de tissu compacte a disparu.

La rotule est soudée par sa face postérieure avec la partie antérieure du condyle externe du fémur; le ligament rotulien est obliquement dirigé en bas, en dehors et en arrière.

(M. Fano, *Soc. de chir.*, 1855, t V, p. 299.)

N° 692. — Moitié latérale externe de l'articulation fémoro-tibiale gauche; ankylose par fusion du fémur et du tibia, et de l'articulation péronéo-tibiale supérieure.

Le condyle externe du fémur est soudé avec le condyle correspondant du tibia par intermède; il existe un cal à colonne dû à l'ossification du ménisque. L'intervalle intercondylien est libre d'adhérences. Le fémur au-dessus a pris une courbure brusque anormale, qui tend à rendre l'axe de cette portion fémorale parallèle à celle du tibia. Il existe donc une flexion forcée de la jambe sur la cuisse, et du côté de la concavité, le tissu compacte et spongieux paraît avoir augmenté, tandis que du côté de la convexité il est raréfié. L'extrémité supérieure du péroné est soudée avec le tibia.

N° 693. — Moitié latérale externe de l'articulation fémoro-tibiale droite; ankylose par fusion du condyle externe du fémur avec celui du tibia.

Cette pièce a beaucoup d'analogie avec la précédente : on constate une ankylose par fusion et à colonne du condyle externe du fémur avec celui du tibia. La rotule est soudée par fusion avec la partie antérieure du condyle fémoral externe.

L'extrémité inférieure du fémur est fortement recourbée en arrière et presque parallèle au tibia, d'où résulte une flexion forcée. Le tissu compacte du fémur est augmenté d'épaisseur du côté de la concavité; il est au contraire raréfié du côté de la convexité.

N° 694. — Articulation fémoro-tibiale gauche; ankylose.

Le fémur et le tibia sont ankylosés en ligne droite ; c'est encore un exemple d'ankylose par intermède, d'autant plus intéressant qu'il n'appartient pas à une période encore très-avancée. Le disque inter-articulaire interne, complétement ossifié, est soudé par ses deux faces au tibia et au fémur ; le disque externe est moins avancé dans son ossification qui n'occupe que le centre ; la périphérie est encore fibro-cartilagineuse.

Le fémur a éprouvé sur son axe un léger mouvement de rotation, qui a porté en avant le condyle externe du fémur avec lequel la rotule se trouve soudée par fusion. Le pourtour des surfaces articulaires est le siége de nouvelles sécrétions osseuses qui ont quelque analogie avec celles de l'arthrite sèche, et ont fait penser à M. Deville que cette lésion était probablement la cause de l'ankylose. L'os est très- ramolli, la couche compacte de la diaphyse du fémur est réduite à une lame mince, qui limite une énorme cavité médulaire. Le tibia a subi une altération analogue, les autres articulations de cette femme étaient saines.

(M. Sébillotte.)

N° 695. — Extrémité inférieure d'un fémur droit; ankylose de la rotule.

Les surfaces articulaires paraissent avoir été dépourvues de leur cartilage; il existait probablement une rigidité articulaire avec flexion angulaire de la jambe. La rotule par sa base se trouve ankylosée par fusion avec la face inférieure du condyle interne.

N° 696. — Articulation fémoro-tibiale droite; ankylose par fusion.

Le fémur et le tibia sont soudés ensemble sous un angle peu marqué, la réunion est complète, il n'existe pas même d'intervalle entre les deux condyles. La rotule manque, à moins que l'on ne considère comme un vestige de cet os, ce qui est peu probable, un petit tubercule développé à la partie antérieure du condyle. L'épine antérieure du tibia manque également.

On observe une fausse articulation entre l'extrémité du fémur et la masse apophysaire des condyles ; sur le fragment inférieur existe une facette articulaire concave, ayant 3 centimètres dans son plus grand diamètre. Le péroné manque, il existait un pied-bot.

N° 697. — Articulation fémoro-tibiale gauche ; ankylose, avec luxation latérale externe incomplète du tibia.

Cette pièce provient d'un homme d'environ 30 ans, elle a été trouvée à l'amphithéâtre. La peau qui recouvrait le genou, portait les traces de la cicatrice de quatre cautères, situés deux de chaque côté, et tout le membre inférieur était placé dans une forte rotation en dehors. La jambe fléchie sur la cuisse reposait sur la face externe. L'articulation du genou était complétement immobile.

Le fémur et le tibia forment un angle d'environ 135 degrés, ouvert en arrière ; le tibia a en outre exécuté un mouvement de rotation qui a porté son condyle externe en dehors et en arrière, de sorte que la face interne de cet os regarde directement en avant, le bord antérieur en dehors. Le péroné, au lieu d'être situé en dehors est en arrière de la jambe, le tibia a donc exécuté sur son axe un mouvement de rotation d'un quart de cercle.

Il résulte de ce déplacement en dehors et en arrière du tibia, que le fémur qui est au contraire resté en place, a des points de contact beaucoup moins étendus qu'à l'état normal avec les surfaces articulaires tibiales. Le condyle interne qui est abaissé et dépasse en dedans celui du tibia, est ankylosé avec ce dernier, mais la soudure, au lieu d'être directe, s'est effectuée par l'intermédiaire d'une espèce de rondelle osseuse d'environ 5 centimètres de haut, et qui appartient à la variété d'ankylose par intermède. La capsule tibiale qui est débordée en dedans par le condyle du fémur, s'est notablement hypertrophiée, pour fournir une colonne de soutien à cet os.

Le condyle externe du fémur un peu atrophié, au lieu d'être abaissé comme l'interne, est au contraire plus élevé qu'à l'état normal, en même temps qu'il dépasse en avant le tibia ; il est séparé de cet os par un espace d'environ 1 centimètre, espace qui était rempli à l'état frais par de la matière grasse. La rotule un peu atrophiée est soudée à la partie inférieure de ce condyle. Le condyle externe du tibia qui n'a plus aucun rapport avec celui correspondant du fémur, fait saillie dans la partie externe et postérieure du creux poplité. Tous ces os, à l'exception du condyle interne du tibia, sont notablement atrophiés.

Les ligaments périphériques sont intacts, ainsi que le ligament rotulien. Des deux ligaments croisés, l'externe était rompu ; l'interne existe, mais il est fortement allongé, distendu, pour se prêter au déplacement latéral et à la rotation qu'a exécutée le tibia. Les muscles étaient également normaux, à l'exception cependant du poplité qui avait subi l'altération graisseuse.

(M. Foucher, *Soc. anat.*, 1855, t. XXX, p. 473.)

N° 697 a. — Articulation fémoro-tibiale droite; ankylose.

Cette pièce provient d'un jeune homme de 19 à 20 ans qui était atteint depuis dix ans d'une tumeur blanche du genou, et auquel M. Broca a fait l'amputation de la cuisse.

Le tibia est à moitié luxé en arrière sur le fémur qui est ankylosé dans cette position ; les menisques sont ossifiés. Un trait de scie vertical divise l'articulation en deux moitiés latérales : une moitié a été conservée dans l'alcool, l'autre a été préparée desséchée. Sur la moitié conservée dans l'alcool, et c'est la partie intéressante de cette pièce, on voit une petite masse blanche, cartilagineuse, située au-dessous de la surface articulaire du tibia, au voisinage du point d'insertion du tendon rotulien, et ayant une direction parallèle à l'axe du tibia. Elle paraît être due à l'hypertrophie de l'une des deux lames cartilagineuses d'ossification qui séparent la diaphyse de l'épiphyse supérieure de l'os. Bien que cette lame soit le produit d'un état pathologique, sa structure est celle du cartilage normal.

(Professeur Broca, *Soc. de Chir.*, 1868, 2e série, t. IX, p. 50.)

N° 698. — Fémur et tibia du côté droit, avec la rotule; ankylose fémoro-tibiale.

Le tibia est à moitié luxé en dehors et en arrière sur le fémur ; la tubérosité interne du tibia est logée dans l'espace intercondylien ; la partie postérieure, et une partie de la surface articulaire externe du tibia font saillie en arrière et en dehors et sont libres, tandis que les condyles du fémur font saillie en dedans et en avant. Ces os sont ankylosés par fusion complète, les cellules du tissu spongieux de la partie antérieure du tibia, se continuent avec celles de la partie postérieure du fémur. La rotule située sur la partie externe et supérieure du condyle du fémur est ankylosée dans cette position.

Toute la partie supérieure du tibia est gonflée, tuméfiée, sa surface est hérissée de végétations osseuses. Le fémur est moins altéré, si ce n'est cependant son condyle externe, qui est à la fois augmenté de volume et diminué de densité. Une coupe verticale du fémur et du tibia montre que le tissu spongieux de ce dernier est assez profondément altéré; il a existé une tumeur blanche de cette articulation qui en a déterminé l'ankylose.

N° 698 a. — Fémur et tibia gauche entier, avec la rotule ; ankylose par fusion de ces trois os.

Le fémur près de son extrémité inférieure est assez fortement coudé en arrière, d'où résulte une saillie du genou en avant, et une demi-flexion de la jambe sur la cuisse. L'ankylose fémoro-tibiale qui est complète et par fusion, a eu lieu dans cette position vicieuse, les extrémités articulaires aplaties latéralement ont légèrement diminué de volume, et leurs rapports sont restés normaux. La rotule est réunie à la partie antérieure du condyle externe du fémur, avec lequel elle se confond dans sa structure.

Sur une coupe pratiquée parallèlement à l'axe de ces os, on observe que le tissu spongieux des extrémités articulaires s'est raréfié, et qu'il existe une tendance à une canalisation, réunissant la cavité médullaire du fémur à celle du tibia. Il existe une continuité parfaite entre le tissu spongieux des extrémités osseuses, bien que cependant l'on puisse encore suivre les limites du tibia et du fémur.

N° 698 *b*. — Articulation fémoro-tibiale d'un vieillard; ankylose par amphyarthrose.

Les cartilages articulaires sont résorbés, un tissu fibreux interposé aux surfaces articulaires en occupe la place, il s'insère sur les deux lames sous-cartilagineuses. Cette disposition s'observe sur toute l'étendue des surfaces articulaires, la rotule présente une disposition identique.

(Professeur Broca.)

N° 699. — Tibia et péroné gauche; ankylose de l'articulation tibio-péronière supérieure.

Le tibia et le péroné sont le siége d'une raréfaction considérable, qui porte à la fois sur le tissu compacte et le tissu spongieux. Ces os sont devenus friables et légers; le péroné par son extrémité supérieure est ankylosé par fusion avec le tibia, l'extrémité inférieure n'est pas soudée. A la partie interne du condyle du tibia, existe une exostose en forme d'épine d'environ 2 centimètres de longueur.

N° 700. — Tibia et péroné gauche; ankylose de l'articulation tibio-péronière supérieure.

Le tibia et le péroné sont ankylosés par fusion dans leur partie supérieure; au niveau du point de jonction, ces deux os présentent un exostose considérable qui a éloigné le péroné du tibia. L'espace interosseux a près de 3 centimètres d'étendue; c'est une soudure à distance par jetée osseuse, elle est constituée à la fois par les deux os.

N° 701. — Tibia et péroné droit; ankylose de l'articulation tibio-péronière supérieure.

Sur cette pièce il existait une ankylose du fémur avec le tibia, elle a été rompue; les deux os de la jambe sont couverts de sécrétions périostiques abondantes, et d'un grand nombre de trous vasculaire et cela dans toute leur étendue, mais principalement du côté où ils se correspondent. Il en est résulté entre eux une soudure par fusion de l'extrémité supérieure, et une diminution notable de l'espace interosseux. Dans certains points leurs bords étant venus au contact, ils se sont soudés; mais ce qu'il y a de remarquable, c'est que l'articulation péronéo-tibiale inférieure est libre d'adhérences.

N° 702. — Portion inférieure du tibia et du péroné gauche, avec l'astragale et le calcanéum; ankylose par fusion de l'articulation tibio-péronière inférieure, tibio-astragalienne et du calcanéum.

Le pied est dans une flexion forcée sur la jambe, et constitue une espèce de pied-bot talus. Il est aujourd'hui difficile de pouvoir déterminer la cause de cette lésion.

N° 703. — Portion inférieure du tibia et du péroné gauche, avec l'astragale et le calcanéum; ankylose de l'articulation péronéo-tibiale inférieure, de l'articulation tibio-tarsienne et des os de la première rangée du tarse, astragale et calcanéum.

La soudure est par fusion et me paraît consécutive à une carie; le pied comme sur la pièce précédente est dans une flexion forcée sur la jambe, la structure de ces os est notablement raréfiée.

N° 704. — Tibia et péroné gauche; ankylose par fusion de l'articulation tibio-péronière inférieure.

Cette lésion est très-probablement survenue à la suite d'une fracture de la malléole externe. Cette solution de continuité est oblique de haut en bas, et de dehors en dedans. L'articulation tibio-astragalienne n'est point ankylosée.

N 705. — Tibia et péroné gauche, avec l'astragale et le calcanéum; ankylose, avec fracture du péroné.

La fracture du péroné est oblique de haut en bas, de dehors en dedans et d'arrière en avant. Elle commence en avant, à 30 millimètres de l'extrémité inférieure du péroné, et se termine en arrière à 75 ou 80 millimètres de l'extrémité de cet os. Au niveau de la fracture le péroné présente un enfoncement considérable; c'est dans cette position que ces os se sont ankylosés; le soudure occupe à la fois l'articulation tibio-péronière, tibio-tarsienne et sous astragalo-calcanienne. Le pied est luxé en dehors, et le calcanéum a sa face externe dirigée en haut. La malléole tibiale a aussi été fracturée.

N° 706. — Portion inférieure du tibia droit, avec l'astragale et le calcanéum; ankylose.

Il existe sur cette pièce une ankylose par fusion du tibia avec l'astragale; les deux os de la première rangée du tarse sont aussi soudés entre eux, mais dans leur articulation postérieure seulement, l'antérieure lisse est encore revêtue de son cartilage. A la partie interne et postérieure, ces os sont le siége de nombreuses aspérités osseuses, dues à des sécrétions périostiques qui témoignent qu'ils ont été le siége d'une inflammation assez vive. L'articulation péronéo-tibiale inférieure est libre d'adhérence.

N° 707. — Portion inférieure du tibia et du péroné gauche, avec le pied correspondant; ankylose tibio-tarsienne, avec subluxation du scaphoïde et du cuboïde en bas et en dedans, sur l'astragale et le calcanéum.

Le scaphoïde et le cuboïde sont à moitié luxés sur la tête de l'astragale et le calcanéum; le pied, porté dans une rotation de dedans en dehors, repose sur son bord externe. La tête de l'astragale, portée en haut et en dehors, fait, dans cette direction, une saillie assez considérable, et dépasse de 1 centimètre 1/2 la facette articulaire du scaphoïde. La saillie, en haut du calcanéum sur le cuboïde, est moins considérable, et n'est environ que de 1/2 centimètre.

L'articulation tibio-tarsienne a elle-même éprouvé des changements dans les rapports des surfaces articulaires. Le scaphoïde est à demi luxé en arrière sur le tibia dont le bord postérieur a été fracturé, et s'est soudé avec un fragment osseux, situé sur la face supérieure et postérieure du calcanéum. La malléole interne est également soudée par son sommet avec le scaphoïde, et la malléole externe libre d'adhérence est située à environ 1 centimètre de la surface articulaire externe de l'astragale. L'articulation tibio-tarsienne est immobile, fixe dans cette position.

(M. Stanski.)

N° 708. — Tibia droit, avec l'astragale et le calcanéum; ankylose de l'articulation tibio-astragalienne et de l'astragale, avec le calcanéum.

Cette lésion est probablement consécutive à une carie qui devait avoir pour siége principal l'astragale. La soudure du tibia, du calcaneum de l'astragale, est aussi complète que possible; l'astragale est notablement déformée. A sa partie antérieure et interne, on remarque une saillie osseuse dont il est difficile de préciser l'origine : il existe une ouverture ovalaire qui communique dans une cavité aujourd'hui cicatrisée, mais qui devait renfermer un séquestre. Les autres articulations du pied étaient normales.

N° 709. — Tibia gauche, avec l'astragale, le calcanéum, le scaphoïde et le cuboïde; ankylose.

Le tibia dans sa diaphyse est déformé, aplati latéralement. Il existe une ankylose complète et par fusion, de cet os avec l'astragale qui est lui-même soudé au calcanéum. Cette soudure s'étend même à deux os de la seconde rangée du tarse, à savoir : le scaphoïde et le cuboïde. Tous ces os ont été le siége de désordres considérables, dont il est impossible de pouvoir préciser l'origine et la nature. Le calcanéum paraît avoir été fracturé à sa partie antérieure.

N° 710. — Les deux pieds d'un même individu; ankylose par fusion du scaphoïde avec le calcanéum.

Cette double disposition me fait supposer que cette ankylose est congénitale. Elle est un obstacle à l'amputation médio-tarsienne ou de Chopart. Les autres articulations sont normales, le pied n'est point déformé, et rien à l'extérieur ne pouvait faire présumer ce vice de conformation.

(Professeur Denonvilliers.)

N° 711. — Scaphoïde, avec les trois premiers cunéiformes, le cuboïde et le troisième métacarpien.

Tous ces os sont ankylosés entre eux, et il est même probable, d'après les aspérités que présente la partie postérieure du scaphoïde, que cet os était soudé avec l'astragale.

N° 712. — Os de la seconde rangée du tarse du côté droit, avec les métatarsiens correspondants; ankylose de tous les os de la seconde rangée du tarse entre eux et avec les os du métatarse.

La réunion entre ces os est complète, le scaphoïde et le cuboïde étaient libres dans leur articulation avec la première rangée des os du tarse. Il est impossible de préciser la cause de cette lésion.

N° 713. — Portion inférieure gauche du tibia, avec le péroné et le pied; ankylose par fusion.

Tous les os du segment inférieur de ce membre sont très-vasculaires, leur surface extérieure rugueuse, inégale, est couverte de sécrétions périostiques, qui attestent l'existence de désordres pathologiques résultant de nécrose et de carie étendue. L'ankylose, sur ce membre, commence à la partie inférieure de l'espace inter-osseux, s'étend à l'articulation péronéo-tibiale inférieure, occupe l'articulation tibio-tarsienne et toutes les articulations tarsiennes et métatarsiennes. Le premier métatarsien seul n'était point ankylosé.

N° 714. — Portion inférieure du tibia et du péroné du côté gauche, avec le pied correspondant; ankylose.

Cette lésion est consécutive à une fracture comminutive du tiers inférieur du péroné, et à une carie des os du tarse. Tous les os du pied, réunis au tibia et au péroné, ne forment qu'une seule pièce; à la face dorsale, le pied forme une voûte à peine interrompue par la trace de la réunion des os. A la face plantaire au contraire, leurs anciennes limites sont assez marquées. Au dos du pied, on constate qu'une partie de l'astragale et du calcanéum ont été détruits par la carie. Mais c'est surtout au niveau de l'articulation tibio-tarsienne qu'existe une carie qui a altéré à la fois la tête de l'astragale, la partie externe du tibia et interne du péroné.
(M. Barth.)

N° 714 a. — Pied droit; ankylose complète des os du tarse et du métatarse.

Il existait aussi très-probablement sur cette pièce une soudure de l'articulation tibio-tarsienne. Tous ces os sont notablement atrophiés, altérés dans leur structure, et leur tissu est fragile.
(M. Bouvier, 1861.)

ARTICLE 2.

SQUELETTES DONT UN GRAND NOMBRE D'ARTICULATIONS SONT ANKYLOSÉES

Ce deuxième article comprend cinq squelettes ou portions de squelettes seulement, nos 715, 716, 717, 718 et 719. Sur les deux premiers nos 715 et 716, toutes les articulations sont en grande partie soudées. Sur le premier elles le sont même toutes à l'exception de trois articulations, à savoir : les articulations radio-cubitale supérieure, coxo-fémorale droite et sacro-vertébrale. Pour les trois autres squelettes, le nombre des articulations ankylosées est beaucoup moindre ; sur le n° 717, l'ankylose n'occupe que la colonne vertébrale, les côtes et le bassin, et sur le n° 718, la colonne vertébrale et les membres.

N° 715. — Squelette sur lequel presque toutes les articulations sont ankylosées, à l'exception de l'articulation radio-cubitale et coxo-fémorale droite, ainsi que l'articulation sacro-vertébrale.

Tête. — La suture sagittale est presque entièrement effacée en avant. Les articulations temporo-maxillaires sont soudés, et l'occipital est ankylosé avec la colonne vertébrale.

Colonne vertébrale. — La colonne vertébrale présente une exagération dans les courbures latérales, surtout à la région lombaire. Toutes les vertèbres sont soudées les unes avec les autres par leurs corps, et leurs apophyses articulaires. La fusion est moins complète entre le corps de la sixième et de la septième cervicale, entre celui de la septième et de la huitième dorsale, et entre celui de la quatrième et de la cinquième lombaire.

Les côtes sont toutes soudées avec les vertèbres, et la première côte est ankylosée en avant dans son articulation avec le sternum, dont toutes les pièces ne constituent plus qu'un seul os. L'appendice xiphoïde est ossifié, ainsi que les cartilages de quelques fausses côtes.

Clavicule. — Les clavicules dans leur partie interne sont réunies à la fois avec le sternum et la première côte. En dehors elles ne sont soudées qu'avec l'acromion. Les ligaments coraco-claviculaires ne sont point ossifiés.

Membres supérieurs. — Les extrémités supérieures de l'humérus sont ankylosées avec l'omoplate dans une position telle, que l'axe de l'humérus, fait avec l'axe du corps un angle de cinquante degrés; les deux bras sont donc éloignés du corps.

Les deux humérus sont soudés avec le cubitus à gauche sous un angle de cinquante degrés, et de ce dernier côté l'ankylose occupe les deux os, tandis qu'à droite le cubitus paraît seul complètement soudé ; des deux côtés l'avant-bras est dans la supination. Les os du carpe sont soudés entre eux des deux côtés et avec le radius.

Du côté droit, les premières phalanges sont luxées en avant sur les os du métacarpe, de même que les deuxièmes phalanges sur les premières. Les troisièmes sont fléchies et soudées. Du côté gauche toutes les phalanges sont luxées en avant et en dedans sur les os du métacarpe. Les autres phalanges, quoique soudées, n'ont point subi de déviation sensible.

Membres inférieurs — L'articulation sacro-vertébrale est ankylosée, l'articulation pubienne est également soudée, et le pubis est hérissé d'aspérités osseuses qui sont dues à l'ossification des tendons.

L'articulation coxo-fémorale gauche est ankylosée par fusion. Celle de droite est libre d'adhérence ; la tête du fémur est usée et joue dans la cavité cotyloïde trop grande pour la recevoir.

Les deux articlations fémoro-tibiales sont soudées presque à angle droit, des deux côtés le tibia est subluxé sur le fémur, les deux articulations fémoro-tibiales sont soudées dans cette position. Le condyle interne du fémur touche à peine sur la partie antérieure de la tubérosité interne du tibia, tandis que le condyle externe est venu se souder en avant du tibia, presque au-dessus de la tubérosité rotulienne; ce qui fait que la jambe a éprouvé, par rapport au fémur, une légère rotation sur son axe, dirigeant la face antérieure en dehors. La rotule est soudée au condyle externe du fémur des deux côtés.

Les articulations péronéo-tibiales supérieures sont ankylosées, en bas elles sont libres. Des deux côtés les os du tarse sont soudés dans leurs articulations tibio-tarsienne et métatarsiennes.

Ce qu'il y a de remarquable c'est la disposition du calcanéum, dont l'extrémité postérieure s'est abaissée, tandis que l'antérieure s'est élevée, et que la pointe du pied s'est abaissée; d'où résulte une augmentation considérable de la voussure du pied.

(Percy, *Dict. des sc. méd.*, t. IV, p. 245.)

N° 716. — Squelette d'un individu jeune encore, dont les os sont atrophiés et les articulations en grande partie ankylosées.

Tête. — La tête est peu volumineuse, les sutures sagittale et coronale sont presque entièrement soudées, et les articulations de la mâchoire inférieure sont libres.

Colonne vertébrale. — La colonne vertébrale présente une courbure générale à concavité gauche, toutes les vertèbres sont soudées ensemble, sans présenter de saillies au niveau des disques. Cette soudure est des plus complètes ; elle a lieu à la fois par les corps, les apophyses articulaires et les lames. Il n'y a que les deux dernières vertèbres lombaires dont les corps ne sont pas entièrement soudés en avant.

Les côtés sont soudés en arrière, par leurs têtes et leurs tubérosités, tandis qu'elles sont libres en avant; la clavicule n'est point ankylosée.

Membres supérieurs. — L'articulation scapulo-humérale des deux côtés est libre d'adhérences, seulement les surfaces articulaires sont déformées et dépourvues de cartilages, la coulisse bicipitale est augmentée. L'articulation huméro-cubitale des deux côtés est dans une demi-flexion, et l'avant bras est soudé avec le bras dans la supination. Cette disposition est plus marquée à droite qu'à gauche.

Les os ont diminué de volume même dans leurs extrémités articulaires, mais d'une manière plus marquée à droite qu'à gauche. Cependant la diaphyse de ces os est frappée d'une atrophie plus notable encore à gauche qu'à droite. Le cubitus à gauche est devenu si grêle, qu'il s'est dévié de sa direction normale, et a suivi le radius dans son mouvement de supination.

A gauche le carpe est soudé avec le radius, de manière à former une espèce d'angle rentrant à la partie supérieure. A droite la main est dans la flexion forcée. Les os du carpe sont soudés entre eux, et ankylosés avec les métacarpiens, à l'exception du cinquième supportant le pouce. Les articulations des phalanges sont libres. Tous ces os sont atrophiés.

Membres inférieurs. — Les os du bassin sont atrophiés, et sont soudés dans leurs articulations sacrées et à la symphyse pubienne. La tête des deux fémurs est soudée dans la cavité cotyloïde, qui s'est affaissée, ainsi que la tête et le col du fémur, qui présentent, par suite moins de longueur. Le grand et le petit trochanter se sont aplatis, de sorte que, dans son ensemble, l'extrémité supérieure du fémur représente une espèce de cône, dont la base correspond à la tête, et le sommet à la diaphyse du fémur ; de plus, le cône serait contourné en dedans, car l'articulation est dans la flexion et dans l'adduction, surtout à gauche.

Les cassures qui existent sur la tête du fémur, permettent d'apprécier combien leur tissu est raréfié. Les deux fémurs sont très-atrophiés, et présentent à peine la moitié de leur volume ordinaire.

Articulations tibio-fémorales. — Les deux articulations sont soudées dans la flexion et dans une subluxation du fémur en avant, mais cette disposition est beaucoup plus marquée à droite qu'à gauche. Les deux rotules sont soudées avec le condyle externe du fémur; elles paraissent même hypertrophiées, surtout celle du côté droit. Il existe un espace considérable entre les deux condyles, dû à leur résorption et à celle de l'épine du tibia.

Les extrémités articulaires de ces os, ont leur tissu spongieux considérablement raréfié.

Le péroné et le tibia sont très-grêles; ils sont ankylosés dans leurs deux articulations.

Les os du tarse sont soudés dans leur articulation tibio-astragalienne et tarso-métatarsienne. Dans son ensemble, le tarse est soudé dans l'adduction, surtout à gauche, et la voûte du pied est augmentée par l'abaissement de la tubérosité du calcanéum et de son élévation en avant. Ces os sont raréfiés au dernier point, tellement qu'ils ont perdu leur tissu compacte extérieur, et que l'on aperçoit la trame du tissu spongieux, dont les lames sont très-écartées.

(Professeur Breschet.)

N° 717. — Squelette d'un sujet adulte qui présente une ankylose de la colonne vertébrale, des côtes et du bassin.

L'ankylose de la colonne vertébrale est incomplète. Dans la région cervicale, la première vertèbre n'est point soudée avec la tête, ni avec l'axis; les autres vertèbres, à partir de la seconde, jusqu'à la sixième inclusivement, sont réunies par l'ossification du ligament vertébral antérieur. Dans quelques points l'ossification a été interrompue par des articulations qui se sont établies au niveau de celles des corps. La septième vertèbre est entièrement libre; elle présente seulement, au niveau de la partie antérieure du corps, des prolongements osseux qui sont devenus à la fois articulaires avec la sixième cervicale et la première dorsale.

La première dorsale n'est point ankylosé, toutes les autres vertèbres de cette région présentent une courbure générale à convexité droite, plus accusée que dans l'état normal. Du côté de la convexité, il existe une transformation osseuse du ligament vertébral antérieur, qui est beaucoup plus tranchée à droite qu'à gauche; car, au niveau de chaque articulation des corps, leur ossification forme des tubercules qui, tous, placés au niveau de la convexité, vont, en augmentant sensiblement de volume, de la partie supérieure à la partie inférieure.

Région lombaire. — Au niveau de la dernière dorsale, on voit déjà que ces tubercules osseux commencent à se porter à gauche; et dans la région lombaire, les tubercules qui sont placés à gauche out pris un développement beaucoup plus considérable, il est tel que entre la deuxième et la troisième vertèbre lombaire, ce tubercule a près de 3 centimètres de saillie.

L'articulation sacro-vertébrale a subi les mêmes modifications que la colonne vertébrale; le sacrum est uni aux os iliaques, comme ces derniers sont aussi ankylosés entre eux au niveau de la symphyse des pubis.

Des côtes, du sternum et de la clavicule. — Les côtes ne sont pas soudées en arrière avec la colonne vertébrale ; mais il n'en est pas de même en avant : elles sont toutes soudées avec le sternum ; les cartilages même vers lesquels vont se rendre les fausses côtes, ont aussi subi une transformation osseuse.

Le sternum ne présente rien de particulier, pas plus que les articulations sterno-claviculaires.

Les autres articulations, des membres supérieurs ou inférieurs, ne sont pas ankylosées.

Il est donc curieux de voir que l'ankylose n'avait envahi que le tronc, et elle ne paraît pas le résultat de l'âge, comme on peut le voir au volume et à la structure des os, et surtout à l'état des dents, que le sujet avait toutes conservées.

N° 718. — Squelette d'une femme âgée. La colonne vertébrale et les membres seuls sont ankylosés.

Colonne vertébrale. — La tête est soudée avec l'atlas. Les vertèbres cervicales sont les seules qui soient soudées, et elles le sont en deux groupes : l'un comprend de la première à la cinquième inclusivement, l'autre la sixième et la septième. Toutes les vertèbres de cette région présentent une courbure à convexité antérieure, les corps sont éloignés en avant et ne se sont soudés que par leurs petites facettes latérales, à l'exception de la première avec la seconde, et de la sixième avec la septième. C'est surtout par les apophyses articulaires et par les lames que les autres vertèbres se sont soudées.

Membres supérieurs. — La tête des deux humérus, ainsi que la cavité glénoïde, sont déformées et atrophiées, mais sont libres. L'humérus, plus grêle qu'à l'état normal, est sur les deux bras soudé avec le cubitus, l'extrêmité supérieure du radius n'est point ankylosée. La cavité sigmoïde du cubitus est résorbée en partie, de sorte que cet os n'est plus en rapport avec le radius.

Les os de l'avant-bras sont assez grêles, et en haut comme en bas, l'articulation radio-cubitale n'est point ankylosée. Le carpe est ankylosé avec le radius, seulement du côté droit. Du côté gauche, la main est dans une extension forcée, au point que l'on dirait que le cubitus est dans un état de subluxation en avant sur les os de l'avant-bras.

Les os du carpe sont soudés entre eux, mais à droite comme à gauche, ils ne sont point ankylosés avec les os du métacarpe.

Membres inférieurs. — Les os du bassin ne sont ankylosés ni avec le sacrum, ni dans leur symphyse. La cavité cotyloïde des deux côtés est rugueuse, déformée, ainsi que la tête du fémur. La diaphyse des deux fémurs est un peu diminuée de volume. L'articulation du genou sur les deux membres est ankylosée à la fois avec le tibia et la rotule. Les deux membres sont dans la flexion, la rotule est soudée au condyle externe du fémur. Entre les condyles du fémur et du tibia existe une pièce intermédiaire qui soude ces deux os, et paraît résulter de l'ossification du cartilage semilunaire. L'épine du tibia est complétement résorbée, de sorte qu'au centre il existe un espace vide assez considérable.

Le péroné droit est soudé avec le tibia, la soudure n'a lieu qu'avec l'épiphyse, dont la réunion n'avait point encore eu lieu avec le péroné. Du côté gauche le péroné n'est pas ankylosé. Des deux côtés l'articulation tibio-astragalienne a été déformée, les cartilages sont disparus, l'ankylose n'a pas eu lieu.

Les os du tarse sont soudés incomplétement du côté droit, à gauche, l'ankylose porte sur toutes les articulations. A droite, ce sont surtout les os du tarse les plus internes qui sont soudés; ainsi l'astragale, le calcanéum, le scaphoïde, le premier cunéïforme et le premier métatarsien sont soudés de manière à ne plus former qu'un seul os. En dehors les deux derniers métatarsiens sont seuls soudés avec le cuboïde. A gauche tous les os du tarse et du métatarse sont ankylosés entre eux.

N° 719. — Portion de squelette, composée de la tête, du tronc, du bassin et de la partie supérieure du fémur droit; ankylose.

Ce squelette qui est celui d'un homme, présente une déviation considérable de la colonne vertébrale; il existe une scoliose à trois courbures. La tête qui est normale est ankylosée avec la colonne vertébrale; on dirait que l'apophyse odontoïde a été résorbée.

La colonne vertébrale présente une première courbure antéro-postérieure, à convexité antérieure qui s'étend de la première à la septième vertèbre cervicale. Ces vertèbres sont ankylosées dans cette position, par les corps, les masses apophysaires et les lames, sur les dernières vertèbres seulement, l'ankylose n'est pas complète pour les corps.

La région dorsale comprend deux courbures : l'une, cervico-dorsale à convexité gauche, comprend les deux dernières vertèbres cervicales et les sept premières dorsales. Toutes ces vertèbres sont ankylosées entre elles dans toutes les surfaces articulaires des corps, des masses apophysaires et des lames.

Seulement la soudure est moins prononcée du côté de la convexité que de la concavité.

La troisième courbure dorso-lombaire est à convexité droite; elle s'étend depuis la septième vertèbre dorsale, jusqu'à la partie inférieure de la région lombaire. Toutes ces vertèbres sont soudées.

Toutes les côtes sont soudées sous des inclinaisons variables, soit à droite ou à gauche ; ces ankyloses sont complètes, car en arrière elle a lieu à la fois par la tête et la tubérosité.

Le sternum est d'une seule pièce. Le bassin est soudé avec le sacrum, et les deux os iliaques sont réunis en avant à la symphyse du pubis. A droite le fémur est ankylosé avec la cavité cotyloïde, à gauche la cavité cotyloïde élargie, présente une grande partie des altérations de l'arthrite sèche.

CHAPITRE XVIII

Luxations.

Le nombre des pièces relatives aux luxations est très-considérable dans le Musée ; on en compte cent soixante-six, que je diviserai en cinq articles distincts, à savoir : 1° luxations de la colonne vertébrale ; 2° luxations de la mâchoire inférieure ; 3° luxations du sternum ; 4° luxations des membres supérieurs ; 5° luxations des membres inférieurs.

ARTICLE PREMIER.

LUXATIONS DE LA COLONNE VERTÉBRALE

Six pièces, nos 720, 720 *a*, 720 *b*, 720 *c*, 720 *d*, 720 *e*, se rapportent aux luxations de la colonne vertébrale. Toutes ces pièces, par leur rareté, présentent un certain intérêt scientifique. La pièce n° 720 est un exemple de subluxation par rotation de l'atlas sur l'axis. Malheureusement, elle est sans renseignements. Les pièces nos 720 *a* et 720 *c* sont des luxations bi-latérales en avant de la quatrième vertèbre sur la cinquième. Pour la pièce n° 720 *c* le déplacement est incomplet. La pièce n° 720 *d* est une luxation bi-latérale complète en avant de la sixième vertèbre cervicale sur la septième. Enfin, la pièce n° 720 *c* est un exemple extrêmement curieux d'une luxation incomplète en arrière et sans fracture, de la cinquième vertèbre dorsale sur la sixième.

La pièce n° 720 *b*, qui n'appartient point en propre aux luxations, est un exemple de diastasis avec écartement des septième et sixième vertèbres cervicales, mais sans déplacement des corps des vertèbres.

N° 720. — Tronçon de colonne vertébrale, composé d'une portion de l'occipital et des six premières vertèbres cervicales ; subluxation par rotation de l'atlas sur l'axis.

Cette pièce, sans renseignements, est en assez mauvais état de conservation. L'on peut constater cependant que le corps de la troisième vertèbre cervicale a été écrasé de haut en bas et d'arrière en avant ; le corps vertébral affaissé a une hauteur notablement moindre que celui des autres vertèbres.

La seconde vertèbre a éprouvé sur la première, un mouvement de rotation d'arrière en avant et de droite à gauche, qui porte en avant son apophyse articulaire, laquelle fait dans ce point une saillie assez considérable, et se trouve , dans ses trois quarts antérieurs libre. L'apophyse articulaire gauche, portée en arrière, est également abandonnée dans une grande étendue par l'apohyse articulaire de l'atlas, qui se trouve faire saillie dans le canal rachidien, qui est rétréci à ce niveau.

N° 720 *a*.— Tronçon de colonne vertébrale, composé de cinq vertèbres cervicales ; luxation bilatérale complète en avant de la quatrième vertèbre cervicale sur la cinquième.

Cette pièce provient d'un homme de 38 ans, qui est tombé d'un deuxième étage, et est mort le lendemain. Les deuxième, troisième et quatrième vertèbres cervicales sont fortement portées en avant et légèrement à droite; le corps de la quatrième vertèbre déborde en avant celui de la cinquième. En arrière les épines se suivent sans notables changements de rapports; mais on constate que l'épine de la quatrième vertèbre a été séparée du reste de l'os, par une double fracture des lames vertébrales, et c'est ainsi qu'elle est restée en arrière.

Les apophyses articulaires de la quatrième vertèbre sont passées en avant de celles de la cinquième, sur lesquelles elles chevauchent même notablement. La portion moyenne du ligament antérieur est conservée ; il est déchiré sur les côtés. Les enveloppes de la moelle n'étaient point lésées. La moelle offrait une double inflexion pour s'accommoder à la nouvelle direction de son canal; elle était comprimée, mais il n'existait point de contusion ni d'épanchement sanguin.

(Professeur Malgaigne, *Revue médico-chir.*, t. XIV, p. 333. Atlas des luxations, fig. 4 et 5, pl. 17.)

N° 120 b. — Tronçon de colonne vertébrale, composé des cinq dernières vertèbres cervicales et des trois pemières dorsales; diastasis.

Sur cette pièce on constate un diastasis avec écartement des septième et sixième vertèbres cervicales, mais sans déplacement du corps des vertèbres. Cette lésion a été produite par une chute d'un lieu élevé; elle est très-rare et avait été admise, avec une certaine réserve, dans le Compendium de chirurgie sur la foi de Bell.

On constate, sur cette pièce, que le disque intervertébral, compris entre la sixième et la septième vertèbre cervicale, est détaché dans sa partie moyenne du corps de la sixième vertèbre, tandis que les parties latérales sont restées adhérentes par leur partie inférieure et moyenne. Le disque, adhère au contraire, dans sa partie moyenne, à la face supérieure de la septième vertèbre; mais les parties latérales sont complétement détachées du corps de cette vertèbre qui, dans ce point, paraît lisse et polie.

(Professeur Denonvilliers, *Soc. de chir.*, 1852, t. II, p. 210.)

N° 120 c. — Tronçon de colonne vertébrale, composé des sept vertèbres cervicales; luxation bilatérale incomplète en avant de la quatrième vertèbre cervicale sur la cinquième.

Cette pièce provient d'un homme de 40 ans, qui tomba du haut d'une charrette la tête la première, et resta paralysé des quatre membres. La tête était portée en avant, il pouvait la fléchir, la tourner facilement, le cou dans ces mouvements restait immobile. La mort arriva au bout de vingt-deux heures.

On constate sur cette pièce, en arrière entre la quatrième et la cinquième vertèbre, un écartement notable, au fond duquel s'aperçoit la dure-mère intacte. Les ligaments jaunes sont déchirés, ainsi que ceux des apophyses articulaires. Les apophyses articulaires de la cinquième vertèbre sont à nu et un peu saillantes en arrière; au-dessus d'elles, mais ne les ayant point encore complétement dépassés, se voit le bord inférieur des apophyses articulaires de la quatrième vertèbre portées en avant et en haut, et qui se sont creusé dans le cartilage une petite dépression qui les retient.

Le corps de la quatrième vertèbre fait en avant une saillie de quelques millimètres. Le tronçon rachidien supérieur est incliné sur l'autre de manière à remplacer la convexité normale de cette région, par un angle rentrant d'environ 155 degrés. Le ligament antérieur est rompu, le fibro-cartilage comme broyé a presque disparu, et la quatrième vertèbre ne semble plus tenir à la cinquième que par des liens fibro-celluleux ; l'artère vertébrale était intacte. La moelle était comprimée par le corps de la cinquième vertèbre saillant en arrière, et par les lames de la quatrième portées en avant.

(Professeur Trélat, *Thèse de concours d'agrégation de M. Richet, 1851, sur les luxations traumatiques du rachis*, p. 94.)

N° 720 *d*. — **Tronçon de colonne vertébrale, composé des quatre dernières vertèbres cervicales et des deux premières vertèbres dorsales; luxation bilatérale complète en avant de la sixième vertèbre cervicale sur la septième.**

Sur cette pièce qui est sans renseignements, on constate que le corps de la sixième vertèbre porté en avant où il fait une saillie considérable, dépasse dans cette direction celui de la septième de près d'un centimètre. Les ligaments antérieurs et postérieurs, ainsi que le disque, ont été complétement rompus. Les apophyses articulaires inférieures de la vertèbre supérieure sont complétement passés en avant des supérieurs de la vertèbre inférieure, et correspondent aux trous de conjugaison. L'apophyse épineuse de la septième vertèbre cervicale a été incomplétement fracturée près de sa base. Le canal rachidien est notablement rétréci au niveau de la luxation.

(Professeur Malgaigne.)

N° 720 *e*. — **Tronçon de colonne vertébrale, composé de huit vertèbres dorsales; luxation incomplète et en arrière, de la cinquième vertèbre dorsale sur la sixième, sans fracture.**

Cette pièce provient d'un homme de 25 ans, qui aidait à dresser un mât de charpente du poids de plus de 400 kilogrammes; cet homme était enfoncé jusqu'au voisinage des aisselles dans un trou creusé pour recevoir la base de cette pièce de bois, lorsqu'elle s'abattit lentement sur lui. La face antérieure du thorax s'appuyant sur le bord de la fosse, la partie la plus élevée de la région dorsale supporta la pression et le poids de ce mât, et la partie supérieure du tronc fut fortement fléchie en avant. L'individu fut à l'instant frappé de paralysie, et mourut douze jours après l'accident.

Les apophyses épineuses et les lames vertébrales qui manquent sur la pièce, ne présentaient aucune trace de fracture. Le corps de la cinquième vertèbre dorsale est situé sur un plan postérieur à celui de la sixième, et ce dernier proémine en avant dans le médiastin dans lequel du sang était épanché. La cinquième et la sixième vertèbre jouissaient d'une grande mobilité l'une sur l'autre. Tous les liens qui les unissent sont déchirés, et ces vertèbres n'étaient plus maintenues en rapport que par quelques faisceaux musculaires de la couche des gouttières vertébrales. Le grand ligament antérieur, et le ligament commun postérieur du corps des vertèbres, sont entièrement déchirés au niveau de la luxation.

Le fibro-cartilage interposé au corps des cinquième et sixième vertèbres dorsales a été, non pas déchiré, mais complètement arraché. Dans cet arrachement, le disque fibreux n'a pas suivi en entier l'une des vertèbres; une petite portion, équivalant à peine à 1/6e du diamètre total du fibro-cartilage, est restée adhérente au corps de la cinquième vertèbre; une autre, plus grande, égale à peu près aux 5/6es de son diamètre, est restée adhérente au corps de la sixième. Or, il n'y a pas seulement arrachement du tissu fibreux, mais aussi de la lame cartilagineuse qui le recouvre et le sépare de la face articulaire du corps vertébral. On voit en effet l'un et l'autre des fragments, recouverts sur leur face libre d'une lame mince de cartilage, et le tissu osseux est absolument à nu dans les points qui correspondent à l'arrachement.

Les apophyses articulaires étaient séparées les unes des autres, de manière que les inférieures (apophyses articulaires supérieures de la sixième vertèbre) se trouvent situées à près d'un centimètre au-devant des supérieures (apophyses articulaires inférieures de la cinquième vertèbre). Les fibres ligamenteuses qui les unissaient étaient entièrement déchirées. Un très-petit fragment osseux appartenant au bord de l'une de ces apophyses, était appendu à des fibres ligamenteuses qui s'inséraient sur le bord de l'apophyse correspondante. La perte de cette esquille n'altérait en rien la configuration normale de la facette articulaire ou de l'apophyse qui la supporte.

Les ligaments jaunes n'étaient pas rompus. L'état du ligament sur-épineux n'a pas été examiné.

(M. Robert, *Soc. de chir.*, 1854, t. IV, p. 132.)

ARTICLE 2.

LUXATIONS DE LA MACHOIRE INFÉRIEURE

Trois pièces seulement, nos 221, 221 *a* et 221 *b*, se rapportent à la luxation de la mâchoire inférieure, et pour les trois ce sont des exemples de luxation en avant. Sur ces pièces il est facile de constater le transport en avant du condyle, et dans une étendue beaucoup plus considérable que ne l'ont admis la plupart des auteurs. Sur ces trois pièces la luxation est bilatérale.

N° 721. — Portion de tête; luxation bilatérale de la mâchoire inférieure.

Cette pièce provient d'une femme qui s'est luxée la mâchoire inférieure en baillant. On constate sur la pièce que les ligaments sont intacts ; les condyles ne paraissent pas sensiblement portés plus en avant que dans le baillement ordinaire, seulement les apophyses coronoïdes très-longues et, chose remarquable, plus rapprochées des condyles que sur une mâchoire ordinaire, chevauchent fortement sur les os malaires, en dehors des tubercules du même nom. C'est à cette disposition que paraît due principalement la difficulté de réduction.

(Professeur Nélaton, *Revue médico-chirurgicale*, t. VI. p. 284.)

N° 721 *a*. — Portion de tête; luxation bilatérale de la mâchoire inférieure.

Sur cette pièce en assez mauvais état de conservation, on constate que les deux condyles du maxillaire ont abandonné leur cavité, qu'ils sont passés en avant de la racine transverse de l'apophyse zygomatique. Le déplacement du condyle est plus étendu à droite qu'à gauche où le masseter a été conservé; à droite le sommet de l'apophyse coronoïde dans le rapprochement forcé de la mâchoire vient arc-bouter contre le tubercule de l'os malaire.

(Professeur Nélaton, 1862.)

N° 721 *b*. — Portion de tête; luxation bilatérale de la mâchoire inférieure.

Cette pièce provient d'un homme de 32 ans, qui, il paraît, avait l'habitude de se luxer le condyle droit, et de se montrer dans cet état à ses voisins, puis il réduisait lui-même cette luxation partielle. Un jour la luxation fut double et elle persista. M. Dumarquay la réduisit avec certaines difficultés, et le malade succomba environ douze jours après. La luxation a été reproduite peu de temps après la mort, afin d'étudier les rapports des surfaces articulaires.

L'articulation temporo-maxillaire droite a été disséquée pour étudier l'articulation luxée avec les ligaments qui l'entourent; du côté gauche les muscles sont intacts, afin de bien faire voir l'apophyse coronoïde recouverte du tendon du muscle temporal. On peut voir que le condyle droit a subi un déplacement considérable ; ce déplacement est de 4 centimètres, il est venu se placer au-devant de la partie transverse de l'apophyse zygomatique, en même temps qu'il s'est un peu élevé. Le disque interarticulaire, dans le transport du condyle, a suivi cette surface articulaire jusqu'au niveau de la partie transverse de l'arcade zygomatique. La capsule articulaire, ainsi que le ligament latéral interne, n'ont subi aucune solution de continuité. L'apophyse coronoïde est portée au-dessous et en avant de la partie inférieure de l'os malaire.

(M. Demarquay, *Soc. de chir.*, 1863, 2e série, t. IV, p. 119.)

Article 3.

LUXATIONS DU STERNUM

Il n'en existe qu'une seule pièce dans le Musée. A cause de la multiplicité des lésoins que présente cette pièce, elle a été placée par M. Denonvilliers dans son catalogue avec les fractures, et elle porte le n° 66.

ARTICLE 4.

LUXATIONS DES MEMBRES SUPÉRIEURS

Comme pour les fractures, je diviserai cet article en plusieurs ordres, à savoir : 1° luxations scapulo-humérales ; 2° luxations du coude; 3° luxations du poignet; 4° luxations de la main, carpe, métacarpe et phalanges.

ORDRE PREMIER.

Luxations scapulo-humérales

Le Musée renferme vingt-sept pièces relatives aux luxations scapulo-humérales, du n° 722 au n° 731 *d* inclusivement. La plupart de ces pièces sont des exemples de luxations anciennes, et leur préparation pour quelques-unes laisse à désirer, lorsqu'on veut apprécier d'une façon exacte le déplacement. Il nous a paru que l'on pouvait cependant les classer de la manière suivante : 1° cinq pièces, n°s 722, 723, 723 *a*, 723 *b*, et 724, appartiennent à la variété sous-coracoïdienne. La pièce n° 723 *a* est un exemple de luxation, qui peut être considérée comme récente, puisque le malade a succombé environ un mois après l'accident ; elle montre l'état de cicatrice relativement avancée de la déchirure de la capsule articulaire. 2° Quatre pièces, n°s 722 *a*, 722 *b*, 722 *c* et 722 *d*, appartiennent à la variété sous-glénoïdienne ; la pièce n° 722 *a*, dont le modèle en plâtre n° 722 *b* représente la pièce avant dissection, semble appartenir à une lésion qui datait de la première enfance, car la malade la rapportait à sa nourrice qui l'avait laissée tomber à l'âge de deux ans. Mais on peut se demander, à cause de l'intégrité de la capsule et de la mauvaise conformation des surfaces articulaires, si ces malformations ne pourraient point appartenir à une lésion congéniale. 3° Il existe quatorze pièces de luxations intra-coracoïdiennes, du n° 725 au n° 730 *b*. La pièce n° 729 *a*, est particulièrement intéressante : elle présente un de ces cas rares de fracture de la tête de l'humérus au niveau du col anatomique, et de luxation dans l'aisselle de la portion osseuse détachée. 4° Deux pièces, n°s 731 et 731 *a*, sont des exemples de luxations en arrière. Pour la première la luxation est incomplète et sous-acromiale; pour la seconde, n° 731 *a*, la luxation est complète et la tête humérale est placée sous l'épine de l'omoplate.

Il ressort encore de l'examen des luxations anciennes, dans les variétés sous-coracoïdiennes et intra-coracoïdiennes, que la nouvelle cavité située en dedans du col et rapprochée par conséqnent de l'ancienne, avec laquelle elle se trouve souvent en communication, au lieu d'être creusée dans l'omoplate, présente une facette qui repose sur un plateau assez épais, qui résulte d'ossifications provenant de nouvelles sécrétions osseuses, ou bien même de débris consolidés de fractures partielles, n°s 723, 725, 726, 726 *a*, 727, 727 *a*, 728 et 730.

La tête humérale dans la luxation ancienne, est aussi généralement hypertrophiée, rugueuse, couverte d'aspérités, n°s 723, 725, 726, 726 *a*, 727 et 727 *a*.

Un certain nombre de fractures compliquent aussi assez souvent les luxations scapulo-humérale, et quelques-uns des fragments en se soudant dans les ossifications nouvelles concourent à donner un certain développement à la nouvelle, cavité. Celles que l'on rencontre le plus souvent sont : les fractures du rebord interne de la cavité glénoïde, n°s 723 *a*, 723 *b*, 726 *a*, 729 *b*, l'arrachement de la grosse tubérosité, n°s 726 *a*, 728, 730 *b*, la fracture de l'apophyse coracoïde n°s 723 *a*, 723 *b*.

Les trois pièces, n°s 731 *b*, 731 *c*, 731 *d*, sont des têtes humérales isolées qui présentent des altérations consécutives à des luxations anciennes.

N° 722. — Omoplate, clavicule et humérus gauche; luxation sous-coracoïdienne.

Cette pièce est en assez mauvais état de conservation. La tête humérale portée en dedans, sur le bord interne de la cavité glénoïde, est située au-dessous de l'apophyse coracoïde. Elle s'est creusée dans ce point, sur le bord interne de la cavité glénoïde une cavité peu profonde. La tête humérale est peu déformée, et correspond à la cavité glénoïde ; par sa grosse tubérosité, elle appartient manifestement à la variété de luxation qui a été désignée par M. Malgaigne sous le nom d'*incomplète*.

La partie supérieure du tiers moyen de l'humérus a été obliquement fracturée de haut en bas, de dehors en dedans, et il s'est formé une fausse articulation. Les extrémités fracturées se sont cicatrisées isolément, et la cicatrice a obstrué le bout supérieur du canal médullaire.

(Professeur Desault.)

N° 722 *a*. — Articulation scapulo-humérale droite, avec l'humérus et les deux os de l'avant-bras; luxation sous-glénoïdienne, consécutive à une paralysie musculaire.

Cette pièce provient d'une vieille femme de la Salpétrière, qui était paralysée depuis longtemps, mais on manque de renseignements précis. Tous les os de ce membre, clavicule, omoplate, humerus, cubitus et radius, sont notablement atrophiés, ils sont très-grèles, quoique bien conformés. Les muscles étaient complétement graisseux et atrophiés, et l'on peut voir sur le sous-scapulaire et le sous-épineux qui ont été conservés, que cette altération graisseuse est extrêmement prononcée.

La capsule articulaire scapulo-humérale était conservée intacte, seulement très-allongée, elle a été incisée verticalement pour montrer la disposition des surfaces articulaires. La cavité glénoïde est atrophiée, la tête de l'humérus est peu volumineuse, irrégulière, le cartilage d'encroûtement est altéré, aminci. La tête humérale, au lieu de correspondre à la cavité glénoïde, est immédiatement située au-dessous, à la partie antérieure du tendon de la longue portion du triceps brachial. La longue portion du biceps occupait sa position normale dans la capsule articulaire.

(M. Houel, *Soc. anat.*, 1847, t. XXII, p. 4.)

N° 722 *b*. — Modèle en plâtre de la déformation de l'épaule de la pièce précédente, n° 722 *a*, consécutive au déplacement articulaire.

(M. Houel.)

N° 722 *c*. — Modèle en plâtre d'une luxation sous-glénoïdienne.

La luxation était récente, elle siége du côté droit. Sur cette

pièce on retrouve toutes les altérations de forme qui se rapportent à cette luxation et qu'il me paraît inutile d'analyser ici.
(Professeur Broca, 1873.)

N° 722 *d*. — Portion de l'omoplate gauche, avec la partie supérieure de l'humérus; luxation sous-glénoïdienne.

Le malade sur lequel a été prise cette pièce était alcoolique ; la réduction de la luxation fut suivie quelques heures après de delirium tremens, auquel le blessé succomba au bout de deux jours.
A l'autopsie M. Benj. Anger put reproduire assez facilement la luxation. On constate sur cette pièce que la capsule est arrachée à son insertion humérale à la partie antérieure et inférieure. La tête de l'humérus, qui est entièrement sortie de sa cavité, repose sur la partie antérieure et inférieure du bourrelet glénoïdien, de telle façon, que le sillon qui sépare la grosse tubérosité de la partie cartilagineuse de la tête, correspond à la partie antérieure et inférieure du bourrelet glénoïdien.
La capsule n'étant point rompue à sa partie supérieure, forme une bride qui empêche l'ascension de la tête. Le muscle sus-épineux a, par sa contraction, arraché une partie de ses insertions osseuses, qui forment deux petits fragments détachés de la grosse tubérosité.
(M. Benj. Anger, 1877)

N° 723. — Articulation scapulo-humérale gauche; luxation sous-coracoïdienne ancienne.

La tête humérale placée à la face interne du scapulum, est située immédiatement au-dessous de l'apophyse coracoïde, dont le bec correspond encore à la moitié externe de la partie articulaire. La cavité glénoïde, malgré l'ancienneté de la lésion, est peu déformée; sa largeur a principalement diminué, elle n'est plus que de 2 centimètres 1/2 dans sa partie moyenne. Au dedans à la face interne du scapulum, se trouve la cavité nouvelle, qui présente assez régulièrement la forme de l'ancienne cavité, dans son milieu elle a 5 centimètres de hauteur sur 4 de largeur. Sa partie supérieure et interne est limitée par une crête osseuse qui donnait insertion à des éléments fibreux, débris de la capsule accidentelle.
La tête humérale est hypertrophiée ; cette augmentation de volume s'est principalement opérée au dépens du diamètre vertical, d'où résulte un léger aplatissement de la tête.
(M. Stanski, 1838.)

N° 723 a. — Articulation scapulo-humérale droite; luxation sous-coracoïdienne réduite ; état de l'articulation un mois après la réduction.

Cette pièce provient d'un homme de 63 ans, qui est tombé dans un escalier ; la tête est d'abord venue frapper la muraille, puis il est tombé sur les marches et c'est le côté droit qui a porté.

Apporté à l'hôpital Saint-Louis, M. Denonvilliers constata que le moignon de l'épaule droite était porté en arrière et aplati en dehors, le muscle deltoïde était tendu sans dureté. L'acromion était très-saillant ; il existait un vide très-marqué au-dessous de lui, et l'on ne pouvait sentir la tête humérale dans ce point. Les doigts ne rencontraient point de saillie osseuse dans le creux de l'aisselle. Le creux sous-claviculaire était remplacé dans sa moitié externe par un soulèvement, que l'on reconnut facilement être produit par la tête humérale. Le coude était porté en arrière et le malade ne pouvait le ramener en avant. La mensuration pratiquée du sommet de l'acromion à l'épicondyle, ne donnait point de différence sensible de longueur dans les deux bras.

Quelques heures après l'entrée du malade à l'hôpital, des tentatives de réduction, à l'aide du chloroforme, ne furent point suivies de succès, tandis que, le lendemain matin, M. Denonvilliers réussit à réduire sans trop de difficulté. Le malade est mort de pneumonie un mois après son accident.

On constate sur la pièce, l'existence d'une fracture du bec de l'apophyse coracoïde, qui est divisé en deux fragments, assez exactement maintenus d'ailleurs par le tendon de la courte portion du biceps.

Sous le tendon du muscle sous-scapulaire, dont les insertions à l'omoplate ont été détruites, existe une ouverture placée verticalement au-dessous de l'apophyse coracoïde, longue de 1 centimètre 1/2 environ, et qui est l'orifice normal par lequel se prolonge, sous le tendon du sous-scapulaire, la synoviale. La capsule ne présentait point d'autre ouverture ; mais, au-dessous de cette fente, et dans sa direction, on voit des fibres saillantes comme réunies en faisceau, et qui disparaissent un peu plus bas; elles sont constituées par la cicatrice de la capsule déchirée.

L'articulation a été ouverte en arrière, et on constate que, dans le point correspondant au faisceau que je viens d'indiquer, des fibres pseudo-membraneuses vont du bord de la cavité glénoïde à la portion voisine de la synoviale.

La cavité glénoïde a éprouvé une perte de substance ; son bord antérieur a disparu, de sorte qu'elle est limitée en avant suivant une ligne verticale au lieu d'être curviligne, comme dans l'état normal. Le bourrelet glénoïdien correspondant manque dans ce point; il est refoulé en bas sous forme de bandelette recouverte, d'un côté par le cartilage d'encroûtement, et de l'autre par le tissu osseux détaché, et adhère à la partie inférieure de la capsule. L'adhésion ne s'est point opérée dans toute l'étendue. Le tissu cartilagineux, qui est appliqué sur la synoviale, est libre d'adhérence; le tissu osseux seul a pu s'unir à la séreuse, Toute la face antérieure de la cavité glénoïde et la partie voisine de la fosse sous-scapulaire, sont doublées par une couche osseuse de plusieurs millimètres d'épaisseur, spongieuse, facile à couper avec le scalpel.

La tête humérale n'a plus la forme d'une demi-sphère; elle a subi une perte de substance au niveau de son bord postérieur, et son diamètre vertical l'emporte de plus de 1 centimètre sur son diamètre antéro-postérieur. Elle présente une surface plane, régulière, que l'on pourrait comparer à une section faite par une scie, et cependant il n'existe d'autres traces du fragment osseux absent, que deux petites lamelles intimement unies à la portion de la capsule correspondante.

(Professeur Denonvilliers, *Soc. anat.*, 1853, t. XXVIII, p. 163.)

N° 723 *b*. — Articulation scapulo-humérale droite; luxation sous-coracoïdienne ancienne non réduite.

L'apophyse coracoïde a été fracturée au niveau de sa partie moyenne; le fragment qui ne s'est point consolidé est maintenu en place par des éléments fibreux. La moitié antérieure de la cavité glénoïde a été fracturée verticalement, et les fragments refoulés en dedans à la face interne du scapulum, se sont consolidés dans cette position, où ils sont venus former une cavité supplémentaire rugueuse, inégale, dépourvue de cartilage. Le cartillage articulaire de la cavité glénoïde, quoique la lésion soit de date ancienne, présente une cassure abrupte, sans trace de cicatrice sur ces bords; la lésion semble récente.

La tête humérale a été fracturée verticalement dans son tiers postérieur. Cette partie fracturée est usée, lisse et reposait encore dans l'ancienne cavité, tandis que les deux tiers antérieurs recouverts de leur cartilage, qui est aminci, correspondaient à la nouvelle cavité. Le cartilage articulaire de la tête au niveau de la fracture est lisse, aminci, et semble cicatrisé.

(Professeur Malgaigne).

N° 724. — Modèle en cire de la partie supérieure du tronc; luxation sous-coracoïdienne du côté gauche, accompagnée de luxation de l'extrémité externe de la clavicule.

Cette pièce, qui a été modelée en cire, provient d'un homme qui, étant monté sur un âne, a été jeté à terre, et l'épaule gauche seule a supporté le poids de la chute. La luxation de l'épaule a été irréductible.

On constate sur le modèle en cire, une tuméfaction énorme du creux sous-claviculaire; le relief en est formé par la tête de l'humérus. La saillie de la clavicule a, en grande partie, disparu dans ses deux tiers externes; le moignon de l'épaule est aplati; le bras est éloigné de l'axe du corps. L'extrémité externe de la clavicule a passé au-dessus de l'acromion.

(Professeur Gerdy.)

N° 725. — Articulation scapulo-humérale gauche; luxation intra-coracoïdienne ancienne.

Dans cette variété de luxation, dont cette pièce est un très-bel exemple, la cavité glénoïde est assez déformée; elle est en contact direct avec la partie postérieure de la grosse tubérosité humérale, dont le volume s'est notablement accru, par suite de l'hypertrophie qu'a déterminée le contact des deux surfaces osseuses.

La nouvelle cavité située à la face interne du scapulum est placée au-dessous et en dedans de l'apophyse coracoïde. Une portion de la tête humérale, qui n'est plus articulaire, est séparée de l'autre par une crête osseuse. La tête de l'humérus a éprouvé un mouvement de rotation sur son axe, qui a porté la coulisse bicipitale en dehors et en arrière.

(M. Lenoir.)

N° 726. — Articulation scapulo-humérale droite; luxation intra-coracoïdienne ancienne.

La cavité nouvelle est située en dedans de l'ancienne cavité, dont le diamètre transverse est notablement diminué, par suite de fracture verticale probable. Cette cavité nouvelle a une configuration ovoïde assez régulière, elle regarde en avant et en dedans. Le point de la face interne du scapulum qui la supporte est le siége de sécrétions osseuses considérables, au sein desquelles elle se trouve creusée. Il est très-probable que des débris osseux de l'ancienne cavité, ont été englobés dans les produits de nouvelle sécrétion.

La tête humérale est très-volumineues; sa partie antérieure, qui était située en dehors de la nouvelle cavité, est devenue rugueuse, inégale. La grosse tubérosité est séparée de la partie articulaire par une gouttière profonde, qui pourrait faire croire à tort à une perte de substance. La face inférieure de l'apophyse coracoïde présente une facette articulaire, qui est en rapport avec la partie supérieure de la tête de l'humérus. Le grand trochanter, par sa partie supérieure est en rapport avec la cavité glénoïde ancienne.

N° 726 *a*. — Articulation scapulo-humérale droite; luxation intra-coracoïdienne ancienne.

La cavité glénoïde, un peu entamée à sa partie interne, où existe une crête osseuse, débris probable d'une fracture, est rétrécie transversalement, et dépourvue en grande partie de son cartilage d'encroûtement. La nouvelle cavité est creusée sur le col de l'omoplate, et un peu la fosse sous-scapulaire; elle est complétée à sa surface inférieure et interne, par un plateau osseux qui résulte des débris de la fracture de la partie interne de la cavité glénoïde et de nouvelles sécrétions périostiques. En haut, cette cavité remonte jusqu'à la racine de l'apophyse coracoïde; en bas, elle descend notablement au-dessous de la cavité glénoïde.

La tête de l'humérus très-hypertrophiée est rugueuse, dépourvue de cartilages et couverte de nombreuses aspérités. La grosse tubérosité a été arrachée et brisée en un grand nombre de fragments non consolidés, mais qui ont été maintenus en rapport par les tendons des muscles sous-épineux grands et petits ronds.

(Professeur Malgaigne.)

N° 726 *b*. — Articulation scapulo-humérale gauche; luxation intra-coracoïdienne.

Cette pièce, sans renseignements, est assez mal préparée; la tête humérale, portée en dedans et en avant, repose sur la partie interne du col glénoïdien, et l'humérus a éprouvé un mouvement de rotation sur son axe de dedans en dehors.

(Professeur Malgaigne.)

N° 727. — Articulation scapulo-humérale gauche; luxation intra-coracoïdienne ancienne.

La cavité glénoïde est considérablement déformée, elle a environ 1 centimètre de largeur. La nouvelle cavité, creusée au milieu d'un dépôt osseux assez considérable de matière osseuse, située à la face interne du col du scapulum, est en rapport avec une petite portion de la tête humérale hypertrophiée, qui est séparée de la grosse tubérosité par une rainure profonde. La portion antérieure de la tête humérale, qui n'est plus articulaire, est devenue rugueuse, inégale, elle est couverte d'aspérités.

(M. Demeaux, *Soc. anat.*, 1836.)

N° 727 *a*. — Articulation scapulo-humérale droite; luxation intra-coracoïdienne ancienne.

Sur cette pièce, qui a été conservée dans l'alcool, on constate que la tête humérale est située en dedans de l'apophyse coracoïde qui, par son bec, correspond à la grosse tubérosité humérale hypertrophiée. Une capsule fibreuse complète, assez épaisse, entourant la nouvelle articulation, a été incisée, et on voit qu'il existe à la partie interne du col de l'omoplate, une nouvelle cavité profonde, qui ne pouvait contenir cependant qu'une portion assez restreinte de la tête humérale qui est notablement hypertrophiée, dépourvue de cartilages, rugueuse, inégale. La cavité ancienne est très-rétrécie, de nombreuses brides fibreuses assez résistantes s'étendent de la face interne de la capsule articulaire, à la tête humérale sur laquelle elles viennent s'insérer.

(M. Houel.)

N° 727 *b*. — Modèle en plâtre d'une luxation intra-coracoïdienne ancienne, non réduite.

Le moignon de l'épaule est très-aplati, et on distingue en avant une saillie arrondie, qui est produite par la tête de l'humérus.

(Professeur Laugier.)

N° 728. — Articulation scapulo-humérale gauche; luxation intra-coracoïdienne ancienne, avec fracture par arrachement de la grosse tubérosité de l'humérus, qui s'est consolidée.

La cavité glénoïde est recouverte par des débris de la capsule articulaire; la cavité paraît intacte dans toute son étendue, ce qui peut s'expliquer par la fracture de la grosse tubérosité. La nouvelle cavité rugueuse inégale est située en dedans de l'ancienne, à la face interne du col de l'omoplate. Cette nouvelle cavité, assez mal conformée, n'est en rapport qu'avec la partie postérieure de la tête humérale, qui n'est cependant pas très-hypertrophiée.

N° 729. — Articulation scapulo-humérale gauche; luxation intra-coracoïdienne ancienne.

La tête humérale a été fracturée en dedans du col anatomique, obliquement de haut en bas et d'avant en arrière, le fragment ainsi détaché est luxé en dedans, et fixé à la partie interne de l'apophyse coracoïde. Il existe donc à la fois sur cette pièce une fracture intra-capsulaire de la tête humérale et luxation intra-coracoïdienne de la portion osseuse détachée. Ces deux lésions ont été évidemment produites par la même cause. La portion de tête luxée, adhère intimement par sa surface de fracture au moyen d'éléments fibreux, à l'apophyse coracoïde. La portion d'épiphyse, restée adhérente à la diaphyse, a été maintenue en rapport avec la cavité glénoïde qui est conservée, par des brides fibreuses, qui réunissent en bas et en arrière cette portion de l'humérus à l'omoplate. Les deux tubérosités humérales sont déformées ainsi que le corps de l'humérus.

N° 729 *a*. — Articulation scapulo-humérale gauche, avec luxation en avant de la tête humérale, qui a été fracturée au niveau du col chirurgical; il existe aussi une fracture du col anatomique.

Cette pièce provient d'une femme de 83 ans, qui est tombée seulement de sa hauteur sur le sol, le coude gauche étant écarté du tronc. A son entrée à l'hôpital, M. Lenoir constata une tuméfaction notable de la partie supérieure du bras gauche, avec ecchymose assez étendue de sa partie interne, un raccourcissement de 2 centimètres, et une crépitation rude et multiple pendant les mouvements de rotation et d'élévation du bras. On diagnostiqua une fracture du col chirurgical de l'humérus, puis, après l'application de quelques résolutifs pendant quelques jours, on appliqua un appareil de fracture, qui fut maintenu pendant près de trois mois.

On constate sur cette pièce une fracture du col anatomique de l'humérus ; la tête humérale, recouverte de son cartilage, adhère au pourtour de la cavité glénoïde par une petite portion de la capsule articulaire qui s'insère dans l'étendue de quelques millimètres sur la rainure qui sépare la tête de la grosse tubérosité. Cette tête humérale, luxée en dedans et en bas, est venue se placer dans l'aisselle, à la hauteur de la troisième côte, après avoir éprouvé un mouvement de bascule, d'où résulte que sa face articulaire regarde en avant.

Quoique les fragments soient consolidés, il est encore facile de reconnaître qu'il existe, en outre, une fracture du col chirurgical de l'humérus. La cavité glénoïde ne présente aucune déformation.

(M. Lenoir.)

N° 729 *b*. — Articulation scapulo-humérale gauche ; luxation intra-coracoïdienne ancienne.

Sur cette pièce, qui est en assez mauvais état de conservation, on constate qu'il existe une fracture du col chirurgical de l'humérus. Le fragment supérieur, qui représente la tête humérale profondément déformée, aplatie latéralement, est soudé à la diaphyse humérale.

La cavité glénoïde a été fracturée à sa partie interne, aussi elle est notablement rétrécie ; à la face interne du col du scapulum, existe un plateau osseux assez large et épais, à la surface duquel s'observe une surface lisse articulaire, à bords rugueux irréguliers. La portion osseuse, qui représente les débris de la tête, s'articulait avec cette partie aplatie, éburnée, et paraissait glisser à sa surface dans les différents mouvements que pouvait encore exécuter l'épaule.

(Professeur Malgaigne.)

N° 730. — Articulation scapulo-humérale droite; luxation intra-coracoïdienne ancienne, variété sous-claviculaire.

Le déplacement sur cette pièce est considérable; la tête de l'humérus a dépassé de beaucoup en dedans le bord interne de l'apophyse coracoïde, elle s'est en même temps portée en haut et correspond à la partie moyenne de la clavicule.

La cavité glénoïde ancienne est recouverte des débris de la capsule articulaire et du tendon du muscle sous-épineux, dont l'extrémité rompue contient un noyau osseux, qui résulte probablement de l'arrachement d'une partie de la grosse tubérosité. La cavité nouvelle, située à la face interne du scapulum, est très-irrégulière et d'un diamètre considérable, qui est en rapport avec celui de la tête de l'humérus qui est très-hypertrophiée.

N° 730 *a*. — Modèle en plâtre d'une luxation intra-coracoïdienne du côté gauche.

Sur ce moule on constate le relief considérable que fait en dedans de l'apophyse coracoïde, la tête humérale.

(Professeur Nélaton.)

N° 730 *b*. — Articulation scapulo-humérale gauche, avec la portion correspondante du thorax; luxation intra-coracoïdienne récente.

Cette pièce provient d'un homme de 60 ans, qui n'a pu préciser la nature de l'accident dont il a été victime, et qui a déterminé la mort au bout de quatre jours, sans que rien n'ait pu être tenté pour la réduction de la luxation.

On constate sur cette pièce que la tête de l'humérus, qui a abandonné la cavité glénoïde, est portée en avant, et qu'elle correspond à la moitié de la longueur de la clavicule, dont elle est très-rapprochée de la face inférieure. La tête de l'humérus est située sous le muscle petit pectoral qui a été incisé; elle refoule en dedans les vaisseaux et nerfs axillaires sur lesquels elle appuie. La grosse tubérosité a été arrachée et est restée adhérente aux tendons des muscles sus-épineux, sous-épineux et petit rond. La petite tubérosité est intacte ; c'est, au contraire, le tendon du muscle sous-scapulaire qui a été arraché ; le tendon de la longue portion du biceps, sorti de la gouttière et dévié de sa direction, traverse obliquement la cavité glénoïde qui est intacte, et ne présente aucune trace de fracture.

(M. Raynaud, *Soc. anat.*, 1859, 2e série, t. IV, p. 221.)

N° 731. — Articulation scapulo-humérale gauche; luxation sous-acromiale incomplète.

Cette pièce a été prise sur un carrier qui était tombé d'une hauteur d'environ 30 pieds, que des lésions graves, siégeant du côté des centres nerveux, emportèrent en quelques heures. La luxation, qui avait été réduite, fut ensuite reproduite après la mort pour en observer les caractères.

On constate que la capsule a été déchirée dans sa partie supérieure et postérieure ; la grosse tubérosité a été arrachée, et elle est entraînée en haut, sous la voûte acromio-claviculaire, par les muscles sus et sous-épineux ; elle est, en outre, divisée en deux, et le fragment postérieur très-petit correspond à une petite portion du sous-épineux.

La tête humérale, éloignée de sa cavité, autant que le permettent les portions antérieure et inférieure de la capsule demeurée intacte, est située sous l'angle postérieur de l'acromion, sans point de contact avec l'épine de l'omoplate ; elle ne s'appuie pas sur le col de l'os, mais sur le rebord postérieur de la cavité glénoïde. Dans cette position, les deux tiers de sa surface articulaire sont en dehors de la cavité glénoïde ; l'autre tiers la regarde encore, d'où résulte que le *déplacement est incomplet.*

(M. Maisonneuve, *Soc. de chir.*, 1852, t. III, p. 194.)

N° 731 a. — Articulation scapulo-humérale du côté droit; luxation sous-épineuse, avec fractures multiples de l'omoplate.

Cette pièce a été recueillie sur un homme de 62 ans, charretier, qui était tombé sur le dos, et la roue de la voiture, du poids de 3,500 kilogrammes, a passé obliquement de bas en haut sur le côté droit du thorax et de la face.

La paroi antérieure de l'aisselle et la portion du thorax qui correspondait au grand pectoral, à la fosse sous-épineuse et au rhomboïde du côté droit, étaient le siége d'un gonflement très-considérable, mou, élastique, très-sonore à la percussion; il donnait, à la pression, la sensation de la crépitation de l'emphysème. A son centre, on constatait un gargouillement très-accusé.

Le moignon de l'épaule était tuméfié; le deltoïde était comme soulevé par un épanchement. L'acromion était saillant et le doigt constatait au-dessous un vide très-prononcé ; on ne pouvait y sentir la tête humérale, qui était placée à près de 4 centimètres en arrière et en dedans du sommet de l'acromion, sous l'épine du scapulum. Elle formait, à ce niveau, une saillie considérable superficielle, comme si elle était sous-cutanée, facile à circonscrire, et sur laquelle on pouvait même reconnaître les deux tubérosités.

Le bras était dans la rotation en dedans, l'avant-bras fléchi à angle droit, le coude écarté du tronc dont il pouvait facilement être rapproché. Si on l'éloignait du corps, on sentait descendre la tête de l'humérus de haut en bas sur la face postérieure du col glénoïdien, et elle pouvait ainsi s'abaisser de plus de 3 centimètres au-dessous de l'épine de l'omoplate. En mesurant les deux bras rapprochés du tronc et dans la même position, on trouvait, du sommet de l'acromion à l'épicondyle, 30 centimètres pour le côté malade et 33 pour le côté sain.

On n'éprouvait aucune résistance à mouvoir le bras; les mouvements paraissaient peu douloureux, ce que M. Bidard attribue à l'état grave dans lequel était ce malade. La moindre traction permettait de réduire facilement la luxation, qui était bientôt reproduite par le malade lui-même et de la manière suivante : pour changer de position, il saisissait la main du côté luxé avec celle du côté sain, de manière à l'apporter au-dessus de la tête. Or, dans ce mouvement, les surfaces articulaires s'abandonnaient en faisant entendre un bruit de craquement très-prononcé, et la main, appliquée sur le moignon de l'épaule, sentait nettement la tête humérale basculer autour du rebord glénoïdien.

Autopsie. — Le creux de l'aisselle contenait une grande quantité de caillots sanguins; tous les muscles de la moitié droite du thorax et ceux du bras droit étaient ecchymosés. Le grand pectoral était nettement coupé dans le sens vertical, à 8 centimètres de son insertion humérale. Le deltoïde était déchiré en deux points : la première rupture était verticale et divisait son faisceau claviculaire en deux parties égales; la seconde, transversale, était au niveau de la fosse sous-épineuse et étendue dans toute la largeur de cette fosse. Le muscle sous-épineux était contus dans son tiers externe, mais incomplétement divisé. Le grand rond était coupé à sa partie moyenne; le petit rond était broyé et presque réduit à sa substance tendineuse. Le sus-épineux, le sous-scapulaire et le grand dorsal étaient à peine altérés.

Les six premières côtes étaient fracturées; les deux premières n'offraient qu'une cassure, les autres étaient divisées en deux ou trois fragments. Le poumon droit adhérait aux côtes par de fausses membranes épaisses, résistantes et anciennes, dans presque toute sa face externe. Au niveau de ces adhérences, on trouvait trois déchirures de plus de 1 centimètre de longueur.

L'omoplate, comme cela se voit encore sur la pièce anatomique, est divisé en petits fragments par une fracture comminutive qui intéresse la moitié inférieure de son bord axillaire, les deux tiers inférieur et interne de la fosse sous-épineuse et le quart interne de l'épine. La cavité glénoïde n'est pas altérée.

L'examen de l'articulation acromio-claviculaire a permis de constater une petite déchirure de la partie antérieure et un peu inférieure de sa capsule : cette déchirure est beaucoup trop petite pour permettre le moindre déplacement. Cette extrémité externe de la clavicule droite, offre une variété de luxation incomplète tout à fait remarquable. En effet, les ligaments conoïde et trapézoïde sont complétement arrachés de leur insertion claviculaire, et la ligne rugueuse à laquelle ils s'insèrent est dénudée.

La capsule de l'articulation scapulo-humérale présente deux larges déchirures : la première comprend toute la partie supérieure de la capsule; la seconde, toute sa face postérieure et une partie de sa face inférieure. Elles sont séparées par une bandelette ligamenteuse non déchirée, de 3 centimètres de largeur, constituée par les tendons des muscles sus et sous-épineux. Les surfaces articulaires ne sont point fracturées, le tendon de la longue portion du biceps est arraché de sa gouttière, il est très-aplati, un peu éraillé, mais non rompu.

La tête de l'humérus ne peut sortir par l'ouverture supérieure de la capsule, quoique cette ouverture soit assez large pour lui livrer passage; elle est arrêtée par le ligament acromio-coracoïdien. Mais elle s'échappe facilement par la déchirure inférieure, repoussant en arrière et en haut le muscle sous-épineux qui est profondément altéré. Lorsque l'humérus est abaissé, la tête articulaire occupe la portion externe de la fosse sous-épineuse, et est située immédiatement au-dessous du bord externe de l'omoplate.

(Professeur Denonvilliers, *Soc. anat.*, 1853, t. XXVIII, p. 265.)

N° 731 *b*. — Portion supérieure de l'humérus gauche; rainure creusée dans la tête.

Cette pièce, qui a été trouvée dans une luxation scapulo-humérale ancienne, présente à sa partie postérieure sur la tête humérale, une rainure profonde qui devait correspondre au bord antérieur de la cavité glénoïde. Il existait plusieurs corps étrangers articulaires. La grosse tubérosité paraît avoir été en partie fracturée.

(Professeur Malgaigne.)

N° 731 *c*. — Portion supérieure de l'humérus gauche; fracture consolidée de la tête.

On observe sur cette pièce une fracture de la grosse tubérosité qui s'est consolidée, avec une nouvelle facette articulaire éburnée, située à la partie postérieure de la tête, et qui résulte des suites d'une ancienne luxation non réduite.

(Professeur Malgaigne.)

N° 731 *d*. — Portion supérieure de l'humérus droit; déformation de la tête.

Sur cette pièce, on observe des déformations assez notables de la tête de l'humérus, qui sont consécutives à une ancienne luxation scapulo-humérale non réduite.

(Professeur Malgaigne.)

ORDRE 2.

Luxations du coude.

Les pièces de luxations du coude sont au nombre de 21, du n° 732 au n° 736 *c* inclusivement. On y retrouve des exemples de presque toutes les variétés décrites dans les livres classiques. On en compte huit variétés, à savoir: 1° luxations du radius seul en avant, six pièces, n°s 732, 733, 733 *a*, 733 *b*, 733 *c*, 733 *d*; 2° luxation du radius en arrière, n° 733 *e*; 3° luxations incomplètes des deux os de l'avant-bras en arrière et souvent un peu en dedans, quatre pièces, n°s 734, 734 *a*, 734 *b*, 734 *c*; 4° luxation latérale externe des deux os de l'avant-bras, n° 735; 5° luxations latérales internes incomplètes des deux os de l'avant-bras, trois pièces, n°s 735 *a*, 735 *b*, 735 *c*; 6° luxations latérales externes complètes sus-épicondyliennes, n°s 735 *d*, 735 *e*. Ce sont deux modèles en plâtre du même individu ; dans l'un, le bras est moulé dans l'extension ; dans l'autre, il est dans la flexion ; 8° luxation complète des deux os de l'avant-bras en arrière, nos 736 *a*, 736 *b* ; 9° luxation isolée des deux os de l'avant-bras en sens inverse, du cubitus en arrière, du radius en avant, n° 736 *c*.

N° 732. — Portion inférieure de l'humérus gauche, avec les deux os de l'avant-bras; luxation du radius en avant.

La tête du radius, portée en avant et en dedans, répond au bord interne de l'apophyse coronoïde, et sa partie la plus supérieure se trouve au niveau du bec coronoïdien. Cette tête est d'ailleurs très altérée dans sa forme, elle est légèrement conique avec sa base refoulée en manière de champignon ; dans la flexion, elle allait heurter contre une dépression creusée sur la face externe de l'humérus. La flexion était ainsi limitée, et l'apophyse coronoïde n'arrivait plus à sa petite cavité antérieure. Il n'y a plus trace de la surface articulaire du condyle huméral. Le ligament latéral externe et l'annulaire ne sont point rompus ; ce dernier ou du moins la bride fibreuse que je considère comme tel, a seulement passé au-dessous de la cupule du radius qu'elle étrangle.

Le cubitus a subi un mouvement d'inclinaison en dehors, comme s'il eût été attiré par les muscles de l'épicondyle ; de telle sorte que le bord interne de l'apophyse coronoïde, déborde un peu en dedans le bord de la poulie, et que l'avant-bras forme avec l'humérus un angle ouvert en dehors de 135 degrés.

(M. Prestat, *Soc. anat.*, 1837, t. VII, p. 37.)

N° 733. — Articulation du coude gauche; luxation ancienne de l'extrémité supérieure du radius en avant.

L'extrémité inférieure articulaire de l'humérus est notablement déformée, la poulie articulaire se confond presque avec la petite tête humérale. L'avant-bras est dans une demi-flexion, et le radius placé en avant de l'humérus, a déterminé sur cette face plusieurs excavations irrégulières, dont une est située en dedans de la cavité coronoïde qui est effacée. L'apophyse coronoïde est elle-même en grande partie usée, *l'épicondyle est atrophié, et l'épitrochlée hypertrophiée*. Le ligament coronaire n'est point rompu, il est seulement situé au-dessous de la cupule radiale. Le radius dont l'extrémité supérieure est déformée, est en pronation.

N° 733 a. — Modèle en plâtre d'une luxation de la partie supérieure du radius droit en avant.

La cupule du radius sur ce moulage, est immédiatement située en avant de l'apophyse coronoïde.
(Professeur Nélaton, 1862.)

N° 733 b. — Modèle en plâtre d'une luxation en avant de la partie supérieure du radius gauche.

L'avant-bras est en demi-pronation, et la partie supérieure du radius correspond à la partie antérieure du cubitus.
(Professeur Nélaton, 1862.)

N° 733 c. — Luxation chez le même individu de l'extrémité supérieure des deux radius en avant.

Ces pièces proviennent d'un homme de 53 ans qui est mort à Bicêtre de paralysie générale; pendant la vie on n'avait rien remarqué du côté des coudes, ni dans les mouvements de l'avant-bras. Après la mort on a constaté que les mouvements de pronation et de supination étaient faciles, et avaient leur étendue normale. La flexion et l'extension étaient bornées : la première par la rencontre de la tête radiale avec l'humérus, la seconde par la tension du ligament antérieur qui présente un épaississement considérable.

Une incision verticale du ligament antérieur avec écartement des bords, permet de constater que l'extrémité supérieure du radius est irrégulière, déformée et un peu hypertrophiée ; la cupule est cependant encore appréciable, surtout sur l'un des radius. Elle est érodée dans différents points : en haut est un point limité qui répond à la partie la plus élevée de la tête, et qui regarde le bord tranchant du condyle huméral ; en arrière on trouve une surface oblique, érodée qui répond à la face antérieure du condyle. Le radius porté en haut et en avant dans les mouvements de flexion, venait en contact de la partie inférieure de la face antérieure de l'humérus. Le condyle huméral présente une surface plane et rugueuse qui est en regard de la partie postérieure de la tête radiale. La petite cavité sygmoïde du cubitus est plus plane que dans l'état normal. La cavité coronoïdienne de l'humérus est effacée, ce qui prouve que le bec coronoïdien ne s'y logeait plus depuis longtemps. L'origine et le début de cette lésion sont ignorés, mais sa duplicité peut faire croire à la congénialité.
(M. Hayem, *Soc. anat.*, 1864, 2e série, t. IX, p. 56.).

Nº 733 *d*. — Humérus gauche, avec les deux os de l'avant-bras; luxation probable en avant et en dehors de l'extrémité supérieure du radius.

Cette pièce provient d'une femme de 28 ans, qui était rachitique depuis son enfance ; elle présentait une double incurvation de la colonne vertébrale, avec une coxalgie du côté gauche. Cette femme, dont l'intelligence était très-bornée, prétendait que vers l'âge de trois ans, elle était tombée sur le coude gauche, qui était resté depuis difforme.

Si on examine ces os avec soin on constate que, la tête de l'humerus est aplatie latéralement et atrophiée, l'os est en outre tordu. Le radius qui est en pronation forcée, présente une déformation notable de son extrémité supérieure, qui est aplatie de dedans en dehors, et dépasse en haut la petite tête humérale atrophiée, et en avant de laquelle elle se trouve située ; cette extrémité radiale fait dans ce point une saillie assez considérable en avant. S'agit-il ici d'une luxation congénitale ou traumatique, malgré la narration de la chute qu'a faite la malade, je pencherais volontiers vers la première opinion.

(M. Mauricet.)

Nº 733 e. — Articulation du coude du côté droit; luxation de l'extrémité supérieure du radius en arrière, soudure complète des deux os de l'avant-bras à la partie supérieure.

Cette pièce a été trouvée par hasard sur une jeune femme fortement constituée, et sur laquelle il n'a point été possible d'obtenir de renseignements. La flexion et l'extension du coude s'exécutaient avec précision, les mouvements du radius étaient complétement abolis, l'avant-bras était en pronation forcée et permanente. Tous les muscles fléchisseurs et extenseurs étaient bien développés, le rond pronateur et le long supinateur, ainsi que le carré pronateur, étaient atrophiés et en partie graisseux.

L'épitrochlée et la trochlée humérale sont parfaitement conformées, mais le petit condyle huméral est profondément modifié, on n'en trouve qu'un vestige à la partie antérieure. En arrière, à la place du condyle se trouve une rainure verticale étroite et peu profonde, qui répond à l'extrémité supérieure du radius atrophié. La petite portion antérieure est recouverte de cartilage. L'épicondyle n'est ni déplacé, ni déformé, l'extrêmité supèrieure du cubitus est normale.

Le radius a perdu le tiers de son volume dans la partie supérieure, son extrémité supérieure n'est plus représentée que par un tubercule à peine renflé, qui est placé derrière le vestige du petit condyle huméral, point de trace de la cupule, ni de son rebord. Cette extrémité luxée se termine par une saillie inégale, sur laquelle se perdaient quelques trousseaux ligamenteux. Depuis le sommet de la tête, jusqu'au niveau de la réunion de son tiers supérieur avec le tiers moyen, le radius est soudé avec le cubitus, la fusion très-marquée surtout au niveau de la tubérosité bicipitale, est tellement complète, qu'une rainure marque seule la limite des deux os. L'ankylose a lieu dans la pronation forcée, et le radius croise à angle aigu le tiers supérieur du cubitus.

Cette pièce provient d'une femme agée de 30 à 40 ans, et cette articulation jouissait des mouvements de flexion et d'extension, de supination et de pronation presque aussi étendus que dans l'état normal.

L'articulation radio-cubitale inférieure n'est point soudée. M. Verneuil pense que cette lésion n'est point congénitale, mais le doute me paraît permis, en l'absence de tous renseignements.

(Professeur Verneuil, *Union médicale*, 1852, p. 421.)

N° 734. — Articulation du coude du côté gauche; luxation incomplète des deux os de l'avant-bras en arrière et en dedans.

Le cubitus est incomplétement luxé en arrière, l'apophyse coronoïde s'aperçoit presque tout entière au-dessous de la poulie humérale. Elle est usée, émoussée et sa surface antérieure est devenue articulaire. La gorge de la poulie et la petite tête de l'humérus sont rugueuses; la cavité olécrânienne est en grande partie comblée par de la graisse et du tissu fibreux. Le cubitus qui est en même temps luxé en dedans, dépasse dans cette direction le rebord interne de la poulie d'environ 6 millimètres, et un petit os sesamoïde s'est développé, pour fournir un nouveau point d'appui à la portion excédante du bord interne de l'olécrane.

Le radius est porté un peu plus en arrière que le cubitus, mais il n'a point abandonné complétement le condyle huméral, à la partie postérieur duquel il s'est creusé une cavité, qui est complétée par un os sesamoïde situé en dehors et en arrière. La portion du condyle située en avant de la tête radiale, a une épaisseur de 11 millimètres et est recouverte par une plaque osseuse mobile. Comme le cubitus, le radius est aussi porté en dedans.

(M. Hermelin, *Soc. anat.*, 1838, t. XIII, p. 268.)

N° 734 a. — Articulation du coude du côté gauche; luxation incomplète des deux os de l'avant-bras en arrière.

Cette pièce a été trouvée sur le cadavre d'une fille de 28 ans.

Cette lésion remontait à plus de sept ans. Le bras était fléchi à peu près à angle droit.

L'olécrâne fait, en arrière de l'humérus, une saillie considérable, la distance qui le sépare de l'épitrochlée est de 35 millimètres. Cette apophyse a conservé sa forme; son échancrure sygmoïde est également libre et régulière. L'apophyse coronoïde du cubitus, loin d'avoir perdu de son volume, est hypertrophiée; elle repose dans une rainure profonde creusée sur la partie postérieure de la trochlée, plus près du bord externe que de l'interne. Le sommet de cette apophyse, surmonté par un tubercule osseux, fait saillie dans la partie inférieure de la cavité olécrânienne. La cupule radiale n'a point subi de déformation; elle est également portée en arrière et répond par son bord antérieur à la partie de l'humérus qui est située au-dessus et en dehors du condyle de l'humérus, entre la cavité olécrânienne et l'épycondyle.

L'épitrochlée normale en avant est hypertrophiée en arrière, où elle se confond avec le rebord interne de la trochlée. La partie antérieure de la throchlée est à peu près intacte; elle est seulement un peu rétrécie; la partie postérieure est profondément échancrée pour recevoir le bec coronoïdien.

La petite tête du condyle de l'humérus n'est plus visible en arrière, où elle est remplacée par une excavation qui reçoit le bord antérieur de la tête du radius. En avant le condyle de l'humérus normal, est un peu projeté en haut et en dedans. Ce qui rend cette disposition plus remarquable, c'est que le bord externe de l'humérus et l'épicondyle qui le termine n'ont pas suivi ce mouvement; en sorte que la distance qui sépare ces deux points, laquelle n'est dans l'état normal que de 10 millimètres environ, se trouve ici de près de 30 millimètres. Par suite de cette disposition, la face externe de l'humérus acquiert beaucoup de largeur en bas, et la bifurcation externe de son bord antérieur se dirige transversalement sur le condyle transporté sur la ligne médiane.

La cavité coronoïde a beacoup diminué de capacité, ainsi que la cavité olécrânienne, qui a surtout diminué de haut en bas.

Les os étaient maintenus dans cette position par un trousseau fibreux, qui représentait et remplaçait le ligament latéral interne. Un faisceau externe très-développé se rend au ligament annulaire du radius; une capsule fibro-cartilagineuse, très-épaisse, était développée entre le brachial antérieur et le condyle huméral.

(M. Gely, de Nantes, *Journal de chir.*, t. II, p. 139.)

N° 731 *b*. — Articulation du coude du côté gauche; luxation incomplète du coude en arrière.

Cette pièce, sans renseignements, a été trouvée à l'amphithéâtre ; l'on constate que les deux os de l'avant-bras ont passé en arrière de l'humérus. L'olécrâne est saillant en arrière, le bec coronoïdien répond à la partie postérieure de la trochlée qu'il a creusée profondément, mais il ne remontait point dans la cavité olécrânienne qui est déformée. La grande cavité sygmoïde du cubitus a diminué notablement de hauteur par suite de l'ascension du bec coronoïdien, au-dessous duquel s'est creusée une nouvelle cavité sygmoïde, qui correspondait à la partie inférieure de la trochlée, l'avant-bras étant dans une demi-flexion. Une stalactite osseuse énorme, qui s'élève de la partie antérieure du cubitus, embrasse la partie antérieure de la trochlée et du condyle huméral ; le condyle surtout s'y était creusé une cavité articulaire qui l'emboite de toute part, et devait limiter les mouvements de l'avant-bras.

L'extrémité supérieure du radius, placée en arrière et un peu au-dessous de l'épicondyle auquel il correspond par son bord antérieur, s'est creusé, dans ce point, une rainure profonde, limitée en haut par un tubercule qui en devait fixer l'ascension.

(Professeur Malgaigne, *Traité des fractures et des luxations*, t. II, p. 583.)

Nº 734 c. — Articulation du coude du côté droit; luxation incomplète des deux os de l'avant-bras en arrière, compliquée de fracture.

Cette pièce est sans renseignements, mais on constate que les deux os de l'avant-bras sont passés en arrière de l'humérus, qui a éprouvé un léger mouvement sur son axe, d'arrière en avant et de dedans en dehors.

L'olécrâne est porté en arrière, et le bec coronoïdien, réduit à l'état de moignon, répond à la partie postérieure de la trochlée, qui est fortement excavée. La grande cavité sygmoïde du cubitus a diminué verticalement de hauteur, par suite de l'ascension de l'apophyse coronoïde au-dessous de laquelle s'est développée une nouvelle cavité, limitée par des stalactites osseuses irrégulières, qui embrassent la partie inférieure de la trochlée déformée, dépourvue de cartilage, et couverte d'aspérités analogues à celles de l'arthrite sèche.

L'extrémité supérieure du radius, qui a suivi dans son mouvement le cubitus, correspond, par le bord antérieur de sa cupule avec la partie postérieure du condyle; seulement il semble sur cette pièce, que la cupule ait été fracturée verticalement en deux moitiés; la postérieure a passé derrière le condyle huméral. L'antérieure, déprimée en bas avec des productions nouvelles, a contribué, avec les stalactites de la partie antérieure du cubitus, à constituer une nouvelle cavité articulaire, qui loge la partie antérieure et inférieure de la trochlée et du condyle.

(M. Houel.)

N° 735. — Articulation du coude du côté droit, luxation latérale externe incomplète des deux os de l'avant-bras.

L'extrémité supérieure du cubitus ne correspond plus à la trochlée; cet os est placé en dehors. Le bec coronoïdien répond au sillon qui sépare naturellement la poulie du condyle. La poulie n'est point cependant absolument libre. Il s'est développé à la partie interne de l'olécrâne, un os sesamoïde assez considérable, qui offre une surface lisse, articulaire, qui s'accommode à la gorge de la poulie qui est un peu rétrécie. L'épitrochlée est en grande partie atrophiée. L'olécrâne un peu hypertrophié, est en rapport avec une poulie articulaire nouvelle, creusée à la face postérieure du condyle huméral, et terminée en haut par une crête osseuse; aussi l'extension était limitée. Les cavités olécrânienne et sygmoïde sont rudimentaires.

L'épicondyle est notablement hypertrophié. Ainsi l'humérus n'a pas moins de 7 centimètres entre ces deux tubérosités. L'extrémité supérieure du radius, portée en avant, est en contact avec la partie antérieure du condyle huméral, et un os sesamoïde situé en avant de l'épicondyle complète son articulation. La capsule n'est point sensiblement déformée; seulement à sa partie supérieure, au lieu d'offrir une dépression uniforme, elle présente à son centre une saillie osseuse arrondie.

(M. Poumet.)

N° 735 a. — Portion inférieure de l'humérus droit, avec les deux os de l'avant-bras; luxation latérale interne incomplète du coude.

Cette pièce provient d'un homme de 36 ans. La luxation date de dix-huit mois, et s'est produite par l'explosion d'une mine. L'avant-bras du malade avait été brûlé et violemment contusionné, ce qui a nécessité l'amputation du bras.

L'avant-bras est légèrement fléchi sur le bras et en demi-pronation, il ne pouvait exécuter que des mouvements très-bornés. Le cubitus déplacé en dedans et un peu en arrière a abandonné la trochlée humérale, l'olécrâne embrasse l'épitrochlée dans sa grande cavité sygmoïde, et le déborde même un peu en dedans. L'apophyse coronoïde répond à une gouttière de nouvelle formation, creusée en partie sur l'épitrochlée et le bord interne de la trochlée; les cavités coronoïde et olécrânienne sont vides. Le radius porté également en dedans et en arrière, appuie par la partie antérieure et interne de sa tête, sur la moitié articulaire externe de la trochlée, et le bord interne saillant de la trochlée pénètre comme un coin entre le cubitus et le radius.

(M. Jolivet, *Soc. anat.*, 2e série, t. X, p. 184.)

N° 735 b. — Articulation du coude du côté gauche; luxation latérale interne incomplète des deux os de l'avant-bras très-ancienne.

L'extremité inférieure de l'humérus est profondément déformée, la trochlée humérale n'existe plus, elle est représentée par une échancrure profonde en forme de fourche, dont la branche interne est plus courte, plus petite, arrondie. La branche externe, double de volume de l'interne, est constituée par une partie de la trochlée et le petit condyle de l'humérus qui est atrophié. Les cavités coronoïde et olécrânienne sont à l'état de vestiges ainsi que l'épicondyle et l'épitrochlée.

L'extrémité supérieure du cubitus très-déformée est portée en haut et en dedans, et présente à la place de sa grande cavité sygmoïde, une large et profonde excavation qui reçoit la petite extrémité de la branche interne de la fourche signalée plus haut, et qu'elle déborde en haut et en dedans. Le sommet de l'olécrâne remonté, entoure l'épitrochlée rudimentaire qu'il dépasse en haut.

Le radius dont l'extrémité supérieure est très-déformée, est luxé en bas sur le cubitus, et le bord de sa cupule qui n'a plus aucun rapport avec l'humérus, s'articule par une facette lisse, avec le bord externe de la base de l'apophyse olécrânienne.

(Professeur Broca.)

N° 735 c. — Modèle en plâtre de la pièce précédente avant dissection.

(Professeur Broca.)

N° 735 d. — Modèle en plâtre d'une luxation latérale externe du coude complète, sus-condylienne, datant de six ans, non réduite.

L'avant-bras sur ce moule est dans l'extension, et en pronation légère, la face antérieure regarde en dedans. Sur ce moulage on constate qu'en dedans, l'extrémité inférieure de l'humérus soulève la peau, et forme une saillie très-apparente. En dehors, l'olécrâne et le radius forment au-dessus de l'épicondyle une saillie très-considérable. Les os de l'avant sont situés à peu près parallèlement en dehors de l'humérus.

(M. Denucé, thèse 1854, p. 131.)

N° 735 e. — Modèle en plâtre de la variété de luxation précédente latérale externe complète, l'avant-bras étant dans une demi-flexion.

Le coude fléchi examiné par sa face antérieure, présente un très-grand raccourcissement de la partie visible du bras et de l'avant-bras. Au point de rencontre les parties molles semblent refoulées, et soulèvent la peau sous forme d'un pli qui descend en dedans vers l'extrémité inférieure de l'humérus, et en dehors de l'olécrâne.

En dedans le bras et l'avant-bras se rencontrent à peu près à angle droit, mais en se dépassant mutuellement; c'est-à-dire que l'extrémité inférieure de l'humérus dépasse en bas l'avant-bras de 5 centimètres environ, et que l'olécrâne situé en dehors dépasse en arrière l'extrémité inférieure de l'humérus de 2 centimètres. Cette extrémité de l'humérus qui fait une forte saillie en dedans, est tournée un peu obliquement, de sorte que sa face antérieure devient un peu interne; elle soulève et tend fortement la peau, l'on reconnaît facilement l'épitrochlée, la trochlée, le condyle et l'épicondyle; le biceps et le brachial antérieur font une forte saillie en dedans.

Vu par son côté externe on constate sur ce moule que l'olécrâne et le cubitus qui sont sur le premier plan, dépassent en arrière l'humérus, qui lui même déborde en bas. Le cubitus ne paraît pas embrasser complétement le bord externe de l'humérus, mais reposer par l'extrémité de son apophyse coronoïde, contre la partie la plus élevée de la face antérieure de ce bord, contre laquelle la retient aussi la partie supérieure du radius, qui est situé au-dessus, et peut-être même un peu en dedans du cubitus. Cette détermination précise de la position du cubitus et du radius avec l'humérus, est difficile à établir; mais il faut considérer que l'olécrâne ne fait, en arrière de l'humérus, qu'une saillie de deux centimètres, et que la flexion rencontre un obstacle insurmontable au delà d'un angle de 100 degrés.

(M. Denucé, thèse de 1854, p. 131.)

N° 736. — Modèle en plâtre d'une luxation des deux os de l'avant-bras en arrière.

(Professeur J. Cloquet.)

N° 736 a. — Articulation du coude du côté droit; luxation récente et complète des deux os de l'avant-bras en arrière.

Le cubitus et le radius sont passés en arrière de l'humérus

dont la poulie faisait saillie dans le pli du bras; l'apophyse coronoïde est logée dans la cavité glénoïde. Pendant la production de la luxation, il s'est fait une rupture de l'artère brachiale au-dessus de la division, les veines qui accompagnent l'artère étaient également rompues. Le nerf médian est conservé, et il glisse dans la gorge de la trochlée. Il s'est produit une gangrène de l'avant-bras et de la main qui a nécessité une amputation du bras.

(Professeur Jobert de Lamballe.)

N° 736 *b*. — Articulation du coude du côté gauche; luxation complète des deux os de l'avant-bras en arrière et en dehors.

Cette pièce provient d'un individu de 54 ans. Dans l'extension complète l'avant-bras formait avec le bras un angle de 110 degrés; dans la flexion extrême l'angle était réduit à 80 degrés. Les mouvements de pronation et de supination s'exécutaient avec assez de facilité.

Les deux os de l'avant-bras sont passés en arrière de l'humérus. L'apophyse coronoïde du cubitus dans l'extension est logée dans la cavité olécrânienne, et le sommet de l'olécrâne est à 7 centimètres au-dessus de la portion inférieure de la poulie humérale. La cupule du radius est en arrière et au dessus de l'épicondyle; elle est un peu mobile dans le sens transversal, par suite du relâchement de ses attaches avec le cubitus.

Des *ligaments latéraux* très-solides, formés de faisceaux fibreux résistants, unissent le cubitus à l'humérus; dans l'interne, se trouve derrière l'épitrochlée, un noyau osseux du volume d'une noisette. Une capsule fibreuse, très-épaisse et très-dense, enveloppe de toutes parts la tête et le col du radius. De la partie interne de la tête du radius part un ligament très-épais qui l'unit à l'épi-condyle, dont la tête radiale peut s'écarter d'un centimètre. La face interne de cette capsule est unie à une petite dépression centrale de la face supérieure de la tête radiale, par un petit *ligament rond* de 4 millimètres de longueur. Dans sa portion antérieure, s'est développée, au niveau du col, une plaque osseuse irrégulière.

La trochlée humérale est déformée, la gorge est élargie et plus profonde que d'habitude; son rebord interne très-saillant en avant, est rugueux, creusé de petits orifices vasculaires et dépourvu de revêtement cartilagineux à sa partie supérieure. La petite tête humérale est déformée et augmentée de volume en avant.

L'apophyse coronoïde du cubitus s'est moulée, en quelque sorte, sur la partie postérieure de la gorge de la poulie humérale. La cavité sygmoïde, qui est au-dessous, en grande partie effacée, est remplie par du tissu fibro-graisseux. Il s'est formé en avant sur le cubitus, au-dessus de la poulie humérale, une nouvelle apophyse coronoïde mesurant 17 millimètres dans le sens antéro-postérieur et qui s'oppose à la moindre ascension du cubitus sur l'humérus. Le bord interne de cette apophyse, déjeté en dedans, se prolonge sur la face interne de la trochlée, qu'il contribue à emboîter.

La tête du radius, un peu augmentée de volume, est devenue globuleuse, par suite de la disparition de la cupule supérieure ; celle-ci est remplacée par une surface convexe, offrant à son centre une petite dépression où s'insère le petit ligament rond dont il a été question.

(M. Marc Sée, *Soc. de chir.*, 1872, 3me série, tome Ier, p. 251.)

N° 736 c. — Articulation du coude du côté gauche; luxation des deux os isolément, du cubitus en arrière et du radius en avant, avec fracture de l'apophyse coronoïde.

Cette pièce provient d'un jeune garçon de 13 ans qui était tombé d'un troisième étage ; il existait également une luxation sus-cotyloïdienne du fémur droit, qui est déposée dans le Musée sous le n° 754 *d*. L'apophyse coronoïde du cubitus est fracturée à sa base, et le cubitus porté en arrière a légèrement chevauché en haut sans grand déplacement angulaire. Le ligament latéral interne a été arraché à ses deux insertions. Le ligament antérieur est rompu au niveau du cubitus. Le ligament annulaire s'étant détaché du cubitus en arrière, il en résulte que le radius a été chassé en dehors et en avant par l'humérus, agissant comme un coin entre les deux os, et qu'il repond par sa partie interne et postérieure, à la petite tête humérale. Le ligament latéral externe est resté adhérent en haut à la masse musculaire, en bas et en dedans, par l'intermédiaire du ligament annulaire à l'apophyse coronoïde, à une partie du ligament antérieur, et au muscle brachial. Ainsi se trouve constitué un bourrelet fibreux, augmenté de débris musculaires, qui se trouve interposé entre le radius qui est en avant et en dehors, le cubitus en arrière et l'humérus en haut. Ce bourrelet constituait le plus grand obstacle à la réduction du radius.

(M. Panas, *Soc. anat.*, 1872, 2me série, t. XVII, p. 176.)

ORDRE 3.

Luxations du poignet

Seize pièces, du nos 737 au 737 *o*, se rapportent à des luxations du poignet. Si l'on en jugeait par ce chiffre relativement considérable, on pourrait supposer ces luxations plus fréquentes qu'elles ne le sont peut-être réellement. Dix de ces pièces sont des moules en plâtre représentant ces luxations, six seulement sont des pièces naturelles. Les moulages laissent naturellement une grande indécision au point de vue de la précision du diagnostic. Quelques-uns de ces moules ont été présentés à des sociétés savantes, nos 737 *a* à 737 *e*, et à cette occasion des discussions soulevées ont été loin de porter la conviction dans tous les esprits. Quatorze de ces pièces se rapportent à des luxations des os du carpe en avant, nos 737, 737 *a*, 737 *b*, 737 *c*, 737 *d*, 737 *e*, 737 *f*, 737 *g*, 737 *h*, 737 *i*, 737 *j*, 737 *k*, 737 *n*, 737 *o*; pour les deux pièces nos 737 *j* et 737 *k*, la luxation est en avant et en dehors. Deux pièces, nos 737 *l* et 737 *m*, sont des exemples probables de luxation des os du carpe en arrière Les six pièces naturelles sont, nos 737, 737 *b*, 737 *c*, 737 *g*, 737 *n*, 737 *o*, les autres sont des moulages. Quatre des pièces naturelles, nos 737, 737 *g*, 737 *n*, 737 *o*, sont très-probablement des luxations congénitales. La pièce n° 737 *g* a été considérée comme devant être congénitable par M. Malgaigne, et dessinée dans son atlas sur les luxations et les fractures.

N° 737. — Luxation probablement congénitale des os du carpe du côté gauche en avant.

Cette pièce est sans renseignements, mais elle est très-intéressante au point de vue de la congénialité probable, et des altérations osseuses qui ne sont point seulement bornées aux articulations du poignet, mais s'étendent à l'articulation du coude. Tous les os de ce membre qui paraît appartenir à un adulte sont notablement atrophiés, mais principalement ceux de l'avant-bras, le cubitus mesure, y compris l'olécrâne, 22 centimètres de haut et le radius 18. A l'inverse de la pièce décrite par M. le professeur Cruveilhier, le radius comme dans l'état normal dépasse en bas le cubitus; la main est dans une flexion forcée sur l'avant-bras, elle forme avec ce dernier un angle droit, et il est facile de voir à la configuration des surfaces articulaires, qu'elle ne pouvait être ramenée à l'état normal; elle est en outre inclinée sur le bord cubital, et le radius est dans une pronation forcée sur le cubitus. La facette articulaire carpienne du radius est déformée, et oblique de haut en bas et d'avant en arrière.

Le carpe, comme l'a très-bien noté M. Cruveilhier, dans son

observation, présente une grande déformation; surtout dans la première rangée, le scaphoïde, le semi-lunaire sont à l'état de vestige, le pyramidal est moins atrophié et le pisiforme est normal. Les os de la seconde rangée sur cette pièce participent peu à la déformation ; le reste de la main, à son peu de développement près, ne présente rien de particulier.

L'articulation du coude est elle-même le siége d'une grande déformation, la trochlée est remplacée par une large dépression au milieu de laquelle s'enfonce l'extrémité supérieure du cubitus. Cette échancrure, comme dans certains cas d'arthrite sèche, a pour limite en dedans l'épitrochlée, en dehors l'épicondyle ; aussi le radius paraît-il a demi luxé dans ce dernier sens. L'avant-bras se trouve à demi fléchi sur le bras, et il est probable que l'extension devait être très-limitée.

N° 737 a.—Modèle en plâtre d'un avant-bras et d'une portion de la main droite; luxation des os du carpe en avant.

Cette pièce provient d'une femme de 22 ans, que M. Scoutetten considère comme ayant été atteinte d'une luxation des os du carpe en avant.

La pièce n'étant pas suffisamment probante, je renvoie pour les détails à l'observation et à la discussion académique qui a suivi la lecture du mémoire.

(M. Scoutetten, *Bul. de l'Acad. de Méd.*, t. VI, p. 796.)

N° 737 b. Os de l'avant-bras droit, avec les os du carpe et du métacarpe; luxation des os du carpe en avant.

Sur cette pièce on constate que le radius et le cubitus sont passés en arrière des os de la première rangée du carpe, qui sont saillants en avant ; le scaphoïde et le semi-lunaire répondent, par leur partie postérieure, au bord antérieur du radius, qui paraît avoir subi un certain degré d'attrition.

Vus par leur face postérieure, les deux os de l'avant-bras paraissent être descendus jusqu'au niveau de la partie supérieure de la seconde rangée du carpe. Les os de l'avant-bras ont conservé leurs rapports normaux; le radius est seulement en demi-pronation et son apophyse styloïde répond presque, par son sommet, à la partie supérieure et postérieure du second métacarpien, tandis que celle du cubitus paraît avoir entraîné en arrière le pisiforme.

(Professeur Malgaigne.)

N° 737 c. — Portion inférieure des os de l'avant-bras, avec les os de la main; luxation des os du carpe en avant.

Cette pièce, qui est dessinée dans l'atlas de M. Malgaigne, est sans renseignements. Les deux os ont conservé en bas leurs rapports normaux, le radius présente des traces évidentes de fracture. Un trait de scie portant sur son extrémité inférieure laisse paraître le scaphoïde et le semi-lunaire, luxés en avant. L'apophyse styloïde du radius, reportée en arrière, correspond à la partie supérieure du deuxième métacarpien, et celle du cubitus à la partie postérieure du cinquième. Le poignet est dans une extension forcée, et maintenu dans cette position par des brides fibreuses assez fortes, étendues du radius, à la face dorsale des métacarpiens. M. Malgaigne se demande si ce déplacement n'est point consécutif à ces brides. La fracture du radius, qui accuse l'existence d'un traumatique violent, me ferait croire qu'il s'agit plutôt ici d'une lésion primitive traumatique.

(Professeur Broca, *Traité des luxations de Malgaigne,* t, II, p. 714.)

N° 737 d. — Modèle en plâtre d'une main droite représentant une luxation des os du carpe en avant.

(M. Bastien, 1862.)

N° 737 e. — Moule en plâtre de la partie inférieure de l'avant-bras droit et de la main, représentant une luxation du carpe en avant.

Cette pièce a été moulée sur un homme de 49 ans qui aurait été, à l'âge de 16 ans, atteint d'une luxation du poignet à la suite d'une chute sur la paume de la main.

Toute la main et le carpe se sont transportés sur le même plan et sans avoir changé de rapports, en haut et en avant du rebord antérieur de l'extrémité articulaire du radius et du cubitus.

En avant, le talon de la main fait une saillie, au-dessus de laquelle on aperçoit un creux très-prononcé. Cet enfoncement est formé par le retrait en arrière de la partie articulaire des deux os de l'avant-bras que l'on sentait très-distinctement ; vers la partie médiane la peau est soulevée par les tendons des deux muscles palmaires, et sur le côté interne on sentait et on voit parfaitement le tendon du cubital antérieur.

En *arrière,* le carpe s'est déplacé pour se porter en avant, et au-dessus de lui on rencontre l'extrémité articulaire des deux os de l'avant-bras, qui ont conservé leurs rapports ordinaires. Toutefois, la tête du cubitus se prolonge plus bas qu'elle n'a coutume de le faire, et comme elle est hypertrophiée, elle forme une saillie plus grande que la tête du radius. Ces deux extrémités radiale et cubitale présentent en arrière leurs caractères normaux, qui se lisent à travers la peau presque aussi nettement que si les os étaient à nu. On y voit, en effet, les crêtes saillantes et le relief que forment les tendons en passant dans leur intervalle. On sent et on voit également, la courbure que les tendons éprouvent au moment où ils quittent leurs gouttières pour se jeter sur le carpe. En outre, on sent en arrière, si l'on presse un peu fortement, la surface articulaire du radius et du cubitus.

Enfin, on constate une légère abduction de la main qui est reportée en masse du côté radial, mais sans cesser d'être parallèle à la ligne de l'avant-bras. On constate aussi que la main droite est plus petite que du côté sain.

Le radius du côté affecté est plus court que son congénère de 2 centimètres, et le cubitus a la même longueur que celui du bras sain, grâce à l'hypertrophie de son extrémité inférieure ; il est par conséquent plus long que le radius avec lequel il est uni. La longueur totale de l'avant-bras et de la main du côté malade, est plus petite que celle du côté sain de près de 3 centimètres.

Ce moule a été présenté à la Société de chirurgie, qui a été partagée sur l'existence de la luxation.

(M. Huguier, *Soc. de chir.*, 1858, t. IX, p. 139.)

N° 737 *f*. — Moule en plâtre de l'avant-bras gauche, avec la main, représentant une luxation des os du carpe en avant.

Sur cette pièce le déplacement paraît considérable, surtout pour le cubitus, qui paraît également luxé en arrière sur le radius ; il fait dans cette direction une saillie très-considérable. La main est dans une demi-flexion et les doigts légèrement dans l'extension, les trois derniers principalement. Les muscles interosseux paraissent atrophiés ; au lieu d'un relief, il existe un léger creux, ce qui fait supposer plutôt l'existence d'une rétraction que d'une véritable luxation.

(Professeur Broca.)

N° 737 *g*. — Os de l'avant-bras gauche, avec le squelette de la main ; luxation des os du carpe en avant.

M. Malgaigne considère cette luxation comme consécutive, probablement à la rétraction musculaire.

Il n'existe malheureusement aucuns renseignements sur cette pièce.

Quoique l'individu fût adolescent, l'humérus était atrophié et l'on peut voir que les os de l'avant-bras sont peu développés. Le cubitus n'a que 20 centimètres en droite ligne, du sommet de l'olécrâne à l'apophyse styloïde; le radius a 18 centimètres et demi, et le contour de sa diaphyse, auprès du poignet, n'atteint pas 3 centimètres.

L'avant-bras est dans la pronation, le carpe et le métacarpe fléchis à angle droit; les doigts sont dans l'extension. Il n'existe pas de trace de fractures. La facette articulaire inférieure du radius manque, on la dirait refoulée comme une cire molle sur l'extrémité inférieure de la face antérieure. Le cubitus a également diminué d'épaisseur. Les os de la première rangée du carpe, surtout le scaphoïde et le semi-lunaire, sont atrophiés; les os de la deuxième rangée du carpe sont soudés avec ceux de la premièce. Cette lésion est probablement congénitale.

(Professeur Malgaigne, Atlas sur les luxations, pl. 25, fig. 5, 6 et 7; explication, p. 24.)

N° 737 *h*. — Moule en plâtre de la pièce précédente n° 737 *g*, avant dissection.

(Professeur Malgaigne, 1862.)

N° 737 *i*. — Modèle en plâtre d'une luxation des os du carpe du côté gauche en avant.

(M. Bastien, 1862.)

N° 737 *j*. — Modèle en plâtre d'une luxation des os du carpe du côté droit en avant et en dehors.

Cette luxation est très-probablement accompagnée de fracture du radius, dont l'extrémité inférieure semble être diminuée de longueur, si l'on en juge par l'examen du bord radial.

(M. Bastien, 1862.)

N° 737 *k*. — Modèle en plâtre d'une luxation des os du carpe du côté gauche en avant et en dehors.

Il a existé très-probablement une fracture de l'extrémité inférieure du radius; c'est au moins ce que peut faire admettre la déformation.

(M. Bastien, 1862.)

N° 737 *l*. — Modèle en plâtre d'une luxation probable des os du carpe du côté gauche en arrière.

Cette pièce est sans renseignements.
(M. Bastien, 1862.)

N° 737 *m*. — Modèle en plâtre d'une luxation probable du carpe du côté gauche en arrière.

Cette pièce est sans renseignements.
(M. Bastien, 1862.)

N° 737 *n*. — Avant-bras et main droite ; luxation congénitale complète du cubitus et incomplète du radius sur les os du carpe en arrière.

Cette pièce provient d'une femme de 73 ans qui présentait une double luxation des os de l'avant-bras sur les os du carpe: l'avant-bras gauche porte le n° 737 *o*. Cette femme affirmait n'avoir jamais éprouvé de traumatisme sur les membres supérieurs, et de plus, qu'elle portait sa déformation du poignet depuis sa plus tendre enfance.

On constate sur cette pièce que le diamètre antéro-postérieur du poignet est notablement augmenté, tandis que le transversal a conservé ses dimensions ordinaires La tête du cubitus fait une saillie anormale à la face dorsale, les mouvements de pronation et de supination étaient normaux. La main peut être fléchie à angle droit sur l'avant-bras.

La tête du cubitus volumineuse, simulant une exostose, est encore en rapport avec la petite cavité sigmoïde du radius, mais elle est fortement repoussée en arrière ; la capsule radio-cubitale postérieure est distendue surtout en arrière. Le pyramidal, au lieu de s'articuler avec le cubitus au moyen du ligament triangulaire, est remonté en avant de cet os, et n'est plus en rapport avec lui que par sa face postérieure.

L'extrémité inférieure du radius est déformée ; au lieu de regarder directement en bas, elle est incurvée en avant et s'articule avec la partie postérieure du scaphoïde et du semi-lunaire. Toute la première rangée du carpe fait donc saillie à la face antérieure de l'avant-bras. Les ligaments allongés, mais non détruits, paraissent avoir augmenté d'épaisseur.

Les tendons des muscles fléchisseurs, forment une corde à la partie antérieure du poignet, mais ils ne présentent ni déviation, ni insertion anormale.

A la face dorsale existe une dépression au niveau du carpe, au-dessus de laquelle existe une saillie formée par l'extrémité inférieure du cubitus, et le bord postérieur de la cavité articulaire du radius.

(M. Jean. *Soc. anat.*, 1875, 3e série, t. X, p. 398.)

No 737 *o*. — Avant-bras et main gauche ; luxation congénitale complète du cubitus et incomplète du radius sur les os du carpe en arrière.

Cette pièce provient du même individu que la précédente. Le poignet gauche présente une déformation analogue à la pièce no 737 *n*, ce qui établit la congénialité de la lésion, mais elle est beaucoup moins accusée. La saillie de la tête du cubitus est moins forte, le radius moins incurvé, et les os du carpe ont des rapports plus intimes avec ceux de l'avant-bras.

Grâce à l'incurvation de la cavité articulaire du radius, le scaphoïde et le semi-lunaire ont conservé avec cet os une partie de leurs rapports. Il existe sur cette pièce une luxation complète du cubitus et incomplète du radius sur les os du carpe.

(M. Jean, *Soc. anat.*, 1875, 3e série, t. X, p. 398.)

ORDRE 4.

Luxations de la main, carpe et phalanges.

Onze pièces seulement se rapportent à cet ordre, du no 737 *p* au no 738 *g*, presque toutes ces pièces présentent un grand intérêt. La pièce no 737 *n* est un exemple de la luxation des quatre premiers métacarpiens en arrière sur le carpe. La pièce no 737 *q* est un exemple rare de luxation médio-carpienne en avant; celle du no 737 *r* est un modèle en plâtre d'une luxation du grand os en arrière.

Les pièces nos 738, 738 *e*, 738 *f* et 738 *g* sont des exemples de luxation de la première phalange du pouce en avant, et les pièces nos 738 *b* et 738 *c*, de luxation en arrière. La pièce no 738 *a* est une luxation de la deuxième phalange du pouce sur la première. Enfin la pièce no 738 est relative à un doigt, dont la première phalange est luxée en avant sur le métacarpien.

Nº 137 *p*. — Squelette de la main gauche, avec la partie inférieure des deux os de l'avant-bras; luxation en arrière du métacarpe sur le carpe, avec fractures multiples.

Cette pièce intéressante est sans renseignements. On constate l'existence d'une altération profonde des os de la seconde rangée du carpe, qui sont déformés par suite de fractures diverses. Ils sont ankylosées entre eux, et ils paraissent avoir été luxés en arrière sur les os de la première rangée ; à ce niveau existe en arrière une rainure profonde, dans laquelle paraît devoir glisser les os de la première rangée du carpe. Le doigt indicateur manque, le troisième et le quatrième métacarpien ont été fracturés comminutivement et sont soudés ensemble; tous les métacarpiens, à l'exception de celui du pouce, sont portés en arrière, luxés sur les os du carpe, avec lesquelles ils sont soudés. La main a été probablement le siége d'un broiement considérable.

Nº 137 *q*. — Moule en plâtre d'une partie de l'avant-bras droit, avec la main; luxation médio-carpienne en avant.

Ce moule a été pris sur un jeune homme de 20 ans, qui en jouant à la balançoire tomba la tête la première, sans se rendre bien compte de la manière dont la chute s'est faite.

Le jeune homme a été présenté à la Société de chirurgie, qui a constaté la nature du déplacement. Sur ce plâtre on constate la déformation suivante, l'extrémité inférieure de l'avant-bras a son aspect et son volume normal, il n'existait point également de gonflement ni de rougeur. Mais en examinant le poignet du côté de sa face dorsale, on remarque à un travers de doigt de la saillie répondant à la mortaise radio-cubitale, une dépression profonde et, à partir de cette dépression, le poignet et la main reprennent leurs aspect normal. Du côté de la face palmaire on constatait une saillie du tendon du grand palmaire, et une saillie des éminences thénar et hypothénar. L'axe de la main était dévié en dehors.

Le déformation du poignet dans son ensemble est une déformation en dos de fourchette, en sens opposé de la déformation de la fracture du radius. Tous les mouvements du poignet étaient conservés, un seul était douloureux, c'était la flexion forcée.

(M. Desprès, *Soc. de chir.*, 1875, p. 412.)

N° 737 r. — Moule en plâtre d'une main droite ; luxation du grand os en arrière.

Sur cette pièce on observe à la face postérieure des os du carpe, une saillie oblongue, qui est évidemment produite par la saillie du grand os qui s'est porté en arrière. C'est du moins le diagnostic qui a été fait par M. Broca, sur la main naturelle.
(Professeur Broca, 1875.)

N° 738. — Modèle en cire de la main droite, représentant une luxation de la première phalange du pouce en avant sur le premier métacarpien.

A côté est représentée la main gauche qui est normale.
(Professeur Gerdy.)

N° 738 a. — Modèle en plâtre d'une luxation ancienne de la deuxième phalange du pouce droit sur la première.

Cette pièce provient d'un homme d'environ 60 ans, qui, à l'âge de 40 ans, en hissant une charpente, aurait eu le pouce droit saisi entre le nœud d'une corde qui glissait elle-même entre deux planches, trop rapprochées pour que la main pût s'engager entre elles. Le pouce attiré en bas par le nœud et retenu par le bord des planches, fut violemment fléchi en arrière dans son articulation médio-phalangienne. La phalange unguéale fut luxée en arrière, de telle sorte qu'elle faisait un angle aigu avec la première phalange. Le malade se mit entre les mains d'un rebouteur, qui fit de vaines tentatives de réduction et appliqua un appareil. Au bout de quarante jours, l'appareil fut enlevé ; la difformité était alors exactement la même qu'aujourd'hui.

Lorsque la main est dans la situation verticale, la seconde phalange du pouce est à peu près horizontale, de telle sorte que sa face unguéale est dirigée en haut et sa face palmaire en bas. La facette articulaire est en rapport avec la face dorsale de la phalange supérieure. L'extrémité inférieure de cette dernière phalange forme sous les téguments, du côté de la région palmaire, une saillie arrondie et recouverte d'une couche épaisse d'épiderme. L'articulation accidentelle qui a été la conséquence de cette luxation, présente une certaine mobilité, mais il n'est pas possible de redresser la phalange luxée au delà de l'angle droit. Cette difformité gêne beaucoup le malade, qui a plusieurs fois réclamé l'amputation ; mais M. Broca a pensé qu'il était préférable de laisser les choses dans l'état où elles sont.
(Professeur Broca, *Soc. de Chir.*, t. VIII, p. 80.)

N° 738 *b*. — Modèle en plâtre d'une luxation de la première phalange du pouce droit en arrière, sur le premier métacarpien.

(Professeur Malgaigne, 1859.)

N° 738 *c*. — Modèle en cire d'une luxation de la première phalange du pouce droit en avant.

La saillie de la tête du métacarpien dans la paume de la main est considérable.

N° 738 *d*. — Doigt, avec son métacarpien correspondant; luxation de la première phalange en avant.

La première phalange portée en avant, dépasse dans cette direction le métacarpien et soulève assez fortement les tendons fléchisseurs. La tête du métacarpien portée en arrière, fait sur la phalange dans cette direction, une assez forte saillie à travers la peau qui a été déchirée. Sa tête est donc à nu.

(Professeur Verneuil, 1857.)

N° 738 *e*. — Les trois métacarpiens externes gauches, avec le pouce; luxation métacarpo-phalangienne du pouce en avant.

La lésion est ancienne, le pouce est rectiligne avec une légère rotation en dehors, qui résulte de la position des tendons extenseurs. La phalange a glissé sous le métacarpe dans une étendue de 8 millimètres environ. La néarthrose est formée de deux surfaces planes, situées directement sur la face dorsale de la phalange du métacarpien; il existe donc une augmentation du diamètre antéro-postérieur de cette articulation.

La nouvelle surface articulaire du dos de la base de la phalange, a nécessité une nouvelle production osseuse encroûtée de fibro-cartilages, et il existe dans une rainure longitudinale un ligament interosseux, assez long, qui va d'autre part se fixer sur un point de la tête du métacarpien. Ce ligament, ou plutôt ses insertions, partagent les surfaces articulaires en deux portions inégales, l'externe étant beaucoup plus large que l'interne.

Les tendons des muscles extenseurs du pouce se sont portés en dehors sur le tubercule dorsal externe, où ils étaient maintenus par une toile fibro-celluleuse.

(M. Farabœuf, thèse de M. Foucaut, 1876, p. 17.)

No 738 f. — Quatrième et cinquième métacarpien gauche, avec le pouce correspondant; luxation métacarpo-phalangienne du pouce en avant.

Cette pièce a été recueillie sur une femme de 41 ans qui a été écrasée, et qui a succombé dix-huit mois après. Les tendons des muscles long et court extenseur du pouce, sont reportés en dehors de la tête du métacarpien, et recouvrent le tubercule externe de cet os.

La capsule articulaire, et les ligaments sont largement déchirés en arrière et sur les côtés; ces liens fibreux ont cédé près de leurs attaches métacarpiennes. Les éléments fibreux métacarpo-sesamoïdiens internes ont résisté. Le ligament latéral externe est donc en grande partie rompu, tandis que l'interne n'a été qu'incomplétement déchiré.

Le pouce est presque rectiligne, et tourné un peu en dehors. La faiblesse du raccourcissement, tient à ce que la capsule articulaire du côté dorsal n'est point absolument détruite, de sorte que la tête du métacarpien, pour chevaucher sur la phalange, devrait s'insinuer sous cette capsule ou la refouler. Il s'agit donc ici d'une luxation peu prononcée, un premier degré de la luxation du pouce en avant.

(M. Farabœuf, thèse de M. Foucaut, 1876, p. 21.)

No 738 g. — Moule en plâtre d'une portion de la main gauche; luxation métacarpo-phalangienne du pouce en avant.

Cette pièce représente le type le plus complet des déformations que l'on observe dans la luxation du pouce en avant; pouce rectiligne avec rotation légère en dehors; saillie de la tête du métacarpien à la face dorsale, avec enfoncement au-dessous.

(M. Farabœuf, 1876.)

Article 4.

LUXATIONS DES MEMBRES INFÉRIEURS

Je diviserai cet article en plusieurs ordres, à savoir : 1° luxations de l'articulation coxo-fémorale; 2° luxations du genou; 3° luxations du pied; 4° luxations du bassin.

ORDRE PREMIER

Luxations coxo-fémorales

Le nombre des pièces relatives aux luxations coxo-fémorales est de quarante-neuf, du n° 739 au n° 758 inclusivement. Ces pièces se divisent tout naturellement en deux groupes, à savoir : les luxations congénitales et les luxations traumatiques; mais il arrive une certaine période de la luxation congénitale, où le diagnostic anatomo-pathologique, d'avec celles qui sont traumatiques, devient à peu près impossible.

On regarde généralement comme un des caractères de la congénialité, la duplicité, sans nier la possibilité absolue qu'un individu puisse se luxer à la fois les deux fémurs. Il en existe des exemples incontestables, mais le fait est rare. Le Musée renferme treize pièces où cette duplicité est établie, nos 739, 739 *c*, 740, 742, 743, 745, 745 *a*, 745 *b*, 746, 746 *a*, 747, 748 *b*, 749 *a*.

Un second caractère de la luxation congénitale, peut-être le plus important, c'est que la capsule articulaire unique, soit intacte, et ait subi un allongement assez considérable pour permettre le déplacement; le ligament rond s'allonge aussi dans ces cas notablement. Sept pièces du Musée, nos 739 *a*, 739 *b*, 739 *c*, 741 *a*, 748, 748 *b* et 751 *a* présentent cette disposition. Lorsqu'on rencontre ces deux caractères, surtout le dernier, la congénialité de la lésion peut être établie avec assez de certitude.

Les pièces qui ont été données par leurs auteurs comme des exemples de luxations congénitales, sont au nombre de vingt, nos 739, 739 *a*, 739 *b*, 739 *c*, 740, 740 *a*, 741, 741 *a*, 742, 743, 744, 745, 745 *a*, 745 *b*, 746, 746 *a*, 747, 748 *a*, 748 *b*, 751 *a*. Si, pour quelques-unes de ces pièces caractérisées par l'allongement de la capsule, la luxation congénitale ou de la première enfance est probable, pour un certain nombre des pièces que je viens de citer, le doute est bien permis; mais j'ai cru devoir néanmoins les signaler avec les caractères qui leur ont été assignés par les donataires.

Les pièces du Musée se rapportent à cinq variétés de déplacement, trois en arrière, deux en avant. Parmi les luxations en arrière, sur celles nos 739 *b*, 740 *a*, 741, 741 *a*, 742, 744, 745 *a*, 745 *b*, 748; le déplacement s'est fait en haut et en dehors, avec une légère dépression à la face externe de l'épine iliaque antéro-inférieure. C'est cette variété qui s'observe le plus souvent à une certaine période des luxations congénitales ou de l'enfance.

Sur les pièces nos 739, 746 *a*, 748 *a*, 749, 749 *c*, 750, 750 *a*, 751, 751 *a*, 752, 752 *a*, 752 *b*, 753, 753 *c*, 753 *d*, 758, le déplacement s'est opéré en haut et en arrière dans la fosse iliaque externe. Sur les pièces nos 753 *a*, 753 *e*, 753 *f*, 755, 755 *a* et 756, la tête du fémur placée plus directement en bas, est dans l'échancrure ischiatique ou au niveau de la tubérosité.

Sept pièces sont des exemples de luxations en avant; quatre se rapportent à la luxation en haut et en avant, nos 754, 754 *a*, 754 *b*, 754 *c*. Mais sur ces pièces la tête fémorale n'occupe point la place qui lui est assignée dans les livres classiques; elle est située au niveau de l'épine iliaque antéro-inférieure, entre cette épine et l'éminence ilio-pectinée, ou bien entre cette épine et l'epine iliaque antéro-supérieure, et elle s'avance alors quelquefois assez profondément du côté de la cavité abdominale. Trois pièces, nos 757, 757 *a* et 757 *b*, se rapportent à la luxation en bas et en avant, dans le trou ovalaire.

Dans les luxations anciennes, surtout les postérieures, le membre luxé, et particulièrement le bassin, subissent des modifications profondes qui résultent, la plupart, du déplacement de la tête et du mode de transmission du poids de la partie supérieure du tronc. Ainsi, comme cela résulte d'un très-grand nombre de pièces, nos 740, 740 *a*, 741, 742, 743, 744, 745, 745 *a*, 745 *b*, 746, 746 *a*, 747, 749, 750, 752, 752 *a*, 753, 753 *c*, la tête fémorale étant par suite de la luxation portée plus en arrière, on constate une atrophie plus ou moins notable de la moitié antérieure de la ceinture pelvienne, avec une hypertrophie au contraire de la partie postérieure de l'iléum, nos 742, 746, 749, 749 *b*. Dans la plupart de ces cas aussi, les diamètres du grand bassin, mais surtout du petit, sont plutôt augmentés que diminués, nos 743, 745, 746. Les branches pubiennes paraissent allongées, et les tubérosités de l'ischion sont un peu relevées et déjetées en dehors, ce qui augmente surtout le diamètre bi-ischiatique nos 740, 740 *a*, 742, 744, 745, 745 *a*, 745 *b*, 746, 749 *a*. On observe aussi quelquefois dans ces cas, une inégalité dans les deux diamètres obliques du grand bassin, quand la luxation est simple, unilatérale, nos 745, 746, 753 *c*. L'iléum du côté luxé peut aussi être fortement remonté en haut, et projeté en dedans nos 740, 744, 745 *b*, 746, 750, 752, 753 *c*.

Pour que dans les luxations anciennes ils se produise de nouvelles cavités articulaires, je crois qu'il est nécessaire que la capsule soit rompue et qu'il y ait contact direct, de la tête osseuse avec un point de l'os iliaque. J'ai déjà signalé cette condition à l'occasion des luxations de l'épaule. Ce contact direct n'existant point au début dans les luxations congénitales, c'est ce qui explique que, dans cette variété de luxation, on n'observe que très-tardivement une nouvelle cavité articulaire.

Lorsqu'il existe une nouvelle cavité, elle peut se présenter sous trois types principaux : 1° une dépression creusée dans l'os avec atrophie, nos 744, 745 *b*, 748, 748 *c*, 749, 751 *a* ; 2° la nouvelle cavité peut être planiforme et reposer sur un plateau hypertrophique de l'os coxal, nos 749 *b*, 750, 751, 752, 752 *a*, 752 *c*. Malgaigne pensait que ce plateau résultait de l'ossification des parties molles interposées aux deux os ; je ne puis admettre cette interprétation. Quand des parties molles sont interposées, les os n'étant point au contact, il se produit des dépressions, mais point d'ossifications ; 3° la nouvelle cavité n° 747 peut acquérir des dimensions considérables, être régulière, assez spacieuse pour loger la tête du fémur, et avoir la plus grande analogie avec une cavité cotyloïde bien conformée.

L'ancienne cavité subit des déformations qui sont, à quelque chose près, toujours identiques ; elle diminue de capacité, de profondeur, et devient triangulaire. Quelquefois, ce qui est rare, nos 740, 742, elle est remplie par une exostose ; d'autres fois, n° 752, elle est bouchée par un opercule osseux. La tête du fémur peut aussi présenter une diminution notable de volume, n° 749 *c*; elle peut même disparaître complétement avec le col, n°s 741, 743, 752.

Je signalerai en terminant la pièce n° 739 *c*, qui est un exemple de double luxation congénitale, dans laquelle il y a absence des muscles fessiers.

N° 739. — Modèle en cire d'une double luxation coxo-fémorale congénitale.

Cette pièce a été recueillie sur une jeune fille; le déplacement sur les deux côtés, s'est opéré en haut et en arrière, dans la fosse iliaque externe. La capsule fibreuse enveloppait les deux têtes fémorales, qui sont très-petites, déformées. Sur le côté gauche, la capsule articulaire ayant été représentée ouverte, on constate que le ligament rond a acquis une longueur considérable; il n'existe aucun vestige de cavité nouvelle. Les cavités cotyloïdes anciennes sont très-petites, planiformes et triangulaires. Le bassin est légèrement aplati latéralement, les tubérosités ischatiques sont un peu déjetés en dehors, et le diamètre sacro-pubien du détroit supérieur est de 9 centimètres.

(Professeur Breschet.)

N° 739 *a*. — Os coxal droit, avec la partie supérieure du fémur; luxation coxo-fémorale congénitale.

Cette pièce a été observée à l'Hôpital de la Charité sur un jeune enfant; le côté gauche était normal. Cette luxation peut, à juste titre, être regardée comme un exemple-type de luxation congénitale; la capsule articulaire, qui n'était point rompue, était allongée et hypertrophiée. Ayant été ouverte, on constate également un allongement considérable du ligament rond, qui a 7 centimètres 1/2 environ; il est aplati en forme de ruban et hypertrophié. La cavité cotyloïde est petite, peu profonde et triangulaire, son fond est rempli par une masse graisseuse. A son bord inférieur elle donne insertion au ligament rond.

La tête fémorale, peu volumineuse, n'est pas régulièrement sphérique, elle est conoïde et le cartilage d'encroûtement est détruit en grande partie. Il est évident que la tête n'était pas contenu dans sa cavité normale; elle appuyait sur la capsule fibreuse, très-résistante, surtout à sa partie supérieure. Il n'existe pas de fausse articulation sur l'os iliaque.

(Professeur Cruveilhier.)

139 b. — Fœtus mort après avoir à peine respiré; luxation coxo-fémorale gauche congénitale.

Le diagnostic a pu être fait par M. Verneuil avant toute dissection. La hanche du côté gauche, est plus élevée que celle du côté opposé; la cuisse était dans une adduction assez prononcée, combinée avec un mouvement de rotation en dedans. Il existe à gauche un raccourcissement de 6 à 7 millimètres. Le toucher faisait aisément reconnaître la présence de la tête fémorale luxée en arrière et en haut. Par des tractions verticales on pouvait réduire assez facilement la luxation, mais elle se reproduisait aussitôt qu'on abandonnait le membre.

Du côté gauche, les muscles sont généralement plus courts et moins développés que du côté opposé. La capsule articulaire, fortement distendue à sa partie supérieure, coiffe la partie supérieure de la tête, qui est portée en haut, en dehors et en arrière ; la partie antérieure de l'articulation n'est plus convexe, la capsule est tendue à plat au-devant du cotyle vide. La capsule ne présentait aucune solution de continuité, mais elle est allongée et amincie, surtout à la partie supérieure et antérieure. Le ligament rond existait encore, mais il était filiforme, ramolli et après deux jours de macération dans l'eau, il s'est rompu. L'articulation y était remplie par un liquide sanieux, d'un gris rougeâtre, visqueux.

La face interne de la capsule présente à sa partie inférieure des fongosités très-développées. Du fond de la cavité cotyloïde s'élèvent également des fongosités.

La tête fémorale est un peu plus petite que du côté droit ; en arrière elle offre un léger aplatissement dans le point où elle presse contre le bord du cotyle, sur lequel elle est à cheval. Sauf un peu moins de profondeur qu'à l'ordinaire, la cavité cotyloïde n'a perdu ni sa forme ni sa régularité dans les deux tiers inférieurs internes, mais dans le tiers postérieur de sa circonférence, il existe un aplatissement du bourrelet fibreux et du sourcil cartilagineux qui le supporte.

(Professeur Verneuil, *Gaz. des hôpit.*, 1862, p. 530.)

N° 139 c. — Fœtus atteint d'une double luxation congénitale coxo-fémorale, avec pied-bot varus très-prononcé, et un spina-bifida de la région sacrée.

L'aspect que présentent les deux membres abdominaux est assez singulier : ils contrastent d'abord avec le reste du corps par leur amaigrissement notable, tandis que la partie supérieure du tronc et les membres supérieurs présentent un volume normal.

De plus, les membres abdominaux amaigris sont rigides, les articulations du genou présentent à peine quelques mouvements de flexion et d'extension ; ces membres sont en outre incurvés, à concavité antérieure, et ils étaient, au moment de l'accouchement, fortement infléchis sur la partie antérieure du tronc. Cette inflexion des cuisses avec extension forcée des jambes, plaçait les deux pieds sur les deux côtés de la tête. Aussi, au moment de l'accouchement, la présentation étant céphalique, la sage-femme m'a dit avoir, par le toucher, senti les orteils sur les côtés de la tête, ce qui pendant quelque temps, lui a donné de l'inquiétude. L'accouchement s'est néanmoins bien effectué sans accident.

Lorsque j'ai voulu étendre complétement la cuisse sur le bassin, cela m'a été impossible. La peau de la partie antérieure et supérieure de la cuisse, sur les deux côtés du triangle de Scarpa, faisait deux reliefs qui, sous forme de bride très-tendue, s'opposaient à l'extension. En même temps, en arrière, au niveau de la fesse, on apercevait une saillie arrondie très-sensible sous la peau, et qui était constituée par la tête des deux fémurs, qui paraissait plus élevée et rapprochée de l'épine iliaque antéro-supérieure. Il était évident pour moi qu'il existait une luxation congénitale double. Si l'on voulait présenter ce fœtus debout, le ventre saillant en avant, lui donnait cet aspect si caractéristique décrit par Delpech, d'un chien marchant debout sur les deux pattes de derrière.

La dissection de la cuisse, pratiquée seulement sur un des côtés, les deux membres étant identiques d'aspect extérieur, m'a démontré d'abord, qu'au niveau des deux plis cutanés situés de chaque côté du triangle de Scarpa, le tissu cellulaire et le derme cutané étaient plus denses, plus rétractés, et c'est leur rétraction qui, pendant l'extension, produisait les deux cordes signalées. La tête fémorale n'était point logée dans la cavité cotyloïde, qui existe cependant, mais qui est trop petite pour la contenir. Cette tête est complétement située en dehors de la cavité, qu'elle ne regarde que par sa face interne, la partie supérieure la dépassant en haut, en avant, et l'externe faisant une notable saillie en dehors. La tête est maintenue dans cette position par le ligament orbiculaire, qui est intact et bien conservé. On peut ici, à juste titre, se demander si cette luxation n'est point plutôt le résultat d'une position vicieuse que la suite d'une malformation articulaire. La première opinion, dans ce cas particulier, me paraît beaucoup plus probable ; la flexion forcée avec extension de la jambe est de la dernière évidence. Elle a été constatée par la sage-femme pendant l'accouchement, et elle se produisait d'elle-même après. Il était même difficile de la combattre, et l'on sait que dans cette flexion forcée avec légère rotation en dedans, la tête du fémur tend à remonter en même temps qu'elle se porte en avant. C'est ce que nous voyons exister sur cette pièce, qui, pour certains cas au moins, semble devoir donner satisfaction à la théorie soutenue par M. le professeur Cruveilhier.

Mais un des faits qui m'a le plus frappé, et qui, je crois, n'a point encore été signalé dans les recherches anatomo-pathologiques propres aux luxations congénitales, c'est l'absence absolue des muscles fessiers. J'ai disséqué cette région avec soin, et je n'ai pu en trouver de trace. Ils ne sont point seulement atrophiés, mais ils manquent absolument sur ce fœtus, au moins pour le côté disséqué. A leur place, existait un coussinet graisseux qui doublait la peau, mais dans lequel il m'a été impossible de trouver trace de fibres musculaires. Sous la couche graisseuse, on trouvait, comme on peut le voir à nu, la face externe de l'os iliaque bien développée et normale; le grand trochanter était également libre de toute insertion musculaire. Les autres muscles de la cuisse, un peu atrophiés, étaient normaux. J'ai aussi vainement cherché le muscle pyramidal, tandis que les obturateurs, les jumeaux et le carré crural existent, mais un peu atrophiés. Cette absence de muscles aussi volumineux et aussi importants que les muscles fessiers, ne me paraît guère pouvoir s'expliquer; et l'on peut se demander quelle influence elle a pu avoir sur la flexion forcée de la cuisse et par suite sur la double luxation congénitale.

(M. Houel, *Soc. de chir.*, 3me série, t. II, p. 459.)

N° 740. — Bassin frappé d'un arrêt de développement très-notable, avec une double luxation coxo-fémorale, qui a été regardée comme congénitale.

Plusieurs des os du bassin, indépendamment de déformations, sont frappés d'un arrêt de développement assez accusé. C'est principalement le sacrum qui en est le siége ; les deux premières vertèbres sacrées, quoique rudimentaires, sont encore reconnaissables, mais les trois autres, ainsi que le coccyx, sont très-atrophiées. De chaque côté on compte cinq trous sacrés, mais, à l'exception du premier, ils sont très-petits.

Du côté droit, l'iléum est plus élevé que celui de gauche, et, au lieu d'être oblique, il est vertical. Sa face interne est à 1 centimètre 1/2 du corps des deux dernières vertèbres lombaires qui sont un peu inclinées à droite. Au niveau de l'épine iliaque antéro-inférieure existent du côté de la fosse iliaque externe, des rugosités osseuses, qui ont probablement été déterminées par la pression qu'a exercée, à ce niveau, la tête fémorale luxée. Au-dessous on remarque un petit orifice qui communique dans une cavité irrégulière, d environ 1 centimètre de diamètre et qui est le vestige de l'ancienne cavité cotyloïde. La tubérosité de l'ischion est obliquement dirigée en dehors, de manière que sa surface externe regarde directement en avant, l'externe en arrière. La branche descendante du pubis est contournée sur elle-même et considérablement atrophiée, ainsi que la branche horizontale et la symphyse.

Du côté gauche, l'os iliaque est sur un plan inférieur à celui de droite; sa position est à peu près normale. La cavité cotyloïde est remplacée par une exostose. L'extrémité supérieure du fémur, qui n'est plus reconnaissable, est soudée à l'os iliaque, au niveau de l'épine antéro-inférieure. Le fémur, qui est très-court, atrophié, a éprouvé sur son axe un mouvement de rotation tel que sa partie postérieure regarde en avant, le condyle externe est situé en dehors et réciproquement. Malgré cette déformation très-considérable des os du bassin, on peut dire que tous les diamètres inférieurs du petit bassin sont agrandis.

N° 740 a. — Os iliaque droit d'un individu jeune encore, et qui porte les traces d'une luxation probablement congénitale.

La cavité cotyloïde peu profonde, est remplie par des végétations osseuses; elle a pris une forme triangulaire; au-dessus d'elle, l'os iliaque présente une dépression qui devait avoir des rapports, dans certains mouvements, avec la tête fémorale, dont la capsule fibreuse était probablement conservée La fosse iliaque interne, plus profonde que dans l'état ordinaire, regarde directement en dedans. La symphyse pubienne et ses branches sont atrophiées; le trou obturateur est agrandi; la tubérosité de l'ischion est portée en dehors. La partie postérieure de l'os iliaque est un peu hypertrophiée.

(Professeur Breschet.)

N° 740 b. — Bassin d'adulte, dont les deux cavités cotyloïdes sont sont moins grandes et moins profondes que dans l'état normal; luxation congénitale.

Cette pièce a été donnée par Breschet, comme représentant le premier degré de la luxation congénitale. Le bassin, dans son ensemble, est bien conformé, et rien ne montre sur cette pièce qu'il a existé une luxation.

(Professeur Breschet.)

N° 741. — Os iliaque gauche, avec la moitié supérieure du fémur; luxation congénitale.

Cette luxation qui a été considérée comme congénitale, provient d'un homme de 46 ans. Les deux os sont notablement atrophiés. L'atrophie de l'iliaque, quoique générale, est principalement très-prononcée dans la portion pubienne. La symphyse et les branches qui en partent sont très-minces et le trou obturateur agrandi.

La cavité cotyloïde qui est triangulaire, est diminuée de capacité en largeur et en profondeur. La tête et le col du fémur ont entièrement disparu; le grand trochanter aplati latéralement, se trouve correspondre à la face externe de l'épine iliaque antéro-inférieure. La luxation est donc en haut et en dehors. Un débris de l'ancienne capsule, adhère au petit trochanter et à la circonférence supérieure de la cavité ancienne.

(M. Burguière, 1837.)

N° 741 a. — Portion d'os iliaque droit, avec la partie supérieure correspondante du fémur; luxation congénitale.

Cette pièce, qui provient d'un très-jeune enfant, a été mal préparée; malgré cela, l'existence de la luxation est certaine, et si elle n'est point congénitale, elle doit se rapporter à la première enfance. La capsule fibreuse articulaire est conservée et très-allongée; elle a été incisée en arrière, ce qui permet de constater que la tête du fémur est très-déformée et peu volumineuse; elle repose par sa partie antérieure au-dessus de la cavité cotyloïde qui est déformée. C'est donc un exemple de luxation directement en haut et en dehors. On ne trouve point de vestige du ligament rond; il n'y a pas trace non plus de nouvelle cavité.

N° 742. — Bassin d'adulte, sur lequel on constate l'existence d'une malformation des deux cavités cotyloïdes, avec une double luxation congénitale des deux fémurs en haut et en dehors, au niveau des deux épines iliaques antéro-inférieures.

Il est à regretter que les deux fémurs aient été perdus. Les deux os iliaques présentent une altération à peu près symétrique. Sur celui de droite, la fosse iliaque interne paraît cependant un peu plus profonde. L'épine iliaque antéro-inférieure de chaque côté est très-volumineuse et saillante en avant. A sa face externe, de chaque côté, existe une dépression plus accusée à droite qu'à gauche, et qui était en rapport avec les deux têtes fémorales, qui étaient maintenues dans cette position par des débris de l'ancienne capsule fibreuse.

Les deux tubérosités ischiatiques, notablement atrophiés et écartées, sont déjetées en dehors et dirigées de telle manière que leur face externe regarde en avant; les branches descendante du pubis et ascendante de l'ischion sont aussi renversées de bas en haut. Toutes ces parties, ainsi que le pubis sont atrophiées d'une manière très-sensible, tandis qu'il existe une hypertrophie de la partie postérieure de l'os iliaque, celle qui avoisine l'articulation sacrée. Par suite des renversements en dehors de la tubérosité de l'ischion, tous les diamètres inférieurs du petit bassin sont notablement augmentés.

La cavité cotyloïde est, en quelque sorte oblitérée ; elle est même remplacée de chaque côté à sa partie inférieure par une exostose symétrique, à la partie supérieure de laquelle existe seulement une fissure transversale, placée au-dessous de la réunion de l'os pubien avec l'iléum.

(*Ancienne académie de chrirurgie.*)

N° 743. — Les deux os iliaques, avec la partie supérieure des deux fémurs; double luxation probablement congénitale en haut et en dehors.

La portion iliaque des deux os coxaux est normale ; la portion pubienne est atrophiée dans sa symphyse et les branches qui en partent. Les deux tubérosités ischiatiques, également atrophiées, sont un peu renversées en dehors ; d'où résulte un agrandissement des diamètres intérieurs du petit bassin, principalement du transversal.

La cavité cotyloïde du côté gauche est de forme triangulaire, peu profonde, planiforme, elle a tout au plus 3 millimètres de profondeur, et son sourcil est, en grande partie, effacé. A sa partie supérieure, existe une surface planiforme avec hypertrophie de l'épine iliaque antéro-inférieure, et qui devait correspondre à la partie supérieure du fémur, qui est privé de sa tête et de son col ; son extrémité supérieure est constituée par le grand trochanter.

A droite, la cavité cotyloïde ancienne n'est pas sensiblement plus profonde qu'à gauche, mais, au-dessus d'elle, en existe une de nouvelle formation adossée à la face externe de l'épine iliaque antéro-inférieure. Du pourtour de cette nouvelle cavité naît une capsule fibreuse, lâche, qui, par son extrémité inférieure, va s'insérer au grand trochanter et à la ligne oblique qui va du grand au petit trochanter. La tête fémorale ainsi que le col comme sur le côté opposé n'existent plus, et c'est la face interne du grand trochanter qui venait au contact de la nouvelle cavité. La capsule fibreuse, qui a été largement ouverte à sa partie antérieure, présente dans plusieurs points de son étendue des ossifications dont les unes occupent la partie supérieure, les autres l'inférieure. Les premières sont au nombre de deux, et constituées ; la plus petite qui a environ 2 centimètres de long, par la portion réfléchie du droit antérieur ; l'autre, par la portion directe de son tendon, et celle-ci a une longueur de 11 centimètres. Les inférieures, au nombre de deux, du volume d'une noisette, ressemblent à des corps étrangers osseux articulaires ; ils adhèrent à la capsule.

(Professeur Desault.)

N° 744. — Bassin, avec la portion supérieure des deux fémurs; luxation coxo-fémorale gauche directement en haut et en dehors, probablement congénitale.

Ce qui me paraît devoir témoigner en faveur de l'existence de la congénialité de cette lésion, en l'absence de tous renseignements, c'est, d'une part, les altérations osseuses, et, d'autre part, le déplacement directement en haut.

Le bassin du côté luxé, est déformé dans plusieurs points de son étendue, la portion iliaque est un peu plus élevée que du côté opposé. L'ancienne cavité cotyloïde est très-déformée, triangulaire. Au-dessus d'elle, immédiatement en dehors et en arrière de l'épine iliaque antéro-inférieure, se trouve une dépression oblongue d'avant en arrière, qui s'articule avec la partie supérieure du fémur. Le pubis, ainsi que les branches, sont atrophiés, et la tubérosité de l'ischion, plus élevée que celle de droite, est renversée en dehors; toutes ces parties paraissent avoir été arrêtées dans leur développement. Le trou obturateur lui-même est beaucoup plus petit et moins régulier que celui du côté opposé.

Le fémur de ce côté a subi des altérations très-notables, soit dans sa direction, soit dans sa forme. Il a éprouvé un mouvement de rotation sur son axe tel, que son condyle externe était dirigé en avant. Son corps est grêle, la partie supérieure est aplatie latéralement, et mesuré comparativement avec celui du côté opposé, il offre une différence de longueur en moins de 2 centimètres. La tête et le col fémoral ont entièrement disparu. La face interne du grand trochanter présente une surface légèrement convexe qui s'articule avec la dépression située en dehors de l'épine iliaque antéro-inférieure; elle est maintenue dans cette position par des liens irréguliers.

N° 745. — Bassin; déformations consécutives à une double luxation coxo-fémorale.

Cette pièce est sans renseignements. Le sacrum a une direction vicieuse; il est moins concave à sa face antérieure, son sommet regarde en arrière, et l'angle sacro-vertébral est projeté en avant, d'où résulte un rétrécissement du diamètre sacro-pubien qui n'est que de 10 centimètres. Par suite, comme nous le verrons plus loin, du transport de la cavité cotyloïde nouvelle en arrière et en haut de l'ancienne, la symphyse pubienne, ainsi que ces branches, sont sensiblement atrophiées, tandis que la partie postérieure des os iliaques, surtout à droite, est notablement hypertrophiée.

Le bassin est légèrement aplati d'avant en arrière, tandis que le diamètre transversal du détroit supérieur du petit bassin est, au contraire agrandi, il a 14 centimètres. Il existe aussi une inégalité dans les deux diamètres obliques, le sacro-cotyloïdien gauche a 13 centimètres, celui de droite, 14. Les deux tubérosités ischiatiques sont renversées en dehors et en avant, et elles mesurent 15 centimètres d'écartement, d'où résulte un élargissement notable du détroit inférieur. Ces altérations pathologiques me paraissent consécutives au déplacement de l'articulation coxo-fémorale.

Les deux cavités cotyloïdes anciennes sont dirigées en avant, très-petites, triangulaires et incapables de contenir les têtes fémorales. De chaque côté, existe une cavité nouvelle ; celle de droite est planiforme; au lieu de faire saillie à la surface de l'os, elle est creusée dans son épaisseur, et située dans la fosse iliaque externe au niveau de la partie moyenne, immédiatement au-dessus du rebord de l'échancrure ischiatique. Celle de gauche est située immédiatement au-dessus de l'ancienne cavité; elle est profonde, et fait relief au-dessus de l'os coxal qui, dans ce point, est très-hypertrophié. Cette nouvelle cavité a une assez grande régularité et un sourcil très-accusé.

(Ancienne Académie de chirurgie.)

N° 745 a. — Bassin, avec une double luxation coxo-fémorale en haut et en dehors, probablement congénitale.

Ce bassin qui, dans son ensemble, est aplati latéralement, présente un diamètre sacro-pubien supérieur du petit bassin de 12 centimètres, et un diamètre transversal de 10 centimètres 1/2. Les deux cavités cotyloïdes anciennes sont déformées, triangulaires et peu profondes. Au-dessus et en haut, existent de chaque côté, au niveau de la partie externe des deux épines iliaques antéro-inférieures, deux dépressions avec rugosités qui devaient correspondre à la partie supérieure des deux fémurs. La symphyse pubienne, ainsi que les branches qui en partent, sont atrophiées, et les deux tubérosités ischiatiques projetées en avant et en dehors; ces deux tubérosités mesurent un écartement de 12 centimètres.

(M. Bouvier, 1861.)

N° 745 b. — Deux os coxaux d'adulte, avec la partie supérieure des deux fémurs; double luxation en haut et en dehors.

Cette double luxation est probablement congénitale, la portion iliaque de ces deux coxaux est fortement redressée en dedans. Le pubis est notablement atrophié ainsi que les branches qui sont amincies, et paraissent allongées; les tubérosités de l'ischion également atrophiées sont déjetées en dehors et relevées en avant; l'écartement de ces deux os, mesuré en dedans, est de 19 centimètres 1/2.

Les deux cavités cotyloïdes diminuées de capacité et devenues triangulaires, regardent presque directement en avant. Au-dessus d'elles, de chaque côté à la partie externe des épines iliaques antéro-inférieures, existent deux dépressions en forme de gouttière, qui devaient être en rapport avec les deux têtes fémorales qui sont déformées, irrégulières, et forment avec le corps du fémur un angle droit. La partie postérieure des os iliaques, surtout celui de gauche, est hypertrophiée.

(M. Bouvier, 1861.)

N° 746. — Bassin, avec la partie supérieure des deux fémurs; double luxation coxo-fémorale.

Cette pièce de double luxation du fémur, probablement congénitale, provient d'une femme adulte. Le sacrum présente sa disposition normale, mais la portion iliaque des deux os coxaux est relevée, surtout du côté gauche. Le diamètre sacro-pubien est de 10 centimètres 1/2 pour le détroit supérieur du petit bassin, et le diamètre transversal est de 14 centimètres. Ce dernier est donc notablement agrandi. Par suite d'une déviation du pubis à droite, les diamètres obliques sont inégaux, le sacro-iliaque gauche a 14 centimètres, et celui de droite, 13 centimètres.

De chaque côté, la cavité cotyloïde est déformée, triangulaire; elle ne peut, à cause de sa diminution de capacité, contenir les têtes fémorales atrophiées. A droite, au-dessus de l'ancienne cavité, à la face externe de l'épine iliaque antéro-inférieure, existe une dépression sur laquelle venait appuyer la tête du fémur très-déformée, diminuée de volume, mais qui était encore contenue dans sa capsule fibreuse intacte. A gauche, au-dessus et un peu en arrière de l'ancienne cavité, en existe une nouvelle planiforme, située sur un plateau osseux qui résulte de l'hypertrophie de l'os iliaque à ce niveau. Cette nouvelle cavité recevai la tête du fémur profondément altérée, déformée, qui était maintenue par une nouvelle capsule articulaire qui s'insère au pourtour de la nouvelle cavité et sur le col fémoral. Le pubis et ses diverses branches sont notablement atrophiés, tandis que la partie sacrée des os coxaux est au contraire hypertrophiée. Les deux tubérosités de l'ischion sont déjetées en dehors, et celle de gauche descend un peu moins bas qu'à droite. Tous les diamètres du petit bassin sont élargis, le diamètre bi-ischiatique est de 13 centimètres.

(Professeur Desault.)

N° 746 a. — Bassin avec les deux fémurs; double luxation coxo-fémorale en arrière et en dehors dans la fosse iliaque externe.

Les os du bassin sur cette pièce présentent des déformations considérables, qui résultent d'une altération spéciale, difficile à déterminer aujourd'hui, mais qui paraît devoir se rapporter à une espèce de ramollissement et probablement à l'ostéo malacie. Ces os ainsi que les fémurs, paraissent à un moment donné avoir été très-vascularisés.

Le sacrum présente à sa face antérieure une courbure anormale, à concavité antérieure très-prononcée, anguleuse, qui porte l'angle sacro-vertébral et la pointe du coccyx fortement en avant. Cette saillie de l'angle vertébral en avant, retrécit beaucoup dans cette direction le détroit supérieur du petit bassin, qui n'est que de 7 centimètres; les deux crêtes iliaques sont très-relevées, les fosses iliaques internes profondément excavées, et leur partie supérieure très-amincie.

Les deux cavités cotyloïdes anciennes sont rudimentaires, de forme triangulaire, et regardent presque directement en avant. Au-dessus d'elles et en arrière, dans la fosse iliaque externe, existe de chaque côté une nouvelle facette articulaire, située immédiatement au-dessus et en avant de l'échancrure ischiatique. Cette nouvelle cavité est représentée à droite par une simple dépression, tandis qu'à gauche, à la partie supérieure, il y a un commencement de bourrelet cotyloïdien. Ces deux nouvelles cavités sont en contact avec les deux têtes du fémur, un peu atrophiées, et déformées, irrégulières.

La symphyse pubienne et ses branches diverses sont notablement atrophiées, ainsi que les deux tubérosités ischiatiques qui sont rejetées en dehors. Par opposition la partie postérieure des os coxaux est notablement hypertrophiée.

(Professeur Malgaigne.)

N° 747. — Bassin de femme, avec la partie supérieure des deux fémurs; double luxation coxo-fémorale en haut et en dehors, probablement congénitale.

Les deux cavités cotyloïdes anciennes sont déformées, triangulaires et notablement diminuées de capacité. Les deux nouvelles cavités sont très-bien conformées, elles ont acquis des dimensions considérables et une profondeur de 3 centimètres. Ces nouvelles cavités reposent sur une hypertrophie à ce niveau, de l'os iliaque ; elles présentent un sourcil cotyloïdien saillant, irrégulier, à bord hérissé d'aspérités osseuses. Ces nouvelles cavités n'ont point de chaque côté un siége exactement identique. Celle de droite est située directement au-dessus de l'ancienne cavité, à la partie externe de l'épine antéro-inférieure; à gauche elle est bien encore en haut, mais un peu plus en arrière, à environ un demi centimètre de l'épine iliaque antéro-inférieure. Les têtes du fémur peu volumineuses, sont complétement renfermées dans les nouvelles cavités articulaires, le col qui est court a sa direction à peu près normale.

Le bassin a subi les déformations propres à cette espèce de luxation ancienne. Sa symphyse est très-atrophiée, ainsi que les branches horizontales et obliques des pubis qui sont très-amincies. Les tubérosités ischiatiques sont déjetées en dehors, à gauche, une partie même de l'enceinte pelvienne a été détruite et perdue. La partie postérieure des deux os coxaux est hypertrophiée, en particulier celui de gauche.

(M. Ménière.)

N° 748. — Os iliaque gauche, avec la moitié supérieure du fémur ; luxation congénitale directement en haut et en dehors.

Cette pièce a été prise sur un jeune homme, car les os ne sont point encore très-développés, et les trois parties des os coxaux ne sont pas encore soudés entre elles.

La cavité cotyloïde est petite, déformée et triangulaire ; elle ne peut plus contenir la tête du fémur, qui est elle-même peu volumineuse et irrégulièrement sphérique.

Le ligament orbiculaire épaissi a subi un allongement assez considérable, qui permet un écartement de plus de 5 centimètres des surfaces articulaires. Le ligament rond est aussi allongé, et divisé du côté de la tête en plusieurs faisceaux. La tête du fémur, ne pouvant rentrer dans sa cavité, s'est portée directement en haut, et elle venait se placer au contact d'une simple dépression en forme de gouttière, creusée aux dépens de l'épaisseur de l'os, et située à la partie externe de l'épine iliaque antéro-inférieure. Le ligament orbiculaire étant intact, il n'existe point de nouvelle cavité.

(Professeur Broca, 1848.)

N° 748 a. — Os iliaque gauche, avec la partie supérieure du fémur; luxation en haut et en arrière dans la fosse iliaque externe et probablement congénitale.

La cavité cotyloïde ancienne, outre qu'elle a diminué notablement de capacité, est triangulaire; directement au-dessus, à la partie externe de l'épine iliaque antéro-inférieure, existe une gouttière antéro-postérieure, qui semble indiquer qu'à un moment de l'évolution de cette luxation, la tête fémorale venait correspondre à ce point. Une nouvelle surface articulaire planiforme est creusée dans l'épaisseur de l'ilion, dans la fosse iliaque extrême près du bord de l'échancrure ischiatique. C'est au niveau de se second point, que venait correspondre la tête fémorale qui est peu développée; elle était encore enfermée dans son ancienne capsule fibreuse articulaire, qui s'est notablement allongée pour permettre un déplacement aussi considérable; on ne trouve pas trace du ligament rond. La symphyse pubienne et ses branches sont notablement atrophiées, et la tubérosité de l'ischion est légèrement renversée en dehors.

(M. Bouvier, 1861.)

N° 748 b. — Portion d'os coxal du côté droit, avec la partie supérieure du fémur; luxation congénitale.

Cette pièce provient d'un jeune garçon de 9 ans et demi qui avait une double luxation; le côté droit a seul été conservé. La dissection a fait voir à M. Bouvier, que la tête du fémur était placée en haut et en dehors, très-près du cotyle, et encore contenue avec celui-ci, dans l'intérieur du ligament capsulaire qui est distendu et allongé. Une petite surface concave de l'os iliaque, répond à une portion de la tête fémorale coiffée de la capsule, qui a conservé ses attaches, et qui se trouvait ainsi interposée entre les deux os. Un feuillet fibreux assez fort, détaché comme par une sorte de dédoublement de la face externe de la capsule, la fixait au bord supérieur de la facette iliaque, rudiment de la cavité nouvelle.

Une section du ligament capsulaire permet de voir la cavité cotyloïde, retrécie et devenu triangulaire. Le ligament rond allongé a conservé ses attaches et sa forme ordinaire. Le bord externe du cotyle, qui sépare sa cavité du lieu occupé par la tête, est émoussé, arrondi, et présente une surface lisse due à la synoviale qui le revêt. La tête du fémur est un peu aplatie, mais encore trop volumineuse pour être reçue dans la cavité cotyloïde.

M. Bouvier, *Soc. de Chir.*, 2e série, t. Ier, p. 526.)

N° 749. — Os iliaque gauche, avec la moitié supérieure du fémur; luxation en haut et en dehors dans la fosse iliaque externe.

Cette luxation a été observée chez un jeune sujet, et la pièce a été remise au Musée par M. Breschet, comme exemple de luxation congénitale, ce qui me paraît au moins douteux. L'ileum présente à sa face externe, près du bord supérieur de l'échancrure ischiatique, une large dépression planiforme qui paraît produite par la tête fémorale, qui roulait à sa surface. Par suite du refoulement en dedans des tables de l'os qui est mince dans ce point, il existe une petite saillie osseuse dans la fosse iliaque interne. La cavité cotyloïde ancienne de forme triangulaire, et qui a beaucoup perdu de ses dimensions, est cachée par les débris de l'ancienne capsule fibreuse, qui adhèrent encore à la partie supérieure et externe du sourcil cotyloïdien, et à la partie antérieure du col. La partie supérieure et postérieure manque; c'est par ce point que la luxation s'est produite. La tête fémorale est atrophiée déformée, elle est ovalaire; le petit trochanter a disparu. Le pubis ainsi que ses branches est grèle, atrophié.

(Professeur Breschet.)

N° 749 a. — Bassin, avec le fémur gauche; double luxation coxo-fémorale.

Le bassin dans sa moitié postérieure est normal, l'ileum gauche est cependant plus relevé que le droit. Les deux cavités cotyloïdes sont rétrécies, triangulaires. Le pubis et ses branches sont un peu atrophiés, les deux tubérosités de l'ischion déjetées en dehors sont relevées en haut, elles mesurent entre elles un écartement de 12 centimètres. La partie postérieure des os ileum est hypertrophiée surtout à gauche.

A droite il n'existe point de nouvelle cavité articulaire, on constate au-dessus de l'ancienne, immédiatement en dehors de l'épine iliaque antéro-inférieure, une petite dépression qui devait correspondre à la tête fémorale. La luxation de ce côté était donc directe en haut et en dehors.

A gauche, on trouve bien également une dépression à la partie externe de l'épine iliaque antéro-inférieure, qui témoigne qu'à un moment donné la tête a dû correspondre à cette dépression; mais par suite de la migration en avant, la tête est venue se placer dans la partie moyenne de la fosse iliaque externe, immédiatement au-dessus du bord supérieur de l'échancrure ischiatique. On trouve à ce niveau, une large surface planiforme avec laquelle la tête du fémur est en contact. Cette tête fémorale déformée, aplatie, est fortement maintenue dans cette position par des débris de l'ancienne capsule, qui s'insèrent à la partie antérieure de la cavité cotyloïde qu'ils cachent en passant au-devant d'elle ; ils viennent s'insérer à la partie antérieure et inférieure du col fémoral qui est raccourci.

N° 749 *b*. — Os iliaque gauche, avec la moitié supérieure du fémur; luxation en haut et en dehors.

La cavité cotyloïde est notablement diminuée de capacité, elle est peu profonde et triangulaire. Le pubis avec ces diverses branches est très-atrophié, le trou obturateur agrandi, la tubérosité ischiatique qui est normale ne paraît point avoir subi de déviation.

Au-dessus de l'ancienne cavité, à la partie externe de l'épine iliaque antéro-inférieure, existe une dépression assez profonde, qui témoigne qu'à un moment donné de l'évolution de cette luxation, la tête fémorale correspondait à ce point. En arrière de cette dépression, à la partie externe de l'échancrure ischiatique, s'observe une facette articulaire planiforme, qui est creusée dans un plateau qui recouvre l'os. C'est avec cette nouvelle surface que s'articulait la partie inférieure de la tête fémorale, un peu aplatie à ce niveau et déformée.

(Professeur Cruveilhier.)

N° 749 *c*. — Os iliaque gauche, avec la partie supérieure du fémur; luxation coxo-fémorale en haut et en dehors dans la fosse iliaque externe.

Cette luxation, qui paraît être très-ancienne, a été trouvée sur une femme âgée de 40 ans environ.

L'os iliaque présente les particularités suivantes : d'une manière générale on peut dire qu'il est grêle et peu riche en parties spongieuses. La fosse iliaque externe, à 1 centimètre au-dessus et en arrière de la cavité cotyloïde, présente un mamelon offrant une petite surface plane, très-lisse et comme éburnée; au-dessus d'elle on remarque une dépression exagérée, si on la compare à la conformation ordinaire de cet os. La cavité cotyloïde, peu profonde, complétement déformée, a pris une forme triangulaire par le refoulement en avant de son rebord postérieur, les deux autres n'ayant pas changé de position; son intérieur est rugueux, et l'on voit qu'elle n'était pas occupée par la tête du fémur. Toute la partie postérieure du sourcil cotyloïdien est convertie en une surface plane de 2 centimètres carrés environ, très-lisse et éburnée; cette surface, qui regarde en dehors comme celle précédemment décrite se trouve dans le même plan; entre ces deux surfaces existe une gouttière très-prononcée. En haut le sourcil n'offre pas d'échancrure, il est converti en un bord rectiligne, cylindrique et à surface rugueuse. Ces altérations n'ont pas réagi sur le trou sous-pubien, la branche ascendante de l'ischion, le pubis et sa branche descendante. On pourrait peut-être remarquer seulement que ces parties offrent un ensemble un peu allongé, et qu'elles sont atrophiées.

Quant au fémur, sa tête est atrophiée, prismatique, à trois faces; la face interne offre une partie lisse et usée par le frottement, dans une étendue qui correspond à la surface lisse du mamelon qui a été indiqué tout d'abord. Le petit trochanter, aplati également, poli par le frottement, s'adapte d'une manière parfaite à la surface créée aux dépens du sourcil cotyloïdien.

(M. Murelle, *Soc. anat.*, 1857, 2e série, t. II, p. 12.)

N° 150. — Os coxal droit, avec la partie supérieure du fémur; luxation du fémur en haut et en dehors.

L'os iliaque, par suite probablement de la pression qu'a exercée sur lui la tête déplacée, est élevé; la symphyse pubienne. ainsi que ses branches, sont atrophiées. L'ancienne cavité qui est très-réduite, est atrophiée dans son fond, au point de laisser apercevoir le jour à travers; des végétations osseuses concourent à l'oblitérer. La cavité nouvelle, située au-dessus et en arrière, se trouve très-rapprochée du bord externe de l'échancrure sciatique; elle est planiforme, éburnée, et repose sur une portion d'os hypertrophiée. La tête fémorale, aplatie à sa partie inférieure, est rugueuse, inégale; son pourtour est limité par des végétations osseuses, renversées en forme de champignon, qui rappellent assez bien les altérations de l'arthrite sèche.

(M. Ollivier d'Angers.)

N° 151. — Os iliaque gauche, avec la partie supérieure du fémur; luxation en haut et en dehors dans la fosse iliaque externe.

L'os iliaque est rugueux, inégal; il a été le siége d'une affection mal caractérisée, mais qui paraît devoir se rapporter à l'ostéo malacie qui a ramolli, vascularisé son tissu. La lésion paraît aussi s'être étendue au fémur. L'iléum est un peu relevé et la fosse iliaque interne est plus profonde que dans l'état normal; c'est l'inverse pour l'externe qui est bombée. L'os, à ce niveau, est réduit à un mince feuillet du diploé. Le pubis et ses branches sont légèrement atrophiés.

L'ancienne cavité cotyloïde qui est triangulaire, est en grande partie effacée, surtout en bas et en arrière. Au-dessus et un peu en arrière, à la partie externe de l'échancrure ischiatique, existe une nouvelle cavité articulaire, qui, repose sur une plaque hypertrophique de la fosse iliaque externe. Cette nouvelle cavité est plus profonde à la partie postérieure et inférieure, qu'à la partie antérieure. La tête du fémur, rugueuse, inégale dans sa partie non articulaire, est lisse au contraire, dans la partie inférieure qui est en contact avec la nouvelle facette articulaire.

Nº 751 a. — Os iliaque droit, avec la partie supérieure du fémur; luxation coxo-fémorale dans la fosse iliaque externe probablement congénitale.

La cavité cotyloïde, rétrécie et triangulaire, est en grande partie fermée par des débris de l'ancienne capsule fibreuse. Au-dessus et à la partie externe de l'épine iliaque antéro-inférieure, existe une dépression qui semble témoigner que, dans un moment donné de son évolution, la tête du fémur a dû correspondre dans ce point. Aujourd'hui elle est portée beaucoup plus en arrière, et on constate dans la fosse iliaque externe, au bord supérieur de l'échancrure ischiatique, qu'il existe une cavité planiforme, creusée dans l'épaisseur de l'os, sur laquelle devait reposer, dans certains mouvements, la tête fémorale atrophiée, et renfermée dans son ancienne capsule très-allongée pour permettre son déplacement; ce qui peut faire supposer que la luxation est peut-être congénitale, ou a dû s'opérer dans le jeune âge. La symphyse pubienne et les branches qui en partent sont atrophiées. Le trou obturateur paraît élargi.
(Professeur Malgaigne.)

Nº 752. — Os iliaque droit; luxation du fémur en haut et en arrière.

Cet os présente les traces d'une grande vascularisation, ce qui prouve qu'il a été longtemps malade. La cavité cotyloïde est oblitérée par des plaques osseuses irrégulières, qui se sont probablement développées dans les débris du tissu fibreux de l'ancienne capsule. Mais il est facile de constater que cette espèce d'opercule n'oblitère que l'orifice, et qu'au-dessous la cavité, qui est intacte, mais déformée, était probablement remplie par de la graisse.

La nouvelle cavité planiforme, éburnée, est située en haut et un peu en arrière de l'ancienne, à la partie externe de l'échancrure ischiatique. Elle repose sur une partie hypertrophiée de l'iliaque. L'iléum est relevé; sa crête regarde directement en haut. Le pubis, et surtout sa branche descendante, sont atrophiés, tan-

dis que la partie sacrée de l'iléum est notablement hypertrophiée. La tête du fémur n'existe pas.
(M. Bonamy.)

N° 752 *a*. — Os iliaque gauche; luxation du fémur en haut et en dehors.

L'ancienne cavité cotyloïde est triangulaire et encore assez profonde. Au-dessus d'elle, un peu en arrière, à la partie externe de l'échancrure ischiatique, existe une nouvelle cavité planiforme, qui repose sur une partie hypertrophiée de l'os. Cette nouvelle cavité est éburnée, creusée de nombreux trous et était en rapport avec la tête du fémur qui manque. La symphyse et ses branches sont un peu atrophiées, tandis que la partie sacrée de l'iléum est hypertrophiée.

N° 752 *b*. — Os iliaque gauche; luxation du fémur en haut et en arrière.

Cette pièce a la plus grande analogie avec la précédente, l'ancienne cavité cotyloïde triangulaire est rétrécie, la nouvelle cavite planiforme est située à la partie supérieure et postérieure de l'ancienne. Il existe une atrophie du pubis et de ses branches avec agrandissement du trou obturateur, redressement de l'iléum avec hypertrophie de sa portion sacrée.

N° 753. — Os iliaque gauche, avec la partie supérieure du fémur; luxation du fémur en haut et en arrière.

La symphyse pubienne et les branches qui en partent sont atrophiées. La cavité cotyloïde est triangulaire, et plus profonde en haut; sa partie inférieure est obturée en bas et en arrière par les débris de la capsule. La capsule ancienne a été déchirée surtout en haut; en arrière elle adhère à toute la partie postérieure de la cavité cotyloïde; c'est à travers la déchirure supérieure qui est considérable que le fémur a passé. La tête du fémur répond par sa partie inférieure à la partie postérieure de la capsule, le reste de cette extrémité articulaire est embrassé par le petit fessier qui lui forme une capsule accidentelle cloisonnée à l'intérieur. La tête est aplatie en dehors et en arrière et notablement atrophiée. Au contact de la tête avec l'iléum, il n'existe aucune facette, ni dépression par atrophie.
(Professeur Breschet.)

N° 753 a. — Portion d'os coxal gauche d'un jeune sujet, avec la partie supérieure du fémur; luxation du fémur directement en arrière.

Cette luxation qui est traumatique, se présente avec les caractères suivants : la cavité cotyloïde a conservé sa forme normale, la plupart des ligaments ont été rompus, et la tête du fémur qui n'est point altérée, repose par sa partie antérieure sur le pourtour du sourcil cotyloïdien, immédiatement au-dessus de la tubérosité de l'ischion, à la partie externe de l'échancrure ischiatique.
(M. Barth.)

N° 753 b. — Os coxal gauche, avec la partie supérieure du fémur; luxation du fémur incomplète en arrière.

Cette pièce est très-intéressante. L'ancienne cavité articulaire est réduite à son échancrure inférieure, la partie antérieure supérieure et postérieure du sourcil cotyloïdien est devenue concave, lisse, articulaire, et c'est avec cette partie lisse qu'était en contact la tête fémorale qui est un peu atrophiée et aplatie de dedans en dehors, tout l'os iléum est hypertrophié. On trouve même une saillie osseuse qui se dirige du rebord du sourcil cotyloïdien à l'épine iliaque antéro-supérieure et l'os, qui dans ce point, a une épaisseur considérable. Il existe par opposition une légère atrophie du pubis et de ses branches. Il semble, en examinant cette pièce, que la tête fémorale sortie de sa cavité, sans grand déplacement, s'est creusé une nouvelle facette articulaire sur le pourtour du sourcil cotyloïdien. La luxation existe réellement, mais le déplacement est très-peu considérable, il s'est fait en quelque sorte une nouvelle cavité dans l'ancienne : c'est pourquoi je l'ai désignée sous le nom de *luxation incomplète*.
(M. Barth, 1841.)

N° 753 c. — Bassin, avec la partie supérieure des deux fémurs; luxation du fémur gauche en haut et en arrière dans la fosse iliaque externe.

L'ancienne cavité cotyloïde gauche est complétement effacée et fermée par une lame osseuse. Le pubis et ses branches sont notablement atrophiés, le trou obturateur agrandi, les branches horizontales et descendantes du pubis allongées; la symphyse est reportée à droite, d'où résulte une irrégularité dans les deux moitiés du bassin. Le diamètre sacro-pubien est de 11 centimètres 1/2, le sacro-iliaque gauche, de 12 centimètres, le sacro-iliaque droit, de 14 centimètres 1/2.

Au-dessus de l'ancienne cavité, à 1 centimètre en arrière de l'épine iliaque antéro-inférieure, se remarque une nouvelle cavité qui remonte dans la fosse iliaque externe, et est limitée en arrière par le bord externe de l'échancrure ischiatique. Cette nouvelle cavité, peu profonde, repose sur un plateau hypertrophique de l'os iliaque; les rebords de cette cavité sont plus prononcés en haut et en arrière qu'en avant.

La tête fémorale déformée, aplatie, couverte d'aspérités et atrophiée, est en contact avec la nouvelle surface articulaire, maintenue par des débris de l'ancienne capsule, et des éléments fibreux de nouvelle formation. Le muscle obturateur interne, et le pyramidal qui n'ont point été rompus, sont fortement tendus, surtout l'obturateur, qui semble limiter le mouvement ascensionnel de la tête du fémur. L'os iléum est fortement redressé en haut, d'où il résulte que la fosse iliaque interne gauche est plus profonde que celle de droite.

(Professeur Desault.)

N° 753 *d*. — Os coxal gauche, avec la partie supérieure du fémur; luxation coxo-fémorale traumatique récente en haut et en arrière, dans la fosse iliaque externe.

Cette luxation s'est faite à travers une large déchirure de la partie supérieure et postérieure de la capsule. La réduction s'opérait avec une extrême facilité, en portant le fémur dans la flexion et dans la rotation en dedans, mais les efforts que l'on faisait pour réduire la luxation lorsqu'on exerçait une traction directe en bas, étaient paralysés par la situation de ce qui reste de la capsule.

(M. Maisonneuve, *Bull. de la Soc. de chir.*, 1854, t. IV, p. 413.)

N° 753 *e*. — Os iliaque droit, avec la partie supérieure du fémur; luxation coxo-fémorale récente en arrière dans l'échancrure ischiatique.

La tête fémorale a passé à travers une déchirure étroite, en forme de boutonnière de la partie supérieure et postérieure de la capsule; le col est comme emprisonné à travers la déchirure, et la tête fémorale portée en arrière, repose par sa face antérieure sur la portion de l'os iliaque qui correspond à la base de l'épine ischiatique. La tête se trouve donc placée à peu de distance de la partie supérieure de la tubérosité de l'ischion. Tout le reste de la capsule fortement tendue, cache la cavité cotyloïde. Le fémur qui est dans une légère rotation en dedans, est à demi fléchi sur le bassin.

(Professeur Malgaigne.)

N° 753 f. — Os iliaque droit, avec la partie supérieure du fémur; luxation coxo-fémorale récente en arrière, au niveau de l'épine ischiatique.

La capsule est largement déchirée dans sa partie postérieure et inférieure, elle n'a résisté que dans un tiers environ de sa circonférence, à savoir la partie antérieure et supérieure. La tête du fémur portée en arrière, presque immédiatement au-dessus de la tubérosité de l'ischion, repose sur cet os par la partie interne, et le centre de la tête correspond à la base de l'épine ischiatique.

(M. Barth.)

N° 754. — Os coxal droit, avec la partie supérieure du fémur; luxation en haut et en avant ilio-pubienne.

Cette pièce a été trouvée sur un homme âgé de 57 ans, aliéné; on a été dans l'impossibilité de se procurer des renseignements sur les antécédents ; mais M. Gely regarde cette luxation comme traumatique et résultant d'une chute pendant laquelle la cuisse était portée dans l'abduction et la rotation en dedans. M. Gosselin, dans son rapport, tout en admettant la probabilité du fait, aurait désiré une discussion à ce sujet dans le mémoire de M. Gely, et il se demande, si avec ce déplacement elle ne pourrait pas appartenir aux luxations spontanées.

Le déplacement est tel que l'ancienne cavité est en grande partie masquée par le grand trochanter; le col du fémur repose dans la gouttière comprise entre l'éminence iléo-pectinée et l'épine iliaque antéro-inférieure. Il s'est même formé dans ce point des végétations osseuses considérables, lisses, avec lesquelles s'articule le col du fémur et une partie de la tête. La tête fémorale se trouve donc située entièrement au-dessus du rebord pelvien; le fémur a éprouvé aussi des changements très-notables. Le grand trochanter, au lieu de se replier en arrière, est évasé en dehors et beaucoup plus volumineux. La cavité digitale, qui se trouve dilatée, représente une fosse profonde, et son bord postérieur est en rapport avec celui du sourcil cotyloïdien de l'ancienne cavité ; le petit trochanter est atrophié. Toutes ces parties étaient maintenues dans leurs rapports, par de nouveaux éléments fibreux.

(M. Gely, *Bull. de la Soc. anat.*, 1840, t. XV, p. 303.)

N° 754 a. — Modèle en plâtre d'une luxation du fémur en haut et en avant.

Cette pièce est dans un assez mauvais état de conservation. La luxation a eu lieu en haut et en avant; le fémur présente des caractères en tout identiques à ceux de la pièce précédente.

N° 754 b. — Os iliaque gauche, avec la partie supérieure du fémur; luxation en haut et en avant ilio-pubienne; ankylose du fémur dans sa nouvelle position.

Cette pièce a été recueillie sur un homme dont on ignore les antécédents; on sait seulement qu'en 1848 il reçut dans le bassin, une balle dont le trajet resta longtemps fistuleux; mais au moment de l'autopsie, ce trajet était complétement fermé.

La tête du fémur correspond, par sa partie moyenne, à l'épine iliaque antéro-inférieure; elle a conservé à peu près son volume normal, et remplit en grande partie l'échancrure qui sépare les deux épines iliaques antérieures, en même temps qu'elle fait saillie à la fois dans les fosses iliaques interne et externe. C'est dans cette position que la tête fémorale s'est soudée, et l'ankylose est complète, c'est-à-dire qu'après avoir pratiqué à travers la tête un trait de scie antéro-postérieur, il est impossible de tracer une ligne de démarcation entre les cellules spongieuses de la tête fémorale et celles de l'os iliaque.

Le grand trochanter, par son sommet, correspond à la face externe de l'os iliaque au niveau du bord supérieur de l'échancrure ischiatique, et il s'est également soudé au niveau de ce point. L'ankylose est double, et il existe entre les deux soudures un espèce de pont formé par le col du fémur.

Le membre inférieur était porté dans la flexion, l'abduction et la rotation; la ligne âpre du fémur regarde directement en dedans. La cavité cotyloïde était comblée par de la graisse.

(M. Foville, *Bull. de la Soc. anat.*, 1855, t. XXX, p. 90.)

N° 754 c. — Os iliaque droit, avec la partie supérieure du fémur; luxation du fémur récente en haut et en avant, sus-cotyloïdienne.

Cette pièce provient d'un jeune garçon de 3 ans 1/2 qui est tombé d'un troisième étage. Les parties molles ont été disséquées et sont conservées. Il existait un grand nombre d'autres lésions, entre autres une luxation des deux os de l'avant-bras isolément, du radius en avant, du cubitus en arrière, n° 733 e. Le blessé est mort dans la nuit qui a suivi son accident.

Le membre inférieur luxé, était comme on peut le voir sur la pièce, dans l'extension et en rotation en dehors, avec une légère adduction. La mensuration, faite entre l'épine iliaque antéro-postérieure et l'angle interne de la rotule, donnait 37 centimètres du côté sain, et 35 du côté malade. La cuisse était arrondie; sa circonférence à la racine était augmentée de 3 centimètres, la saillie trochantérienne avait disparu, le pli fessier était relevé.

La tête du fémur, portée en haut et en avant, a subi une rotation de près d'un quart de cercle en dehors; elle est recouverte par les fibres du muscle iliaque, entre le ligament de fallope, qui en est éloigné environ de 1 centimètre, le muscle couturier et le nerf crural.

La cavité digitale regarde directement en avant; le doigt, enfoncé immédiatement en dedans de la tête, tombe en dehors de l'éminence iléo-pectinée; par conséquent, la tête est notablement en dehors de cette saillie osseuse. La saillie de l'épine iliaque antéro-supérieure se trouve juste au-dessus de la tête, de telle sorte que la verticale partant de l'épine, passe par le tiers externe de la tête. En contournant celle-ci avec le doigt porté en dedans d'elle et un peu en bas, on arrive, à travers une large déchirure de la capsule, dans la cavité cotyloïde; on y sent les débris du ligament rond, et on reconnaît que la tête est presque tout entière en regard de la cavité cotyloïde qu'elle déborde en haut d'un demi-centimètre, s'appuyant sur la partie supérieure du bourrelet cotyloïdien qui est refoulé vers la cavité. La partie externe de ce sourcil, au niveau de l'échancrure ilio-ischiatique, est en rapport avec la partie postérieure du col fémoral, dans le cul-de-sac formé par l'insertion du manchon articulaire. Le manchon lui-même est rompu en avant dans toute la portion comprise entre le ligament de Bertin, et une large ouverture normale de communication avec la bourse du psoas. La capsule est intacte en dehors et en arrière; le ligament de Bertin est fortement tendu; il contourne la tête en dehors, pressant sur le col et l'immobilisant devant l'échancrure ilio-ischiatique du sourcil cotyloïdien.

Quant aux muscles, voici leurs relations avec la tête : celle-ci s'est placée à la partie externe de la gaîne du psoas, en déchirant les fibres les plus externes de sa portion iliaque; elle est en dehors, en rapport immédiat avec le tendon droit antérieur et le couturier. Le tendon du psoas et les fibres les plus internes de l'iliaque ont été refoulés en dedans, et se sont interposés entre la tête et la gaîne des vaisseaux fémoraux. Le pectiné est intact. Quant aux fibres moyennes de l'iliaque, elles coiffent toute la partie antérieure et interne de la tête fémorale qu'elles recouvrent complétement, sauf au niveau de la cavité, où existe une boutonnière formée dans le muscle par déchirure et par écartetement, laisse passer le ligament rond brisé en son milieu. Le nerf crural passe sur la tête, justement en dedans de ce ligament, et les filets qu'il envoie au triceps croisent en sautoir les fibres de l'iliaque.

En arrière, on voit que le bord postérieur du grand trochanter s'appuie sur la surface carrée de l'ischion; le nerf sciatique n'est séparé de la face interne du grand trochanter, que par les insertions des muscles pelvi-trochantériens qui sont sains.

Lorsqu'on cherche sur la pièce ce qui maintient la tête luxée, on constate que le col est pris entre le sourcil et le ligament de Bertin, comme dans une boutonnière moitié osseuse, moitié fibreuse. L'axe de rotation de l'os est précisément en ce point, tant que les mouvements imprimés sont peu étendus; mais il se déplace, aussitôt qu'en exagérant les mouvements on vient à faire toucher, soit en dedans la tête contre le sourcil cotyloïdien, soit en dehors le bord postérieur du grand trochanter contre la surface carrée de l'ischion. Alors l'axe de rotation se trouvant éloigné de la ligne des deux insertions du ligament de Bertin, la boutonnière se rétrécit et serre l'os assez fortement pour limiter la rotation. Cette action est surtout manifeste, quand on cherche à faire rentrer la tête dans sa cavité par un mouvement simple de rotation en dedans.

Pour obtenir la réduction il faut évidemment : 1° dégager la tête en la faisant descendre au-dessous du bourrelet cotyloïdien, de façon qu'elle porte à faux devant la cavité articulaire; 2° relâcher alors le ligament de Bertin, en même temps qu'on fait subir à l'os un mouvement de rotation en dedans. On y arrive sur la pièce au moyen des manœuvres suivantes : une traction légère jointe à un certain degré de flexion, fait descendre la tête sans tendre le ligament de Bertin; alors il est facile de la faire rentrer dans le cotyle, en associant le refoulement direct par la main à la rotation en dedans, pendant que l'on continue le mouvement de flexion. Cette manœuvre n'exige aucun déploiement de force.

(M. Panas, *Bull. de la Soc. anat.*, 1872, 2me série, t. XVII, p. 176.)

N° 755. — Os coxal droit avec la partie supérieure du fémur; luxation en bas et en arrière ischiatique.

Cette pièce, qui est sans renseignements, est néanmoins intéressante, au point de vue de la variété de luxation. Si on en juge par l'état des os, l'individu a dû succomber peu de temps après la production de la luxation. La cavité cotyloïde est fermée par les débris de la capsule fibreuse. La tête fémorale est placée en arrière directement de la cavité cotyloïde, sur la base de l'épine ischiatique. Cette tête est volumineuse, nullement déformée, et enveloppée de débris musculaires, qui sont en haut le moyen fessier, et très-probablement le pyramidal; il est à regretter qu'on ne puisse le vérifier exactement. Dans cette variété de luxation la tête me paraît devoir toujours s'échapper au-dessous de ce muscle. Le fémur a éprouvé un mouvement de rotation qui a porté le grand trochanter en avant, le petit en arrière et la ligne âpre en dehors.

Nº 755 a.— Os iliaque gauche avec tout le squelette du membre inférieur correspondant; luxation du fémur dans l'échancrure sciatique, déformation consécutive de tout le membre inférieur.

Cette pièce provient d'un homme de 50 ans environ, qui avait été apporté dans les amphithéâtres de dissection de l'École pratique.

Ce membre, comparé à celui du côté droit, présentait une énorme diminution de longueur; en les disséquant comparativement tous les deux, M. Broca a pu s'assurer qu'il y avait 9 centimètres de raccourcissement du côté gauche, dont 6 portaient sur la cuisse et 3 sur la jambe. Il existe une double lésion du genou et de la hanche.

Le genou très-déformé, est remarquable par la saillie en dedans du condyle interne du fémur, et en dehors du condyle externe du tibia. La face articulaire supérieure du tibia, au lieu d'être horizontale, est oblique de haut en bas, de dehors en dedans, d'où résulte que le fémur fait avec lui un angle obtus, dont le sommet est dirigé en dehors. Cette déviation qui résulte d'un coude qui siége au niveau de l'épiphyse tibiale supérieure, rend compte d'une partie du raccourcissement de 3 centimètres, que j'ai dit exister à la jambe. A 3 centimètres au-dessous de l'interligne fémoro-tibiale, la face interne de ce dernier os est déformée, élargie, rugueuse, et était adhérente à une ancienne cicatrice de la peau.

L'articulation du genou à son intérieur ne présentait aucune trace d'inflammation, les cartilages étaient normaux et la capsule synoviale était lisse, nullement épaissie; les extrémités osseuses ne sont du reste, comme on peut s'en assurer par l'examen de la pièce, ni gonflées, ni rugueuses. La seule disposition anormale que l'on rencontre dans cette articulation, est une subluxation latérale; les condyles du tibia ne sont plus en rapport qu'avec la moitié externe des condyles correspondants du fémur. Les ligaments latéraux et croisés sont conservés, ils sont un peu allongés, ce qui permettait de faire exécuter à la jambe un mouvement de rotation assez considérable, même lorsqu'elle était étendue sur la cuisse.

Du côté de la hanche, les désordre sont plus étendus. Avant toute dissection, M. Broca avait constaté que le membre était dans la rotation en dedans, et il reconnaissait dans la profondeur de la fesse une tumeur formée par la tête fémorale, ce qui lui avait fait diagnostiquer une luxation iliaque à cause de l'étendue du raccourcissement.

La dissection a permis de constater en effet que la tête du fémur correspondait à la partie la plus élevée de l'échancrure ischiatique; elle est recouverte et maintenue dans cette nouvelle position par une capsule fibreuse assez régulière, mais mince. La tête, pour arriver dans cette position, a passé d'abord entre le bord inférieur des muscles obturateur et jumeau inférieur, et le bord supérieur du carré crural. C'était là le déplacemant primitif; alors sans doute, comme le fait observer M. Broca, il y avait allongement du membre, la tête étant située sur l'ischion, au-dessous de la cavité cotyloïde. Mais plus tard, par suite de la marche selon toute probabilité, la tête s'est élevée en refoulant devant elle l'obturateur interne et les jumeaux, et s'est placée en dehors du muscle pyramidal et du muscle moyen fessier. Elle a pu remonter ainsi jusqu'au niveau de l'échancre sciatique.

La tête est dirigée en arrière; le grand trochanter repose à plat sur la cavité cotyloïde, et le muscle pyramidal, ainsi que le bord inférieur du muscle moyen fessier, forment une espèce de sangle qui s'oppose à une élévation plus considérable de la tête du fémur.

La capsule fibreuse mince qui entoure la tête du fémur, ne s'insère que très-imparfaitement sur le pourtour de la cavité cotyloïde; sa partie supérieure seule va s'y insérer directement : en bas, cette capsule s'épaissit, devient irrégulière et s'implante sur l'ischion. Le ligament rond n'a pu être retrouvé. La cavité cotyloïde est en partie effacée, ses bords sont affaissés; on n'y retrouve ni le bourrelet cotyloïdien, ni le bout supérieur du ligament rond qui a dû être rompu. Un bouchon fibreux comble ce qui reste de cette cavité, dont la circonférence est parfaitement circulaire, quoique son diamètre soit devenu très-inférieur à celui de la tête du fémur qui est restée normal.

(Professeur Broca, *Bull. de la Soc. anat.*, 1850, t. XXV, p. 179.)

N° 756. — Os iliaque gauche, qui porte les traces d'une luxation ischiatique.

L'os iliaque dans tout son ensemble est peu altéré, le pubis et ses branches ont subi une légère atrophie. La cavité cotyloïde a une forme ovolaire, dont le plus grand diamètre est de haut en bas et de dehors en dedans. Sur le rebord postérieur de la cavité cotyloïde, se trouve une incrustation osseuse, qui contribue à rétrécir la cavité, et pendant quelque temps a dû être en contact avec la tête fémorale. Plus en arrière et sur la même ligne se trouvent trois autres plaques osseuses, dont la plus étendue comble en partie l'échancrure ischiatique. C'est probablement avec cette nouvelle cavité secondaire, que la tête du fémur était venue se mettre en contact.

N° 757. — Os coxal droit, avec la moitié supérieure du fémur; luxation en bas et en avant dans le trou ovalaire, avec ankylose.

L'ankylose sur cette pièce s'est produite par suite de l'ossification des éléments fibreux et de certaines fibres musculaires. L'extrémité fémorale luxée, est située au niveau du trou obturateur, elle n'est pas déformée sensiblement; l'extrémité inférieure du fémur se trouve regarder en haut, le grand trochanter et la tête en bas, le petit trochanter en avant, la partie interne du fémur est antérieure, l'externe postérieure. Cet os a donc en outre de son écartement de la ligne médiane, éprouvé un mouvement de rotation sur son axe. Cette lésion qui est survenue chez un carrier, était consécutive à un éboulement de terre. M. Stanki dans son observation, ne dit pas quelle était la position de cet homme lorsque l'accident est arrivé, il a survécu dix ans, il marchait accroupi, en courbant son corps sur le membre qui n'était pas luxé, de manière à y reporter une grande partie de son centre de gravité.

Trois adhérences principales soudent l'os iliaque au fémur; la plus considérable part de l'épine iliaque antéro-inférieure et du sourcil cotyloïdien, pour aller se jeter sur la face antérieure de la diaphyse fémorale, un peu au-dessous de la base du grand trochanter, elle est triangulaire. La seconde adhérence a lieu au niveau du muscle pectiné, elle est directe avec la tête du fémur qui est en outre embrassée par un cercle osseux très-régulier et léger; ce cercle part de l'os pectiné pour aller gagner la tubérosité de l'ischion; dans son trajet il adhère un peu à la tête et au col; il est probable que c'est un débris de la capsule fibreuse qui s'est ossifié. La troisième et dernière adhérence, consiste en des ossifications assez développées, qui unissent le grand trochanter par sa partie la plus interne au sourcil cotyloïdien. La cavité ancienne sous ces productions osseuses, a conservé sa forme et sa capacité.

(M. Stanski, *Soc. anat.*, 1837, p. 296.)

N° 757 a. — Moitié latérale gauche du bassin, avec la partie supérieure du fémur; luxation en bas et en avant; ovalaire.

Cette luxation a été produite dans des expériences sur le cadavre; la tête du fémur fortement portée en dedans, est située à la partie interne du trou obturateur, près de la symphyse pubienne. Le fémur est dans une rotation forcée en dedans, et le sommet du grand trochanter qui est en bas et en arrière, est au contact de la face externe de la tubérosité de l'ischion, tandis que le petit trochanter est dirigé en haut et en avant. La capsule articulaire a été arrachée du sourcil cotyloïdien, à sa partie inférieure et postérieure.

(Professeur Malgaigne.)

N° 757 *b*. — Os coxal gauche avec la partie supérieure du fémur; luxation en bas et en avant: ovalaire.

Cette pièce provient d'un individu jeune encore, car les trois portions de l'os iliaque ne sont point soudées, ainsi que l'épiphyse supérieure du fémur. Cette luxation a été produite dans des expériences sur le cadavre, la capsule a été largement déchirée dans sa partie antérieure, et la tête du fémur sortie de la cavité cotyloïde, repose sur le bord interne du sourcil cotyloïdien. A l'inverse de la pièce précédente, le déplacement est peu considérable, et le fémur est porté dans l'abduction et la rotation en dehors; de sorte que le sommet du grand trochanter se confond avec la partie externe de la tubérosité de l'ischion.

(Professeur Malgaigne.)

N° 758. — Portion d'os coxal gauche, avec le fémur; luxation coxofémorale en haut dans la fosse iliaque externe.

Cette pièce est en assez mauvais état de conservation. La cavité cotyloïde dépourvue de son cartilage est atrophiée dans son fond, le sourcil usé dans son quart supérieur ressemble à un croissant. Au-dessus de cette usure se remarque un cercle de végétations osseuses, qui commence au niveau de la tubérosité de l'ischion et vient aboutir à l'épine iliaque antéro-inférieure. Ces végétations forment une nouvelle articulation, et la voûte qu'elles constituent est à concavité inférieure; elles s'avancent à une distance de 9 centimètres. Cette espèce de voûte osseuse est constituée par deux couches, et paraît formée par l'ossification des fibres musculaires de cette région. Les muscles fessiers ont été le siége de dépôts calcaires ainsi que le pyramidal qui forme une espèce de lame qui s'étend jusque dans l'échancrure sciatique.

La tête fémorale est usée, taillée en biseau aux dépens de sa partie inférieure, la surface oblique qu'elle forme est concave de haut en bas, et convexe transversalement le long de la ligne âpre. Les insertions inférieures du muscle grand adducteur, ont subi une dégénération osseuse dans une étendue de 13 à 14 centimètres.

ORDRE 2.

Luxations du genou

Le nombre des pièces relatives aux luxations du genou est de dix, du nº 759 au nº 760 *c* inclusivement; sur ce chiffre deux pièces nºs 759 *b* et 759 *c*, sont des moulages de la pièce nº 759 *a* représentée dans différentes positions.

Quatre pièces nºs 759, 759 *a*, 759 *d* et 759 *e*, se rapportent à des luxations de la rotule en dehors; pour une, nº 759, la luxation est incomplète, pour les trois autres elle est complète.

Quatre pièces sont relatives à des luxations incomplètes du tibia, pour le nº 760 la luxation est en arrière, la pièce nº 760 *a* est un exemple de luxation incomplète du tibia en dehors, avec luxation complète de la rotule dans cette même direction. Les deux autres pièces nº 760 *b*, 760 *c*, sont des exemples de luxation complète du tibia en dehors.

Nº 759. — Portion inférieure du fémur gauche, avec la partie supérieure du tibia et du péroné; luxation incomplète de la rotule en dehors.

La jambe est en flexion forcée sur la cuisse, et la rotule, portée en dehors et obliquement dirigée de haut en bas et de dehors en dedans, dépasse en dehors le condyle externe du fémur, tandis quelle laisse à découvert la totalité du condyle interne.

Nº 759 *a*. — Membre inférieur gauche; luxation latérale externe ancienne de la rotule.

La jambe est en flexion forcée sur la cuisse, et la rotule est appliquée, par sa face articulaire, sur la face externe du condyle externe du fémur, ayant son bord interne dirigé en avant. Le ligament rotulien qui est allongé est obliquement dirigé de bas en haut, de dedans en dehors et un peu d'avant en arrière. Les muscles de la partie antérieure de la cuisse sont un peu atrophiés, et ont subi en partie la dégénérescence graisseuse.

La partie supérieure du tibia est légèrement contournée de de-

dans en dehors, et d'avant en arrière, le péroné est grêle et atrophié dans toute sa longueur.
(Professeur Verneuil.)

Nº 759 *b*. — **Moule en plâtre de la pièce précédente nº 759** *a*, **de luxation complète de la rotule en dehors.**

La jambe étant dans la demi-flexion, la rotule fait une saillie considérable à la face externe du condyle externe du fémur.
(Professeur Verneuil.)

Nº 759 *c*. — **Moule en plâtre d'une luxation complète de la rotule en dehors.**

La jambe est dans l'extension ; on distingue un relief considérable fait par la rotule à la partie externe du condyle externe du fémur ; même pièce que le nº 759 *a*.
(Professeur Verneuil.)

Nº 759 *d*. — **Moitié inférieure du fémur droit, avec la rotule, la partie supérieure du tibia et du péroné ; luxation ancienne complète de la rotule en dehors.**

Cette pièce provient d'un homme de 71 ans, la luxation datait de quinze ans, le malade marchait néanmoins bien, et ne s'apercevait guère de son accident. Il ne boitait pas et donnait assez facilement un coup de pied en avant.

La rotule est complétement luxée en dehors, et son bord interne est éloigné de plus d'un centimètre du rebord antérieur du condyle du fémur. La capsule fibreuse était intacte, en dedans elle était amincie, éraillée et tendue de manière à donner aux bandes fibreuses qui sont d'inégale épaisseur, une direction transversale très-marquée. En dehors, elle est très-épaisse, plissée et cependant si résistante, qu'il est impossible de déplacer la rotule jusqu'à lui faire atteindre la crête antérieure du condyle externe du fémur. Les fibres musculaires du triceps qui s'ensèrent au tendon rotulien, sont dirigées en dehors, comme roulées en faisceaux et débordent celles du vaste externe.

La rotule qui est moins épaisse qu'à l'état normal, est notablement déformée, Placée de champ sur le côté du condyle externe du fémur, elle a la forme d'un triangle irrégulier, dont la pointe est en avant et la base en arrière. Le fémur a subi un mouvement de torsion sur son axe de dehors en dedans, le tibia en a éprouvé un en sens inverse, le bord antérieur du condyle externe du fémur présente une crête osseuse en arrière de laquelle est la rotule.

(M. Voillemier, *Clinique chirurgicale*, p. 409.)

N° 759 e. — Modèle en plâtre du genou droit, représentant une luxation ancienne latérale externe complète de la rotule.

Cette pièce a été moulée sur un homme de 24 ans, et la luxation datait de douze ans. La rotule fait un relief très-sensible sur la face externe du condyle externe du fémur.

(Professeur Broca, 1866.)

N° 760. — Articulation du genou gauche; luxation incomplète du tibia en arrière.

Cette pièce a été déposée sans renseignements ; mais la luxation paraît ancienne, à en juger surtout par l'os sésamoïde en forme de coin, qui s'est développé entre le tibia et le fémur au côté externe.

La jambe est fléchie à angle droit, et ne paraît pas pouvoir s'étendre d'avantage. Les condyles fémoraux font saillie en avant, leur partie antérieure est rugueuse, et ne servait plus très-probablement aux mouvements de la rotule. Le tibia porté en arrière est à découvert dans les deux tiers postérieurs de ses surfaces articulaires ; il a en outre éprouvé un mouvement de rotation en dehors. La rotule est placée au-dessous des condyles fémoraux.

N° 760 a. — Moitié inférieure du fémur gauche, avec la rotule, la partie supérieure du tibia et du péroné; luxation pathologique incomplète du tibia en dehors, avec luxation complète de la rotule dans le même sens.

Cette pièce provient d'une fille publique, âgée de 25 ans, qui était entrée à l'hôpital Saint-Lazare, pour un petit chancre de la vulve. Pendant qu'on cherchait à lui exciser des végétations, l'aide chargé de tenir le membre gauche, afin de faciliter l'opérateur, dut tourner avec force ce membre en dehors. Ce mouvement fut très-douloureux et arracha des cris à la malade. C'est à cette circonstance que dans son observation, M. Fleury rattache le début de l'altération ; il admet qu'à la suite de la distension forcée des ligaments, il se serait développé une inflammation très-intense qui, au bout de trois mois, aurait nécessité l'amputation du membre, opération à laquelle la malade a succombé.

On constate sur cette pièce, que le tibia a subi un mouvement de rotation en dehors et en arrière tel, que son condyle externe est à nu en arrière, la tubérosité antérieure est recouverte par le condyle externe du fémur, et son condyle interne a subi une rotation sur place. La rotule est appliquée sur la face externe du condyle fémoral externe, par suite le ligament rotulien est devenu très-oblique. Les surfaces articulaires à l'état frais, présentaient les traces profondes d'une inflammation intense, les ligaments croisés, les cartilages semi-lunaires et la membrane synoviale étaient transformés en une bouillie sanguinolente. Les ligaments croisés étaient altérés, l'externe était distendu, l'interne au contraire, était tellement rétracté qu'il ne présentait plus guère que la moitié de sa longueur.

(M. Fleury, *Arch. gén. de méd.*, 1837, t. XIV, p. 194.)

N° 760 *b*. — Portion inférieure du fémur droit, avec la rotule, la partie supérieure du tibia et du péroné; luxation latérale externe incomplète du tibia.

Cette pièce, qui est sans renseignements, présente les altérations suivantes : le tibia a éprouvé un mouvement de rotation sur son axe de dedans en dehors, d'un quart de cercle environ; d'où résulte que sa face interne regarde en avant, son bord antérieur en dehors; ces os proéminent en dehors et en arrière du condyle externe du fémur. Le fémur fait saillie en avant et à la partie interne du tibia, dont le condyle consolidé paraît avoir été fracturé et s'est abaissé au-dessous de l'externe de 1 centimètre environ. La rotule, qui est oblique de bas en haut et de dehors en dedans, n'a plus de contact qu'avec le condyle fémoral externe qu'elle déborde légèrement en dehors.

(Professeur Malgaigne.)

N° 760 *c*. — Portion inférieure du fémur droit, avec la partie supérieure du tibia et du péroné; luxation latérale externe du tibia incomplète et probablement pathologique.

Cette pièce, qui est sans renseignements, présente une altération de structure très-prononcée des extrémités articulaires, qui témoigne d'une grande vascularisation avec de nouvelles sécrétions périostiques. Prenant le tibia comme point fixe, le fémur aurait subi un déplacement considérable ; l'échancrure intercondylienne de cet os est à cheval sur le bord interne du condyle interne du tibia, et la face interne du condyle externe, repose à plat sur la facette articulaire du condyle tibial. La face supérieure du condyle externe du tibia est libre. La jambe est dans une demi-flexion.

La face externe du condyle interne du fémur est en contact avec la face interne du condyle du tibia. Ces os sont ankylosés dans cette position vicieuse qui devait rendre la marche impossible.

(M. Huguier, 1857.)

ORDRE 3.

Luxations de l'articulation tibio-tarsienne et du pied.

Vingt-huit pièces, du n° 761 au n° 771 inclusivement, se rapportent à ses luxations; six occupent l'articulation tibio-tarsienne. Le n° 761 est un exemple de luxation du tibia en dedans avec fracture du péroné. Sur la pièce n° 761 *c* la luxation est également en dedans et avec fracture du péroné, mais un peu en avant; et, de plus, elle est incomplète. Le n° 761 *a* est un exemple reproduit en cire, de luxation incomplète en dedans. La pièce n° 761 *b* est un exemple de luxation latérale externe incomplète du tibia et du péroné en dehors, et les n°s 761 *d* et 761 *e* sont des exemples de luxation du tibia et du péroné en avant avec fracture des deux malléoles. La pièce n° 761 *e* est la reproduction en plâtre de la pièce précédente avant dissection.

Onze pièces sont relatives aux luxations de l'astragale; chacune d'elles constitue autant de variétés distinctes. La pièce n° 762 est un exemple de luxation sous-astragalienne incomplète en dedans et en avant. Les pièces n°s 762 *a* et 762 *b* sont des luxations de l'astragale par rotation autour de son axe vertical, avec luxation du cuboïde en bas vers la face plantaire. Le n° 762 *b* est la représentation en plâtre de l'aspect du pied avant dissection. La pièce n° 762 *c* est un exemple de luxation sous-astragalienne par renversement en dehors. Les n°s 762 *d*, 762 *e* sont des exemples de luxation complète de l'astragale en haut et en dehors sur la face dorsale du pied. Le n° 762 *f* est un dessin représentant la disposition du pied après l'extraction de l'astragale luxé. La pièce n° 762 *g* est un exemple rare de luxation sous-astragalienne avec fracture du col de cet os, et rotation de la trochlée de l'astragale autour de son axe transversal, avec subluxation de la tête de l'astragale sur le scaphoïde. La pièce n° 762 *h* est un exemple de luxation de la tête de l'astragale seule en haut et en dehors, sur le scaphoïde. La pièce n° 762 *i* est un exemple de luxation de l'astragale, dans lequel le tendon du muscle jambier postérieur a été le principal obstacle à la réduction. La pièce n° 763 *a* est un exemple rare de luxation du scaphoïde en haut sur les trois cunéiformes.

Deux pièces n°s 764 et 764 *a* sont des exemples de luxation des métatarsiens. Sur la première, tous les métatarsiens sont luxés ; sur la seconde n° 764 *a* la luxation porte sur les quatre premiers.

La pièce n° 764 *c* est un exemple de luxation incomplète du gros orteil en dehors.

Les pièces n°s 765, 766, 767, 768, 769, 770 sont des exemples de déviations ou de positions vicieuses du gros orteil en dehors. Sur trois de ces pièces, n°s 765, 767, 768, le gros orteil est placé au-dessus ; sur les trois autres il est au-dessous. Enfin la pièce n° 771 est relative à la déviation du petit orteil en dedans.

N° 761. — Moitié inférieure de la jambe droite, avec le pied; luxation de l'extrémité inférieure du tibia en dedans, avec fracture du péroné.

Cette pièce, qui n'a subi aucune dissection, a été plongée dans une dissolution de sublimé et momifiée.

L'extrémité inférieure du tibia, fortement portée en dedans, a passé à travers une déchirure considérable de la peau, qui présente environ 9 centimètres de longeur. La saillie que fait le tibia en dedans du pied descend presque jusqu'au niveau de la voûte plantaire, et on constate que la malléole interne, qui a été arrachée à sa base, est restée au contact de l'astragale. La saillie que fait le tibia, en dehors de la peau qui est rétractée sur lui, est de 4 centimètres en avant et en dedans, de 3 centimètres en arrière, et de 5 centimètres en avant. Le péroné a été fracturé à environ 7 centimètres au-dessus de la malléole externe, et au niveau de la solution de continuité, existe une dépression assez profonde, coup de hache de Dupuytren. Le pied, porté dans la rotation en dehors, repose presque sur son bord interne.

(M. Thierry, 1841.)

N° 761 a. — Modèle en cire d'une luxation latérale interne incomplète, du pied droit en dedans.

Cette pièce a été donnée sans renseignements. On constate que le tibia fait en dedans du pied une légère saillie; mais, d'après l'aspect du coude-pied, il est impossible de préciser le siége et la nature du déplacement.
(Professeur Gerdy.)

N° 761 b. — Portion du tibia et du péroné droit, avec les os du tarse; luxation latérale externe incomplète des deux os de la jambe, avec subluxation et diastasis de plusieurs os du tarse.

Le tibia et le péroné se sont légèrement inclinés en dehors, tandis que le pied et en particulier l'astragale se sont inclinés en dedans, en même temps que l'avant-pied s'est abaissé. Le pied a éprouvé un léger mouvement de rotation sur son axe de dehors en dedans, mouvement auquel le calcanéum ne paraît point avoir pris part. La portion articulaire du tibia a été fracturée obliquement à sa partie moyenne, de bas en haut et de dehors en dedans; il s'est donc détaché de cette extrémité une esquille triangulaire à base inférieure, qui comprend en même temps qu'une moitié de la poulie articulaire, la malléolaire interne; ce fragment osseux a été perdu. La face supérieure de l'astragale, tournée légèrement en dedans, n'a plus aucun rapport avec le tibia, et toutes les articulations astragaliennes et scaphoïdiennes sont disjointes, écartées: la tête de l'astragale fait en grande partie saillie au-dessus du scaphoïde. Le cuboïde est à demi luxé en bas et en dehors sur le calcanéum qui fait en haut, une saillie de 1 centimètre. Le troisième cunéiforme n'a plus de contact avec le scaphoïde, qui est porté en dedans; la moitié postérieure et externe du second cunéiforme présente une diastasis assez considérable. Il est est à regretter qu'il n'existe aucuns renseignements sur cette pièce; le malade paraît avoir survécu avec cette lésion qui a probablement nécessité l'amputation sus-malléolaire. On trouve à la partie interne du tibia, un peu au-dessus du sommet du fragment triangulaire qui a été détaché du tibia, une petite exostose produite par des sécrétions sous-périostiques. La partie inférieure du tibia est très-vascularisée.
(Professeur Malgaigne.)

N° 761 c. — Portion inférieure du tibia et du péroné droit, avec le pied; luxation incomplète du tibia en dedans et en avant, avec fracture du péroné au-dessus de la malléole.

Le pied est dans une extension forcée, le calcanéum est trèsrelevé ; l'articulation tibio-tarsienne s'est ankylosée dans cette position vicieuse. Il est aujourd'hui très-difficile de pouvoir déterminer l'état de certains os du tarse, qui doivent avoir été fracturés et peut-être même déplacés. L'amputation du membre a été pratiquée neuf mois après l'accident.

(Professeur Jobert de Lamballe.)

N° 761 *d.* — Les trois quarts inférieurs du tibia et du péroné droit, avec le pied; luxation du tibia et du péroné en avant, avec fracture des deux malléoles.

Cette pièce provient d'une femme de 37 ans, qui est tombée sur un plan très-incliné; elle a glissé du pied droit tandis que le pied gauche était porté en avant, et elle s'est affaissée sur elle-même. Le médecin appelé crut à une fracture des os de la jambe; divers appareils furent successivement appliqués. Le pied était dans l'extension forcée, à ce point que, la face antérieure de la jambe et le dos du pied étaient sur un même plan, la pointe du pied était portée un peu en dehors et le talon en dedans. Quatre mois après l'accident, il se développa une escharre, et l'on voit sur le moule en plâtre que l'extrémité inférieure du tibia faisait saillie à travers la peau; que l'articulation tibio-tarsienne est largement ouverte en avant ; cinq mois après l'accident, on pratiqua l'amputation de la jambe dans le lieu d'élection, au tiers supérieur.

On constate sur cette pièce que le tibia est complétement passé en avant de la poulie de l'astragale; le bord postérieur de la mortaise tibiale repose sur le col de l'astragale, d'où résulte pour le pied une extension forcée de la jambe ; il existe en outre plusieurs fractures. La malléole interne est détachée à sa base, ainsi que la malléole externe; ces deux portions osseuses sont obliquement dirigées d'avant en arrière, et par suite de ce mouvement, elles ont à peu près conservé leurs rapports avec les deux faces articulaires de l'astragale. Le bord postérieur de la surface articulaire du tibia a été écrasé, les fragments multiples qui en sont résultés, unis à la malléole interne, occupent la position normale de ce bord. Toutes ces fractures, qui paraissent avoir eu lieu principalement par arrachement, sont aujourd'hui consolidées dans leur position vicieuse avec le tibia. Le ligament péronéo-astragalien antérieur était rompu, un faisceau du ligament latéral interne a arraché un fragment de la pointe de cette malléole.

(Professeur Nélaton,)

Nº 761 e. — Moule en plâtre, avant dissection, de la pièce précédente nº 761 *d*.

(Professeur Nélaton.)

Nº 762. — Portion inférieure du tibia et du péroné gauche, avec le tibia; luxation sous-astragalienne incomplète en dehors et en avant.

Cette pièce provient d'un homme de 57 ans, la luxation étant irréductible, on pratiqua l'amputation de la jambe.

On constate sur cette pièce que l'astragale a conservé ces rapports normaux avec le tibia, mais il est luxé sur le scaphoïde et le calcanéum à la fois. En se déplaçant, l'astragale s'est porté en dedans et un peu en avant, de sorte que sa tête fait saillie au-dessus de la face interne du scaphoïde. La rainure du col longe le bord tranchant de la cavité du scaphoïde. L'angle postérieur ou crochet de l'astragale, pénètre dans la rainure profonde qui sépare l'une de l'autre les deux facettes articulaires du calcanéum. Le ligament sous-astragalien, le ligament deltoïdien et le ligament astragalo-scaphoïdien étaient rompus, le ligament calcanéo-cuboïdien présente une petite éraillure, mais n'est point entièrement déchiré. La pointe de la malléole interne a été rompue et est restée au contact du cacalnéum par l'intermédiaire de son ligament postérieur qui est conservé.

(Professeur Nélaton, *Soc. anat.*, 1835, p. 38.)

Nº 762 *a*. — Moitié inférieure du tibia et du péroné gauche, avec le pied; luxation de l'astragale par rotation autour de son axe vertical, avec luxation du cuboïde en bas vers la face plantaire du pied.

Cette pièce intéressante qui est sans renseignements a été trouvée dans les amphithéâtres de dissection. A cause de son importance j'ai cru devoir reproduire cette observation dans son entier. Il existait un aplatissement très-considérable du pied, la distance comprise entre les malléoles et la face plantaire était notablement diminuée. L'axe du pied formait avec celui de la jambe un angle droit, le bord interne était légèrement élevé, de sorte que le dos du pied regardait un peu en dehors. La saillie du tendon d'Achille était effacée, et il existait en arrière une surface aplatie assez large.

Les mesures prises comparativement à gauche et à droite ont donné les résultats suivants:

De l'épine iliaque à la malléole interne:
A gauche. . . . . 0.89 centimètres.
A droite. . . . . 0.86 —
De l'épine iliaque à la malléole externe:
Des deux côtés. . . . . . . 0.87 centimètres.
D'une malléole à l'autre, en passant sur le coude-pied:
A gauche. . . . . 0.17 centimètres.
A droite . . . . 0.13 —
D'une malléole à l'autre, en passant sous la plante des pieds:
A gauche. . . . . 0.14 centimètres.
A droite . . . . 0.19 —

La peau du pied ne présentait aucune cicatrice; après l'avoir enlevée, M. Foucher a constaté que les tendons des extenseurs des orteils étaient soulevés, le tendon du jambier antérieur faisait surtout une saillie considérable, et celui du jambier postérieur passait en avant de la malléole interne. Les artères étaient intactes, seulement la tibiale postérieure comme le tendon du jambier, passait en avant de la malléole interne. Le tendon du soléaire était appliqué contre la face postérieure des os de la jambe. Les mouvements de l'articulation tibio-tarsienne étaient très-limités.

L'astragale a subi sur son axe vertical un mouvement de rotation, en vertu duquel la tête de l'os, après avoir abandonné la cavité scaphoïdienne, est venue se placer immédiatement au-dessous de la malléole interne, où elle forme une saillie qui se continue avec celle de la malléole, à laquelle elle adhère par un lien fibreux très-épais. La poulie astragalienne correspond encore à la mortaise tibiale, au-dessous de laquelle elle est transversalement située. La face externe de l'astragale regarde en haut, et est séparée de la face postérieure du scaphoïde par un hiatus profond, rempli de tissu cellulo-graisseux. La face interne est tournée en arrière, et fait suite à la face postérieure de l'extrémité inférieure du tibia. Le bord postérieur de l'astragale est tourné tout à fait en dehors, et présente un véritable canal, dans lequel glisse le tendon du fléchisseur commun. La face inférieure ne correspond plus au calcanéum que par sa moitié postérieure.

Le calcanéum situé immédiatement au-dessous du péroné, a une direction oblique d'arrière en avant et de dehors en dedans; son extrémité postérieure se trouve au niveau des os de la jambe. Sa face supérieure, qui, dans l'état normal, correspond à l'astragale, est recouverte par la malléole externe, singulièrement élargie et déformée. Les bords de cette face sont irréguliers, et déjetés en dehors; ils tiennent au pourtour de la malléole par une capsule fibreuse. L'extrémité antérieure du calcanéum est reportée en dedans, et présente en avant une dépression au fond de laquelle se voit le cuboïde. Cet os que l'on n'aperçoit plus sur la face dorsale, apparaît à la face plantaire, où il forme une saillie considérable. Sa face postérieure correspond encore par sa moitié supérieure à la face antérieure du calcanéum. Les faces antérieure, interne et externe, sont à peu près complétement libres. L'extrémité postérieure du cinquième métatarsien fait une saillie plus considérable qu'à l'état normal.

(M. Foucher, *Soc. anat.*, 1854., t. XXIX. p. 338.)

N° 762 *b*. — Moule en plâtre avant dissection de la pièce n° 762 a, de luxation de l'astragale par rotation autour de son axe vertical, avec luxation du cuboïde vers la face plantaire.

(M. Foucher.)

N° 762 *c*. — Portion inférieure du tibia et du péroné droit, avec le pied; luxation sous-astragalienne par renversement en dehors.

Cette pièce, qui est malheureusement sans renseignements, paraît cependant devoir se rapporter à une luxation de vieille date, car l'astragale est soudé au calcanéum. L'état des os parait indiquer que la marche pouvait se faire sur ce pied, mais le sujet n'appuyait que sur le bord externe, le bord interne du pied étant relevé, et les orteils portés en dedans comme dans le pied-bot varus. Il existe une fracture de la pointe du péroné qui paraît récente.

La tête de l'astragale fait une saillie en avant et en dehors sur le cuboïde et le scaphoïde à la fois, mais le déplacement le plus curieux est celui du corps de l'astragale ; sa poulie, renversée en dehors, répond presque entièrement à la facette interne du péroné, et la facette astragalienne interne se trouve sous la mortaise tibiale. Le renversement n'est pas cependant tout à fait d'un quart de cercle ; car on aperçoit encore en dehors une portion de la facette externe de l'astragale, à peine en contact avec la pointe de la malléole péronière, et regardant en bas et en dehors à la fois.

(Professeur Malgaigne, *Traité des luxations*, p. 1062.)

N° 762 *d*.— Astragale du côté droit; luxation complète en haut et en dehors sur la face dorsale du pied.

L'astragale, luxé dans toutes ses articulations à la fois, était venue se placer sur la partie antérieure et externe de la face dorsale du pied, où il faisait une saillie assez considérable sous la peau. C'est dans cette position que cet os fut extrait par

M. Nélaton, à l'aide d'une incision faite à la peau. Le malade guéri a pu marcher avec assez de facilité.

(Professeur Nélaton.)

N° 762 *e*. — Moule en plâtre représentant le pied droit et la partie inférieure de la jambe ; luxation complète de l'astragale en haut, avec déchirure des téguments et sortie de l'os qui dut être enlevé.

Cette pièce provient d'un homme de 40 ans environ. L'accident qui a produit cette luxation fut suivi d'un délirium tremens, qui dura plus de quinze jours. On ne put le faire cesser que par l'usage du laudanum. Sur ce plâtre on constate que la guérison est complète, le pied n'est point sensiblement déformé, et malgré une ankylose, le blessé pouvait marcher en s'appuyant seulement sur une canne.

(M. Demarquay, *Soc. de Chir.*, 2me série, t. VI, p. 158.)

N° 762 *f*. — Dessin représentant un pied droit, sur lequel on constate que l'astragale a été luxé dans toutes ses articulations.

L'astragale a été extirpé, et on le voit représenté sur un point du dessin.

(Professeur Nélaton.)

N° 762 *g*. — Portion inférieure du tibia et du péroné gauche, avec le tarse et le métatarse ; luxation sous-astragalienne, avec fracture du col de cet os, et rotation de la trochlée autour de son axe transversal; subluxation de la tête de l'astragale sur le scaphoïde.

Cette pièce provient d'un homme de 27 ans, qui se heurta contre des tuyaux placés sur la voie publique ; perdant l'équilibre, il tomba en arrière sur le côté gauche. Dans cette chute, il fut retenu par le pied gauche, qui s'était enfoncé dans l'intérieur d'un des tuyaux, le poids de son corps entraînant la jambe en sens inverse, il y eut une grande violence exercée sur le bas de la jambe. Ce blessé fut amputé un mois environ après son accident.

On constate sur ce pied, que l'astragale est fracturé au niveau de son col; le fragment antérieur maintenu en place par le ligament interosseux, a cependant subi une grande violence dans son articulation astragalo-scaphoïdienne, qui est largement ouverte. Les ligaments dorsaux sont rompus, et le plan supérieur de la tête de l'astragale dépasse de près d'un centimètre, la surface correspondante du scaphoïde.

Le fragment postérieur a subi un mouvement de rotation sur

son axe transversal, de telle sorte que la surface calcanéenne est devenue postérieure et verticale, et se trouve sur le même plan que la face postérieure du tibia. Par suite de ce déplacement la face supérieure est devenue antérieure, et c'est sur son bord postérieur que repose la mortaise tibiale. La mortaise péronière, et le fragment de l'astragale avec lequel elle a conservé des rapports, ont été portés en arrière, sur l'apophyse postérieure du calcanéum, immédiatement derrière la surface astragalienne de cet os.

(M. A. Guérin, *Soc. de Chir.*, 1867, 2me série, t. VIII.)

Nº 762 *h*. — Portion inférieure du tibia et du péroné gauche, avec les os du tarse; luxation de la tête de l'astragale en haut et en dehors.

Cette pièce provient d'un homme de 60 ans, qui se jeta d'un pont élevé de 8 mètres et se tua sur le coup. Le pied est fortement incliné en dedans, il a une certaine analogie avec le pied-bot varus. Au niveau de la région médio-tarsienne, il existe une saillie assez notable due au scaphoïde ; la peau n'avait point été déchirée.

La tête de l'astragale portée en haut et en dehors, laisse apercevoir les quatre cinquièmes de sa surface ; le ligament astragalo-scaphoïdien supérieur est rompu, aussi la tête de l'astragale chevauche sur le scaphoïde. Les rapports de l'astragale avec la mortaise tibio-péronière sont conservés, et les autres articulations astragalo-calcanéennes n'offrent point de déplacement. Seul le cuboïde paraît légèrement déplacé sur le calcanéum sans rupture ligamenteuse; il fait une légère saillie en haut et en dehors. Cette pièce offre une certaine analogie avec une luxation qui a été présentée par M. Chassaignac à la Société de chirurgie.

Nº 762 *i*. — Portion inférieure du tibia et du péroné gauche; luxation de l'astragale en dedans et en avant, avec fracture de l'extrémité inférieure du péroné et écrasement du cuboïde.

Cette pièce provient d'un homme très-vigoureux, qui exerçait la profession de palfrenier ; la luxation a été produite par une chute de cheval, mais le blessé n'a pu donner aucuns renseignements sérieux sur la manière dont la chute s'est opérée. A un travers de doigt environ au-dessous de la malléole interne, existait au milieu d'un gonflement général assez prononcé, une plaie transversale, à travers laquelle on apercevait une extrémité osseuse arrondie, qui était la tête de l'astragale.

Le pied était déjeté en masse en dehors, sans déviation de

son axe, et sans changement de direction du plan de sa face inférieure. Les mouvements de flexion et d'extension étaient notablement plus étendus que du côté sain. Le bord antérieur du tibia correspondait au bord interne du pied, et la partie inférieure de cet os présentait une saillie oblique, de bas en haut, et de dehors en dedans. Cette saillie était très-résistante et donnait l'idée d'un bord de fragment osseux, soulevant les parties molles. Toutes les tentatives de réduction étant restées infructueuses, on se décida à pratiquer l'amputation de la jambe.

L'examen de la pièce montre d'abord que la saillie que l'on sentait à la partie inférieure du tibia, et qui en imposait pour une fracture, est produite par le tendon du muscle jambier postérieur; ce tendon est appliqué sur la partie externe du côté de l'astragale qu'il contournait. Outre le tendon, une forte lame fibreuse s'opposait au retour de l'astragale dans sa situation normale. Continue en dehors avec les tissus fibreux du dos du pied, en bas avec la gaîne du tendon jambier postérieur et le ligament calcanéo-scaphoïdien, en haut avec le ligament annulaire du tarse, cette lame était constituée surtout : 1° par la presque totalité du faisceau antéro-superficiel du ligament latéral interne de l'articulation tibio-tarsienne, détaché du tibia au niveau de la malléole interne, avec le périoste voisin et la partie interne du ligament annulaire; 2° par le ligament dorsal interne de l'articulation médio-tarsienne, ou ligament astragalo-scaphoïdien, rompu à ses insertions au col de l'astragale. Les connexions de cette bride avec le ligament annulaire, et, par l'intermédiaire de celui-ci, avec des débris du périoste et les aponévroses de la partie inférieure de la jambe, expliquent sa tension sur le col de l'astragale, et rendent compte de la part qu'elle avait dans l'irréductibilité.

Tous les ligaments calcanéo-astragaliens sont rompus. Les deux faisceaux tibio-astragaliens du ligament latéral interne de l'articulation tibio-tarsienne sont intacts ; les fibres de ce ligament qui s'insèrent au calcanéum sont déchirées.

Le ligament péronéo-astragalien antérieur est rompu, le péronéo-astragalien postérieur est en partie arraché à ses insertions astragaliennes ; enfin le péronéo-calcanien est en partie détaché de la malléole péronière, dont il a entraîné quelques fragments.

Le tibia et le péroné sont écartés en avant et à leur partie inférieure, par suite de la rupture du ligament péronéo-tibial antérieur dans toute son étendue et du ligament interosseux dans sa moitié antérieure ; le ligament postérieur est intact. Le périoste de la face interne du tibia est décollé dans une assez grande étendue.

Le péroné présente plusieurs traits de fracture. Le principal est obliquement dirigé de haut en bas et d'arrière en avant; il a son point le plus élevé à quatre travers de doigt au-dessus de la pointe de la malléole, et se termine en bas à 4 ou 5 millimètres au-dessous du bord supérieur de la facette articulaire de cette même malléole. A ce dernier niveau existe un second trait de fracture, absolument transversal, sur le trajet duquel on constate une légère saillie recouverte par le périoste intact. Un troisième trait de fracture part de ce dernier au niveau du bord postérieur du péroné, et se dirige vers l'angle supérieur du fragment inférieur (de la fracture décrite en premier lieu); à une petite distance de cet angle, il se bifurque en V, formant ainsi une échancrure qui reçoit une pointe correspondante du fragment supérieur. Sur son trajet, comme sur celui du premier, le périoste est plus ou moins déchiré et décollé.

L'astragale présente une fracture de la partie antéro-externe de sa facette articulaire postérieure. Cette fracture en détache deux fragments : le premier, tout petit, est resté attaché au ligament péronéo-astragalien antérieur, et le second, du volume d'une petite amande, au ligament externe de l'articulation calcanéo-astragalienne postérieure. Les deux facettes articulaires de la face supérieure du calcanéum, présentent des stries parallèles, dirigées d'une manière générale, de dehors en dedans, et dues manifestement au frottement des portions fracturées de l'astragale, pendant le mouvement de déplacement de cet os sur le calcanéum.

Le cuboïde est fracturé à la fois par écrasement et par éclatement. Un trait de fracture à peu près transversal divise sa facette articulaire postérieure ; il se bifurque à un centimètre environ du bord interne de cette facette, en forme d'Y ouvert en dedans. Le fragment supérieur a pénétré d'arrière en avant et de haut en bas, dans la partie antérieure de l'os, et a fait éclater ses faces supérieure et externe en plusieurs esquilles lamellaires, que maintiennent en place les ligaments et le périoste environnant.

(M. Petit, *Soc. anat.*, 1872, 3me serie, t. XVII, p. 514.)

N° 763. — Modèle en plâtre d'un pied gauche ; luxation de l'astragale, qui a fait issue à travers les téguments.

Cette pièce représente assez mal les dispositions anatomiques; il est même aujourd'hui difficile de préciser la nature de la lésion.

(M. Judcy, *Bull. de la Faculté,* 1811, p. 81.)

N° 763 a. — Portion inférieure du tibia et du péroné, avec les os du pied droit; luxation du scaphoïde en haut sur les cunéiformes.

Cette pièce a été recueillie sur une femme qui, étant sur un système de vélocipède analogue aux chevaux de bois, et qui est employé pour les divertissements dans les fêtes des environs de Paris, elle tomba et fut écrasée par les roues qui lui passèrent sur les membres inférieurs.

La jambe gauche fut brisée comminutivement et dut être amputée; la jambe droite présentait une large plaie allant jusqu'aux os. Le péroné seul de ce côté était brisé. Le pied droit présentait une déformation notable avec des épanchements sanguins considérables; le diagnostic de luxation du scaphoïde ne fut point fait.

On constate sur ce pied que le scaphoïde est resté uni avec l'astragale, mais il est complétement séparé des trois cunéiformes, et fait saillie au-dessus de ces os, sur lesquels il chevauche un peu. Le troisième cunéiforme a conservé ses rapports normaux avec le cuboïde, mais les deux premiers sont luxés sur le troisième et rejetés du côté de la face plantaire. En même temps qu'il y a luxation du scaphoïde en avant, il y a donc aussi propulsion en bas des deux premiers cunéiformes. L'apophyse styloïde du scaphoïde a été arrachée; il existe en outre, une fracture de l'extrémité postérieure du cinquième métatarsien.

(M. Benj. Anger, 1877.)

N° 764. — Portion inférieure du tibia et du péroné gauche, avec le pied; luxation de tous les os du tarse sur le métatarse.

Cette lésion a été produite par le passage d'une roue sur le pied. Les ligaments qui réunissent les métatarsiens au tarse sont déchirés, la partie postérieure des trois métatarsiens du milieu faisait saillie à travers une plaie contuse qui existait sur le dos du pied. Le premier métatarsien est luxé en haut et en dedans sur le premier cunéiforme, les deuxième, troisième et quatrième métatarsiens sont luxés au-dessus des cunéiformes qu'ils dépassent en arrière. Ces quatre premiers orteils sont, en outre, inclinés sur leur face externe. Le cinquième métatarsien luxé en dehors est séparé des précédents, il a aussi éprouvé un mouvement de rotation de dedans en dehors; il est, en outre, fracturé au niveau de son extrémité antérieure.

(M. Mazet, *Soc. anat.*, 1837, t. XII, p. 9.)

N° 764 a. — Moule en plâtre d'un pied gauche, qui représente une luxation incomplète des quatre premiers métatarsiens; le premier a été réduit.

Ce moule a été pris chez une femme de 32 ans, qui, dans un accès de folie, s'était jetée par la fenêtre d'un troisième étage.

(M. Démarquay, *Soc. de chir.*, 1865, 2e série, t. VI, p. 471.)

N° 764 *b*. — Premier métatarsien du côté droit, avec l'orteil; luxation incomplète de la première phalange du gros orteil en haut et en dehors.

Le gros orteil porté dans l'extension est dirigé en même temps en dehors, et la tête du premier métatarsien fait saillie en bas et en dedans.

(Professeur Malgaigne.)

N° 765. — Moitié antérieure du métatarse du côté droit, avec le tarse et les phalanges; déviation du gros orteil.

La déviation du gros orteil en dehors est considérable, presque à angle droit; il est placé au-dessus des autres orteils qu'il croise.

N° 766. — Moule en plâtre d'un pied droit, représentant une déviation latérale externe du gros orteil hypertrophié.

Cette déviation est presque à angle droit, et les phalanges sont situées au-dessous des quatre autres orteils.

(Professeur Broca.)

N° 767. — Moule en plâtre d'un pied gauche, qui représente une déviation latérale externe du gros orteil, qui est situé au-dessus du second.

(Professeur Broca.)

N° 768. — Moule en plâtre d'un pied gauche, représentant une déviation latérale externe du gros orteil.

Le gros orteil est situé au-dessus du second qui présente la disposition recourbée dite en marteau.

(Professeur Broca, 1869.)

N° 769. — Moule en plâtre d'un pied droit, représentant une déviation latérale externe du gros orteil.

Le gros orteil se trouve situé au-dessous du second.

(Professeur Broca, 1869.)

N° 770. — Moule en plâtre du pied gauche d'une femme de 45 ans, qui était atteinte de la goutte; déviation du gros orteil.

Le gros orteil est dévié en dehors et situé au-dessous du second orteil qui est un peu relevé en marteau.
(Professeur Broca, 1869.)

N° 771. — Moule en plâtre d'un pied gauche, représentant une déviation latérale interne du petit orteil, qui est situé au-dessus du quatrième et du troisième.

(Professeur Broca, 1869.)

ORDRE 4.

Luxations du bassin.

Deux pièces seulement, n° 772 et 773, se rapportent spécialement aux luxations du bassin.

N° 772. — Bassin; luxation des deux symphyses de l'os iliaque sans fracture.

Cette pièce provient d'un homme qui fut renversé par un lourd portail de chêne qui, mal fixé contre une muraille, tomba à plat sur le sol. Ce malheureux fut renversé sur le dos, et tout le corps, à l'exception de la tête, fut pour ainsi dire écrasé.

La luxation de la symphyse pubienne fut facilement reconnue, le pubis droit était beaucoup plus élevé que le gauche; le blessé mourut vingt-quatre heures après l'accident.

On constate sur cette pièce que les deux pubis sont fortement écartés; il existe un chevauchement dans le sens vertical, le pubis droit s'élève à 3 centimètres au-dessus du gauche: les parties fibreuses circonvoisines avaient été déchirées. Du côté de la symphyse sacro-iliaque correspondante, les mêmes désordres se rencontrent ou à peu près, tous les ligaments étaient sans aucune exception complétement déchirés, ainsi que les iléo-lombaire et sacro-sciatique. Le cartilage qui recouvre la surface auriculaire de l'os des iles était entièrement détaché, et n'adhérait plus que par l'une de ses extrémités. L'os iliaque débarrassé de tous ces liens a donc exécuté un mouvement de rotation qui a abaissé sa partie postérieure, tandis que l'antérieure s'est élevée, en même temps que cette dernière s'est un peu portée en dehors.

Du côté gauche, le ligament sacro-sciatique et le ligament sacro-iliaque antérieur ont été déchirés, mais les ligaments interosseux iléo-lombaire et sacro-iliaque sont sains : aussi de ce côté n'existe-t-il qu'un simple diastasis des surfaces articulaires.

(Professeur Laugier, *Soc. anat.*, 1850, t. XXV. p. 35.)

N° 778. — Bassin; luxation traumatique du sacrum.

Cette pièce vient du service de M. le professeur Velpeau et a été trouvée sur un homme âgé de 48 ans ; cet homme qui était aliéné, dans le but de se donner la mort, s'est jeté en travers sous la roue d'une grosse voiture pesamment chargée. Au moment de son entrée à l'hôpital, on a pu constater dans la région inguinale les traces évidentes du corps contondant ; le malade est mort cinq jours après l'accident.

A l'autopsie à l'extérieur et à l'intérieur de la cavité pelvienne, on a constaté des épanchements de sang considérables, mais la lésion qui nous intéresse ici est celle du système osseux. Le sacrum dans sa totalité est luxé en avant et en haut ; du côté droit la luxation est plus complète, tous les ligaments sont rompus, excepté une petite portion de l'iléo-lombaire. A gauche le sacrum proémine un peu moins, le ligament antérieur est déchiré, mais les ligaments postérieurs et sacro-sciatique sont intacts. Le sacrum se trouve dépasser le plan de la fosse iliaque de 3 centimètres à droite, de 2 à gauche. Un peu en dehors de l'éminence iléo-pectinée, à gauche, il existe une fracture avec écartement, elle ressemble par son aspect à un décollement épiphysaire. Quand on cherche à réduire la luxation, l'écartement de la fracture disparaît. Une seconde fracture existe également du côté gauche, au niveau de la branche descendante du pubis et ascendante de l'ischion.

(M. Foucher, *Thèse de concours d'agrégation de M. Richet.* 1851 p, 111.)

APPAREIL

DU

SYSTÈME MUSCULAIRE

MALADIES DES MUSCLES ET DES TENDONS

Trente pièces seulement se rapportent aux lésions des muscles ou des tendons. Si ces pièces ne sont point nombreuses encore dans le Musée, elles nous fournissent des exemples de la plupart des lésions de ces organes.

La pièce n° 1 est un exemple de torticolis, avec rétraction du sterno-mastoïdien et déformation osseuse consécutive; celle n° 2, est un exemple de cysticerques généralisés. Les pièces n°s 3, 4, 5, 6, 7, 8 et 9 sont des arrachements des doigts et des orteils, avec des arrachements étendus des tendons. Les pièces n°s 10 et 11 sont des exemples d'arrachement du poignet; celles n°s 12 et 13, d'arrachement de l'avant-bras. Cette dernière est surtout remarquable en raison de l'étendue de la lésion et de sa cause : tentative de réduction d'une luxation datant de trois mois.

La pièce n° 14 est une ancienne cicatrice de toute l'épaisseur du couturier. Les pièces n°s 15, 16, 17, 18, 19 et 20 sont des exemples de section de tendons et de reproduction du tissu fibreux. Les pièces n°s 21, 22, 23 et 24 sont des exemples de synovites tendineuses de la main et du pied; celle n° 23 est un modèle en plâtre d'un phlegmon des gaînes tendineuses de la main. Les pièces n°s 26, 27 et 28 sont des exemples de tumeurs intra-musculaires, celles n°s 29 et 30, sont des moules en plâtre de l'avant-bras et de la main, représentant une atrophie musculaire progressive, suite de sclérose symétrique des cordons latéraux de la moelle, avec atrophie des cellules nerveuses motrices.

N° 1. — Moitié postérieure de la base du crâne, avec les sept vertèbres cervicales et les deux muscles sterno-cléïdo-mastoïdiens; torticolis.

Sur cette pièce, on constate que le muscle sterno-cléïdo-mastoïdien droit est plus court et moins volumineux que le gauche; il était rétracté, et il a donné lieu a une déviation de la tête qui était portée à droite, en même temps qu'elle est renversée en arrière. Cette rétraction, qui était ancienne et permanente, a produit consécutivement une déviation de la partie cervicale de la colonne vertébrale. Il existe en effet dans cette région, une lordose assez prononcée, à convexité gauche et antérieure; le maximum de la torsion s'observe au niveau de la cinquième vertèbre cervicale.

(M. Bouvier, 1861.)

N° 2. — Muscle deltoïde ; cysticerques.

Cette pièce provient d'une femme de 82 ans. Presque tous les muscles, à l'exception de ceux des mains et des pieds, contenaient des cysticerques. Ces helminthes ont été constatés chez cette femme, dans le cœur et même le cerveau.

Dans le deltoïde, ces helminthes sont nombreux ; ils sont, comme dans les autres muscles du corps de cette femme, dans des kystes disposés en chapelet ; ils occupent les espaces qui séparent les muscles entre eux et les intervalles compris entre les faisceaux musculaires; il en existait jusque dans le diaphragme. Ils étaient très-abondants dans le tissu cellulaire sous-cutané; sur le côté gauche du cou il y en avait un tout à fait superficiel, faisant une saillie très-apparente, et recouvert seulement par l'épiderme. On n'a pu en découvrir que deux sur la plèvre pulmonaire droite, mais le péritoine en était parsemé. Dans le cerveau, ils occupaient les espaces sous-arachnoïdiens postérieur et antérieur de la base, les anfractuosités, les ventricules latéraux, et l'épaisseur de la substance blanche elle-même. Le tissu cérébral n'offrait en aucun point de ramollissement périphérique; plusieurs kystes superficiels s'étaient seulement creusé des cavités en déprimant les circonvolutions.

Le cœur portait également deux de ces kystes, l'un à la surface externe, l'autre à la surface interne, sur un des gros piliers du ventricule gauche, auquel il était très-adhérent.

Tous les autres organes (poumons, foie, rate, reins, vessie, utérus et ovaires) ont été examinés avec le plus grand soin, ainsi que les yeux, et on n'en a trouvé aucune trace.

Étudiés isolément, ces kystes ont une membrane d'enveloppe transparente, et contiennent un liquide clair avec la vésicule qui renferme l'animal. A un grossissement de 20 diamètres, les cysticerques présentent une tête garnie de quatre ventouses, et une double couronne de crochets à la partie supérieure. Ils offraient les mêmes caractères, quelle que soit la région où on les prenait, et dans aucun des nombreux kystes qui ont été ouverts, on n'a trouvé plus d'un animal.

Malgré l'abondance de ceux qui existaient dans le cerveau, jamais la malade n'avait présenté de phénomènes cérébraux; elle a conservé jusqu'à la fin son intelligence et l'usage parfait de ses membres. Elle a toujours eu un appétit très-développé; malheureusement il a été imposible de savoir quel avait été son genre de vie avant son admission à la Salpêtrière.

(M. Molland, *Soc. anat.*, 1859, 2e série, t. IV, p. 59.)

N° 3. — Arrachement de la dernière phalange du gros orteil droit et du tendon du long fléchisseur.

L'accident qui a produit cet arrachement survint dans les circonstances suivantes : un homme, qui descendait de cheval, mit d'abord un pied à terre. Pendant qu'il dégageait l'autre de l'étrier, le cheval appuya son sabot sur le bout du gros orteil droit, qui était déjà posé sur le sol. Le premier mouvement de cet homme, une fois que son pied gauche a été dégagé, fut de retirer fortement le pied droit qui était comprimé par le cheval, au lieu de chercher à faire changer celui-ci de place. Par suite du mouvement brusque et énergique, le cheval ne bougeant pas, il résulta de cette double circonstance : d'une part, une traction qui fut faite par le blessé, et, d'autre part, une résistance opposée par la pression du sabot du cheval. L'orteil se rompit sous ces deux efforts dirigés en sens inverse, et la séparation eut lieu au niveau de l'articulation des deux phalanges. Au premier instant, l'homme, heureux d'avoir retiré son pied, se crut quitte pour peu de chose; mais en voulant marcher, il se sentit blessé, vit sortir du sang, et, regardant alors au pied du cheval, il trouva un bout de son orteil avec des chairs pendantes. Le hasard fit qu'il était à la porte d'un médecin qu'il venait chercher; ce dernier recueillit la partie mutilée, qu'il a offerte plus tard à M. Debrou.

La pièce consiste en la dernière phalange du gros orteil, recouverte de toutes ses parties molles, qui ont eté coupées par une section nette au niveau de l'articulation avec la seconde. On constate l'existence d'un long tendon (celui du grand fléchisseur propre du gros orteil), qui a été arraché de sa gaîne et a entraîné avec lui une partie des fibres charnues du muscle. La longueur totale de la partie ainsi arrachée avec la phalange est de 34 centimètres, dont 21 pour la partie tendineuse et 13 pour la partie charnue.

La plaie de l'orteil donna peu de sang, la cicatrisation s'opéra en trois semaines, sans abcès ni accident notable. Le malade conserva longtemps une douleur en arrière de la jambe.

(M. Debrou, *Soc. de chir.*, t. II, p. 595.)

N° 4. — Arrachement en totalité du doigt indicateur de la main droite, avec les tendons.

Cette pièce provient d'un homme de 42 ans, dont le cheval ayant eu peur se mit à ruer; pour l'arrêter, Pointeau voulut prendre la bride de la main droite. Le cheval alors saisit entre ses dents trois doigts de cette main, et s'enleva en tenant le malheureux homme suspendu en l'air. Celui-ci fit des efforts pour dégager ses doigts, mais il ne parvint à retirer de la bouche du cheval que le médius et l'annulaire, et l'indicateur resté engagé, se rompit un peu au-dessous de l'extrémité métacarpienne de la première phalange. Dans le premier instant, le blessé ne s'aperçut point de sa mutilation, et exaspéré par la colère, il se mit à corriger le cheval sur lequel il cassa le bâton de son fouet, en le tenant de la main mutilée elle-même. Ce ne fut qu'un peu après qu'il eut le sentiment de sa blessure. Le doigt fut alors ramassé et le malade vint à l'hôpital.

On constate sur la pièce que le doigt a été arraché près de l'articulation métacarpo-phalangienne, et que la phalange est brisée et éclatée en plusieurs esquilles. Les parties molles sont circulairement et nettement coupées, à l'exception de deux tendons, celui de l'extenseur propre et celui du fléchisseur commun et profond, qui tous les deux sont arrachés dans une longueur à peu près égale, 28 centimètres. Sur tous deux on trouve insérées des fibres charnues. Le second surtout présente l'insertion déchirée du lombrical correspondant.

Il n'y eut point d'hémorrhagie, mais il se forma deux abcès qui furent ouverts l'un dans la paume de la main, en dedans du pouce, l'autre en bas et sur le côté interne de l'avant-bras. Le malade resta environ six semaines à l'hôpital, et sortit guéri au bout de ce temps.

(M. Debrou, *Soc. de chir.*, t. II, p. 594.)

N° 5. — Arrachement du pouce, avec les tendons fléchisseurs et extenseurs.

Cette lésion est survenue par suite de morsure d'un cheval. Le pouce a été arraché au niveau de la partie postérieure de la première phalange. Les deux tendons extenseur et fléchisseur, ont été arrachés dans toute leur longueur, y compris la portion aponévrotique qui s'avance jusque dans le corps charnu du muscle, et sur les faces desquelles on retrouve encore l'insertion des fibres musculaires.

(Professeur Nélaton, *Soc. de chir.*, t. II, p. 609.)

N° 6. — Arrachement du doigt indicateur de la main droite.

Un ouvrier cherchait à replacer dans une poulie, mise en mouvement par une force de deux chevaux, et faisant soixante tours à la minute, une corde qui s'en était échappée. Au moment où il exécutait cette manœuvre, le doigt indicateur de la main droite a été saisi entre la poulie et la corde et a été arraché.

On constate sur la pièce que la première phalange de l'indicateur a été fracturée à 1 centimètre 1/2 environ de l'articulation métacarpo-phalangienne. Les chaires à ce niveau, sont divisées comme par un instrument tranchant, et les tendons qui ont résisté, ont été arrachés à une assez grande profondeur dans le corps des muscles de l'avant-bras. L'arrachement pour chacun d'eux, présente de notables différences : le tendon du muscle extenseur est arraché dans une étendue d'environ 6 centimètres; celui du fléchisseur superficiel présente une longueur plus considérable. Quant au fléchisseur profond, il est arraché dans une longueur de 20 centimètres. Son arrachement s'étant fait jusque dans les fibres musculaires, un certain nombre de celles-ci ont été entraînées avec lui.

(M. Chassaignac, *Soc. de chir.*, 1854, t. IV, p. 432.

No 7. — Arrachement du pouce, avec le tendon fléchisseur.

Cette lésion a été produite par suite de la morsure d'un cheval. Le tendon fléchisseur seul a été arraché dans toute son étendue, même celle comprise dans l'épaisseur du muscle; dans certains points, il présente encore à sa surface quelques débris de fibres musculaires; il a 24 centimètres de long. La section de la peau qui est circulaire, s'est opérée au niveau de la partie moyenne de la seconde phalange. Un des nerfs collatéraux a été également arraché dans une étendue d'environ 8 centimètres.

(M. de Lignerolles, *Soc. de chir.*, t. II, p. 609.)

No 8. — Arrachement de la dernière phalange d'un doigt, avec son tendon extenseur.

On constate sur cette pièce, que la section de la peau a eu lieu au niveau de l'articulation de la phalange. La section est nette, circulaire, le tendon fléchisseur seul a été arraché, et cela dans une étendue considérable de 31 centimètres. On retrouve sur ses faces quelques-unes des insertions musculaires.

No 9. — Arrachement d'un gros orteil et de son tendon extenseur.

L'orteil a été désarticulé au niveau de la dernière phalange, et la peau coupée circulairement au niveau de la seconde. Le tendon fléchisseur a été seul arraché, et cela dans une longueur de 30 centimètres. Sur les côtés se trouvent les débris des nerfs collatéraux qui ont également été arrachés dans une longueur de 8 centimètres.

(Professeur Denonvilliers.)

No 10. — Arrachement de la main au niveau de la première rangée du carpe avec les tendons.

Cette pièce, qui est très-remarquable par l'étendue des désordres, a été recueillie sur un mécanicien âgé de 28 ans. Ce malade travaillait dans une usine. Le pan de sa blouse a été pris par un arbre tournant et le malheureux a été entraîné de manière, dit-on, a faire une vingtaine de tours ; en même temps, sa main gauche s'est trouvée prise entre une partie plus épaisse de l'arbre et le mur très-voisin; elle a été complétement séparée de l'avant-bras. Cette partie de la machine présentait probablement une saillie qui, d'après les traces qu'on retrouve, a passé obliquement sur le poignet avant d'avoir assez de prise pour l'entraîner.

Une hémorhagie peu abondante a été arrêtée par un pansement immédiat. La main gauche a été séparée complétement de l'avant-bras, et a entraîné avec elle la plupart des tendons qui ont été arrachés de leur gaîne à des hauteurs différentes. La plaie, au moment où le malade a été apporté à l'hôpital, était inégale et ne donnait point de sang; la peau qui la limite est, du côté dorsal, divisée au niveau à peu près de la hauteur de l'articulation médio-carpienne. Du côté palmaire et interne, elle forme un lambeau inégal d'environ 1 centimètre 1/2. La surface de la plaie présentait quelques caillots et les débris des ligaments et des tendons des radiaux qui ont été coupés à ce niveau; la palpation a permis de reconnaître qu'il existait encore quelques débris des os du carpe, que M. Hugier a enlevés et qu'il a reconnus pour être la tête du grand os fracturé.

L'étude de la main arrachée montre que la peau a été divisée suivant une ligne oblique, allant de la partie externe de l'articulation radio-carpienne à l'articulation métacarpo-phalangienne du petit doigt, et cela tant à la face palmaire qu'à la face dorsale, où existe en outre, un lambeau long et étroit dont les bords suivent la même direction. Les os ont été arrachés suivant la même direction, mais un peu plus haut, de manière qu'en dedans le trapèze et le trapézoïde sont intacts. La partie inférieure du scaphoïde a subi une fracture nette, mais on ne put retrouver sa partie supérieure dans les os extraits du moignon.

Le grand os a perdu sa tête, ainsi que cela a été dit plus haut; en dedans, la lésion a porté sur l'os crochu, qui est broyé et dont il ne reste que quelques débris. Enfin, l'extrémité supérieure du cinquième métacarpien a aussi été entamée à sa partie interne. Le semi-lunaire et peut-être le pyramidal et le pisiforme sont donc restés dans la plaie.

Quant aux parties molles, tous les tendons des muscles qui se rendent de l'avant-bras à la main ont suivi celle-ci; ils ont été arrachés et présentent une longueur variable de 18 à 23 centimètres, avec plus ou moins de tissu musculaire resté adhérent. Il faut cependant excepter les tendons des radiaux externes et ceux des extenseurs du médius et de l'annulaire, qui ont été divisés à peu de distance au-dessus du poignet.

Les principales artères, la radio-palmaire et la radiale, dépassent de 1 à 2 centimètres la division de la peau; elles sont comme étirées et étroites, la gaîne celluleuse est déchirée plus loin que les autres tuniques.

Les nerfs ont également été étirés; cet état est surtout remarquable sur le médian, dont il est resté 2 décimètres environ de longueur adhérents à la main; mais il s'amincit graduellement jusqu'à l'extrémité et il ne contient guère que du névrilème.

(M. Hugier, *Soc. de chir.*, 1855 t. V. p. 135.)

N° 11. — Main gauche, qui a été arrachée au niveau de l'articulation radio-carpienne.

La section de la peau a été faite d'une façon assez nette et circulaire. Les tendons fléchisseurs et extenseurs sont arrachés dans une moindre étendue que sur les pièces précédentes; ils se sont rompus à peu près au niveau de l'insertion de leurs fibres musculaires.

(M. Lannelongue.)

N° 12. — Avant-bras droit ; arrachement.

Cette pièce intéressante est malheureusement sans renseignements. Le mécanisme de cet arrachement nous manque complément, mais on peut voir qu'en avant la peau s'est rompue au niveau de la racine du poignet, en circonscrivant un petit lambeau quadrangulaire qui reste adhérent à sa partie inférieure. En arrière la peau parait avoir été déchirée à la moitié environ de la longueur du bras.

Les tendons de la partie antérieure de l'avant-bras sont arrachées à des hauteurs différentes, pour quelques-uns même la rupture paraît porter sur la partie musculaire; c'est ce qui paraît exister pour les fléchisseurs superficiel et profond. Les os de l'avant-bras manquent complétement, ils sont restés très-probablement adhérents au bras.

Les muscles de la région postérieure et externe, en particulier les radiaux, se sont rompus en pleines fibres musculaires, près de leur insertion supérieure. Les nerfs ont aussi été arrachés à des hauteurs différentes.

(Professeur *Denonvilliers.*)

N° 13. — Arrachement de l'avant-bras gauche, dans une tentative de réduction de luxation de l'humérus datant de trois mois.

Cette pièce provient d'une femme de 63 ans qui, en tombant dans un escalier, s'est luxée l'épaule gauche. La lésion fut méconnue pendant six semaine; cette malheureuse fut traitée pour une contusion. A cette époque, un second médecin ayant reconnu la luxation, essaya sans succès des tentatives de réduction.

Ce n'est que six semaines plus tard, par conséquent trois mois environ après l'accident, que cette femme entra à l'hôpital, où l'on constata tous les symptômes d'une luxation sous-coracoïdienne complète. Le membre pendant le long du corps, était privé de ses mouvements; les doigts seuls pouvaient se déplacer très-légèrement. La sensibilité cutanée, bien qu'émoussée, n'était pas perdue; des douleurs assez vives parcouraient toute la longueur du membre, sans siége de prédilection.

Tentative de réduction. — *Le 10 mars*, avant d'employer les moufles, on essaye la réduction par le procédé classique. La malade placée horizontalement est soumise au chloroforme jusqu'à résolution musculaire. Une alèze est passée sous l'aisselle gauche pour servir à la contre-extension, et une autre, fixée à la partie inférieure de l'avant-bras au niveau du poignet, est confiée à quatre aides. Dans une première traction, l'alèze attachée au poignet se déplace; on la resserre plus solidement et l'on procède à une nouvelle tentative. Celle-ci est faite selon toutes les règles de l'art, progressivement et sans secousses, par quatre personnes qui étaient loin de déployer toute leur force. L'alèze glissant encore, un des aides est obligé de la maintenir avec ses deux mains. Pendant que l'extension continue, subitement, sans aucun craquement, sans aucun allongement, sans aucune sensation capable de donner l'éveil, le membre se rompt au pli du coude et l'avant-bras tombe à terre aux pieds des aides. Un flot de sang couvre le chirurgien; on arrête l'hémorrhagie en liant l'artère, on résèque 6 centimètres de l'extrémité inférieure de l'humérus et on régularise les lambeaux. L'arrachement avait été brusque et instantané dans toute l'épaisseur du membre, et pourtant les aides avaient gardé leur équilibre.

Examen de l'avant-bras. — Voici ce que présente l'extrémité supérieure de l'avant-bras arraché: l'olécrâne fait saillie au-dessus des parties molles, au sein desquelles pénètrent des vaisseaux et des nerfs rompus le long du bras en des points variés. Prenant pour terme de comparaison, un plan mené perpendiculairement à l'axe de l'avant-bras par les surfaces articulaires de la tête du radius et de l'apophyse coronoïde, on voit qu'au-dessus de ce plan le nerf cubital est arraché sur 29 centimètres; le nerf radial sur 13 centimètres; le musculo-cutané très-effilé sur 48 centimètres; le nerf médian sur 25 centimètres; enfin deux filets du brachial cutané interne, l'un sur 13 centimètres, l'autre sur 15. L'artère humérale sur 9 centimètres. La veine céphalique sur 4 centimètres. Le muscle biceps dilacéré sur 12 centimètres. Le brachial antérieur sur 3 centimètres.

Les surfaces articulaires du cubitus et du radius paraissent saines; mais la partie postérieure du sommet de l'olécrane n'existe plus, elle est restée appendue au tendon du triceps. A la partie interne, on trouve une portion osseuse suspendue à l'extrémité des muscles qui s'inséraient à l'épitrochlée.

Tous les muscles de l'avant-bras étaient plus colorés qu'à l'état normal, ils avaient une teinte brune simulant une infiltration sanguine, tous aussi étaient notablement ramollis. Les nerfs étaient plus colorés, et au lieu de conserver un calibre régulier, ils offraient çà et là des nodosités sur leur trajet. Le long des nerfs collatéraux des doigts sont appendus de petits kystes globuleux, du volume d'un grain de millet, disposés de chaque côté du rameau nerveux comme des grains de raisin autour de leur tige. Toutes les veines de l'avant-bras et surtout de la main sont très-dilatées,

Qnant aux os, la coupe verticale du cubitus et du radius, celle des métacarpiens et des phalanges, font reconnaître les lésions les plus avancées, tandis que le corps des os longs semble peu altéré. La substance compacte présente un amincissement notable, avec une extrême raréfaction du tissu spongieux ; un sang noir, comme huileux, remplissait les aréoles, les os étaient très-ramollis et d'une fragilité excessive ; ils s'affaissent sous la moindre pression, et la pointe du scalpel y pénètre sans aucun effort. Les os du carpe, sans exception, présentent cette altération à un état très-avancé.

Le radius, dans les efforts de traction, a été fracturé à sa partie inférieure à 1 centimètres 1/2 au-dessus du bord antérieur de la surface articulaire. Il existe aussi une fracture transversale du cubitus avec esquilles au même niveau.

M. Ordonez, qui a examiné au microscope les altérations que présente ce membre, a constaté que dans les nerfs, et il a examiné de préférence le nerf médian, à l'œil nu on pouvait constater une altération bien évidente, le cordon nerveux était rouge et présentait de distance en distance des nodosités. L'examen microscopique de ce nerf, au niveau des nodosités, montrait un épaississement considérable du névrilème par hypergénèse du tissu conjonctif ; la trame était infiltrée par une grande proportion de substance amorphe, transparente, glutineuse, se coagulant immédiatement sous l'influence de l'alcool rectifié, et par un grand nombre d'éléments embryoplastiques en voie d'évolution ordinaire.

Au milieu de cette trame se trouvaient les tubes nerveux présentant tous les degrés d'altération, depuis l'état normal jusqu'à la régression athéromateuse la plus complète. Il y a un fait remarquable à signaler, c'est que dans le cordon nerveux en question, les tubes les p us larges sont les plus altérés dans leur structure, tandis que parmi les tubes minces, il s'en trouve très-peu d'altérés.

La substance médullaire des tubes larges est devenue granuleuse ; dans la plupart des tubes, elle est réduite à des gouttelettes demi-solides, très-inégales comme volume, et réfractant la lumière fortement au centre. Les tubes ne sont pleins qu'à moitié, car la plus grande partie de leur gaîne est vide et chiffonnée, imitant tout à fait l'aspect du tissu conjonctif ou fibrillaire. Cette altération est identique à celle qu'on observe dans le bout périphérique des nerfs qui ont été coupés ou arrachés.

Sur le trajet des petites branches nerveuses qui se distribuent dans la main, on a constaté la présence d'un grand nombre de petits kystes, dont le volume était variable depuis une petite tête d'épingle jusqu'à celui d'un grain de millet. Ces kystes sont composés d'une membrane fibreuse très-fine, mais très-résistante, fermés de toutes parts, et contenant un liquide huileux très-transparent, analogue par son apparence à la substance médullaire des nerfs. A la partie externe, ces petits kystes sont enveloppés par une trame lâche de tissu conjonctif, de vésicules adipeuses, et deux ou trois branches de capillaires sanguins.

Muscles. — On a constaté l'altération de la plupart des muscles de l'avant-bras et de la main; parmi les plus altérés, on peut citer le carré pronateur et les lombricaux, qui se trouvent réduits à une espèce de pulpe rouge. Les fibres de ces muscles examinées au microscope, présentent une altération très-notable dans leur structure ; elles se laissent dissocier très-facilement par les aiguilles à dissection. Leur volume n'a pas changé sensiblement, mais la plupart des fibres musculaires sont plissées, très-pâles, demi-transparentes, se cassant très-facilement en petits morceaux sous le moindre mouvement imprimé à la plaque de verre couvre-objet.

Plusieurs de ces fibres sont remplies de granulations graisseuses, et complétement détruites comme forme et comme structure; toutes les fibres des muscles que nous avons examinés ont perdu le signe caractéristique du tissu musculaire de la vie animale, c'est-à-dire la striation. Les capillaires sanguins étaient gorgés de sang, mais principalement les petites veines.

Os. — Le tissu osseux est raréfié presque partout. Les mailles de la substance spongieuse sont très-dilatées et remplies par une substance rougeâtre. Cette substance est composée d'un mélange de globules sanguins, à différents degrés d'altération (ce qui prouverait l'existence d'hémorrhagies interstitielles dans l'intérieur de l'os), d'une grande quantité de vésicules adipeuses, très-altérées dans leur structure; et en même temps d'une certaine quantité de ce même élément anatomique de nouvelle formation et à l'état d'évolution progressive. Parmi ces éléments se trouvaient plusieurs petits amas d'hématosine.

(M. Alphonse Guérin, *Soc de chir.*, 1864, 2e série, t. V, p. 121.)

N° 14. — Portion du muscle couturier; cicatrice fibreuse.

Cette pièce a été recueillie sur un homme de 40 ans. Le muscle couturier est, vers sa partie moyenne, complétement rompu, et il existe une bandelette fibreuse, longue de 10 centimètres, qui réunit les deux bouts du muscle écartés. Il a dû y avoir rupture de ce muscle, car le tissu cellulaire ne présentait aucune lésion qui permette de penser qu'il y a eu une plaie. La peau était, à ce niveau, le siége d'une cicatrice analogue à celle que laissent les brûlures ou les cautérisations.

(M. Farabœuf, *Soc. anat.*, 1875, 3e série, t. X, p. 100.)

N° 15. — Section sous-cutanée du tendon d'Achille sur un chien.

L'animal a été sacrifié trente-cinq jours après la section, et l'on peut constater sur cette pièce que les deux bouts de la section sont isolés. Le bout inférieur paraît renflé un peu en massue.

(Professeur Jobert de Lamballe.)

N° 16. — Section sous-cutanée du tendon d'Achille sur deux chiens.

L'un des animaux a été sacrifié douze jours après l'opération, l'autre seize jours. Il existe entre les deux bouts sectionnés, un écartement d'environ 2 centimètres 1/2; il s'est produit un tissu fibreux à fibrilles très-fines, qui relient les deux bouts entre eux. La partie de nouvelle formation est moins volumineuse que les deux bouts divisés.

(Professeur Jobert de Lamballe.)

N° 17. — Section sous-cutanée du tendon d'Achille sur un chien.

L'animal a été sacrifié quinze jours après l'opération. Les deux bouts du tendon sont écartés d'environ 2 centimètres 1/2 et réunis par un produit de sécrétion, au sein duquel on distingue de nombreux éléments fibreux qui sont plus minces que ceux du tendon même.

(Professeur Jobert de Lamballe.)

N° 18. — Section sous-cutanée de deux tendons d'Achille sur deux chiens différents.

L'un de ces animaux a été sacrifié quinze jours après l'opération, le second vingt-cinq jours après. On constate sur ces deux tendons un écartement d'environ 2 centimètres 1/2. Les deux espaces sont remplis par des éléments fibreux à fibres très-déliées

qui réunissent entre elles les deux extrémités divisées. Le tendon dans ce point est plus petit.
(Professeur Jobert de Lamballe.)

N° 19. — Pied-bot du côté gauche varus équin chez un adulte, section sous-cutanée du tendon d'Achille, du jambier antérieur et de l'extenseur propre du gros orteil.

L'individu est mort deux mois et demi après l'opération. On constate sur cette pièce, un écartement notable entre les deux bouts des tendons divisés, et ils sont réunis, ce qui est surtout évident pour le tendon d'Achille, par un tissu fibreux à fibres très-déliées et parallèles. Seulement à ce niveau, le tendon est un peu moins volumineux qu'au-dessus et au-dessous de la section.
(Professeur Jobert de Lamballe.)

N° 20. — Jambe droite, avec le pied ; section du tendon d'Achille.

Tous les muscles ont été disséqués. Il existe une fracture ancienne du tibia par un coup de feu et consolidée. L'os a été trépané pour en extraire un sequestre. Le tendon d'Achille a été sectionné à sa partie inférieure, à environ 2 centimètres de son insertion au calcanéum; il en est résulté un écartement assez considérable, et les deux bouts du tendon sont réunis par un tissu fibreux, qui présente un volume moindre que celui des deux bouts du tendon. Cet homme est mort cinquante jours après son accident.
(Professeur Jobert de Lamballe.)

N° 21. — Main droite, avec la moitié inférieure de l'avant-bras, fongosités des gaînes synoviales des muscles fléchisseurs.

Cette pièce provient d'un homme de 54 ans, qui faisait remonter le début de son mal à quinze mois. A cette époque, il fit un effort violent pour couper une plaque de tôle avec une cisaille à main, il ressentit subitement une très-vive douleur dans le poignet. Le lendemain, toute la région était tuméfiée ; depuis cette époque, cet homme a toujours souffert plus ou moins.

A son entrée à l'hôpital on constata une tuméfaction de la face antérieure du poignet droit, sans changement de couleur à la peau, sans douleur à la pression; de contenance pâteuse non fluctuante. La face postérieure était légèrement tuméfiée. La paume de la main paraissait un peu plus volumineuse que d'ordinaire. Les articulations métacarpo-phalangiennes et phalangiennes du pouce étaient également le siége de tuméfaction indolente, molle, non fluctuante ; les mouvements volontaires étaient à peu près impossibles. On pouvait imprimer aux deux phalanges quelques mouvements de latéralité, et quand en même temps, on pressait les deux phalanges de manière à faire frotter l'une contre l'autre les extrémités articulaires, on avait la sensation d'un corps mou qui s'écartait et on percevait un craquement. L'indicateur était augmenté de volume dans sa partie palmaire, ce gonflement n'était pas uniforme ; il était à peine marqué au niveau des articulations, tandis que, vers le milieu de la deuxième phalange, il formait une tumeur hémisphérique, ayant à peu près le volume d'une grosse cerise et présentant les mêmes caractères que les tuméfactions du poignet et du pouce. Les trois autres doigts avaient leur volume normal, mais ils étaient dans une demi-flexion qu'on ne pouvait vaincre ; quand on faisait cet essai, on découvrait quelques mouvements dans le poignet.

Une ponction exploratrice fut faite, il s'écoula un liquide jaune visqueux, et quelques petits grumeaux blancs ; la tumeur n'en fut que très-peu diminuée.

On essaya sur ces différentes tumeurs et principalement sur celle du poignet, les traitements les plus divers : embrocations alcooliques, teinture d'iode, vésicatoires, compression, immobilité, rien n'y fit.

La tuméfaction augmentait sans cesse et s'étendait du côté de l'avant-bras.

M. Trélat fit l'amputation de l'avant-bras le 10 juin 1869, et voici quelles sont les lésions :

Au niveau du poignet, les tendons des muscles de l'avant-bras sont pris dans une masse rose pâle, molle ; laquelle passant sous le ligament antérieur du carpe, va se terminer dans la paume de la main en suivant les tendons des fléchisseurs, ce qui donne à cette masse la forme d'un bissac ; les tendons lui sont intimement unis et on ne peut les séparer qu'artificiellement. En essayant de séparer les couches superficielles et profondes des tendons, on tombe dans une cavité contenant une certaine quantité de liquide transparent, citrin, visqueux et filant, très-riche en albumine. Les parois de cette cavité sont tapissées d'une substance semi-transparente, friable, au-dessous de laquelle on retrouve les fongosités Elle ne communique pas avec les cavités articulaires.

La masse fongueuse n'adhérait pas au ligament du carpe ni au nerf médian qui est libre ; mais elle adhère à la paroi postérieure du canal palmaire, surtout au niveau de l'articulation radio-carpienne. On y voit, en effet, dans sa partie antérieure, des masses fongueuses qui se continuent avec les fongosités tendineuses et semblent en provenir.

Les articulations du carpe sont également fongueuses, mais ces fongosités ne semblent pas se continuer avec les fongosités tendineuses. Tandis qu'elles font saillie à travers les ligaments postérieurs et forment la livide tuméfaction de la face dorsale du poignet et de la main, les tendons des extenseurs sont sains.

Les articulations métacarpo-phalangiennes et phalangiennes sont le siége d'arthrite fongueuse, tandis que les tendons sont normaux.

Le contraire existe pour l'indicateur, les articulations sont saines mais les tendons sont fongueux, et c'est à ces fongosités que sont dues les tumeurs que le doigt possède ; il est à remarquer que les fongosités ne se continuent pas avec celles de la paume de la main.

(M. Malassez, *Soc. anat.*, 1869, 2e série, t. XIV, p. 329.)

N° 22. — Main droite ; synovite tendineuse chronique, avec kystes du médius.

Cette pièce a été recueillie sur un homme de 54 ans, tailleur. Pendant la vie, on constatà sur le médius de la main droite, une tuméfaction notable de ce doigt; elle s'étendait jusqu'à la partie moyenne de la paume de la main. La tuméfaction était bosselée, irrégulière ; les bosselures ne présentaient point toutes le même volume ; la plus considérable correspondait à la phalange, elle égalait le volume d'une petite noix. A ce niveau, la peau avait rougi ; on ressentait une espèce de fluctuation, mais qui, avec juste raison, fut attribuée à des fongosités qui, dans certains points, finirent par perforer la peau. Au dire du malade le début de l'affection remontait à onze mois.

On voit sur cette pièce, la gaîne du tendon étant ouverte dans toute sa longueur, qu'elle est dilatée et remplacée par de nombreuses fongosités d'un aspect jaunâtre ; dans certains points, elles recouvrent le tendon en totalité. C'est au niveau de la première phalange que les fongosités atteignent le plus de développement, et elles disparaissent en bas, à l'union de la seconde avec la troisième phalange. Les gaînes des autres doigts sont normales.

(M. Després. *Soc. anat.*, 1876, 3e série, t. X, p. 231.)

N° 23. — Modèle en plâtre de la main gauche et de la partie inférieure de l'avant-bras; plegmon des gaînes tendineuses simulant une synovite.

Cette pièce a été moulée sur un homme qui avait reçu une balle à la partie moyenne de l'avant-bras ; la plaie donna naissance à un phlegmon qui s'étendit jusqu'aux gaînes tendineuses de la main et du poignet. Ces gaînes ont suppuré, et on remarque sur ce plâtre plusieurs bosselures analogues à celles que l'on rencontre dans les synovités tendineuses de cette région. L'une de ces bosselures est située à la partie inférieure de l'avant-bras, au-dessus du ligament annulaire; une seconde est située au niveau de l'éminence thénar; une troisième, dans la paume de la main, et elle paraît se continuer avec une bosselure fusiforme que présente le petit doigt.

(Professeur Broca.)

N° 24. — Pied du côté droit, avec la moitié inférieure de la jambe; affection des gaînes tendineuses des muscles extenseurs du pied.

Il existait sur cette pièce, au-devant des malléoles, deux petites tumeurs molles déprimées par les tendons extenseurs et le ligament annulaire. La peau était saine, les mouvements faciles; il n'y avait pas de douleurs, et il fallait une marche prolongée pour en éveiller une légère. On sentait la fluctuation de l'une à l'autre des tumeurs.

Cette affection fut regardée comme une hydropisie de la gaîne des tendons. M. Philippe Boyer avait déjà fait appliquer des vésicatoires volants, qui avaient amené une amélioration momentanée. M. Verneuil appliqua des pointes de feu. Quatre ou cinq jours après, lorsque la phlogose suite de la cautérisation, eût cessé, la tuméfaction était presque entièrement disparue. Au bout de huit jours, l'épanchement s'était reproduit. M. Verneuil le combattit par une nouvelle cautérisation suivie d'une compression méthodique, qui n'empêcha pas l'épanchement de devenir, en deux jours, plus considérable qu'avant. M. Verneuil revint aux vésicatoires volants. Mais il survint de l'inflammation à la peau, et une douleur très-vive ; la tuméfaction augmenta, et la fluctuation devint évidente. Le trocart explorateur plongé dans la tumeur interne, ne donna lieu à aucun écoulement de liquide ; ce qui fit admettre l'existence de fongosités produisant une fausse fluctuation. La piqûre devint le point de départ d'une inflammation circonscrite très-douloureuse. Entraîné par l'apparence de fluctuation, M. Verneuil fit une incision dans le point où il avait fait la ponction; il ne sortit que du sang, et il n'en résulta aucun soulagement. Mais au bout de cinq jours, un abcès qui n'avait pas été atteint, s'ouvrit dans la plaie. Une incision pratiquée sur la tumeur externe, donna également du pus. La douleur restait très-vive et s'accompagnait de secousses brusques et répétées dans le membre, ce qui fit croire à M. Verneuil que la maladie s'était compliquée de névrite. Divers traitements furent essayés sans succès. Enfin on remarqua un craquement articulaire dans les mouvements du pied, et M. Boyer, qui avait repris le service, fit l'amputation au lieu d'élection.

On constate sur cette pièce que les tumeurs signalées sont formées par des productions fongueuses qui occupent les gaînes des tendons extenseurs, gaînes qui sont en grande partie détruites, et ces masses sont constituées par des éléments embryoplastiques, qui contiennent des éléments nucléaires et fusiformes.

(Professeur Verneuil, *Soc. de chir.*, 1856, t. VII, p. 198.)

N° 25. — Tumeur du volume d'une noisette, développée sur le trajet des tendons des muscles fléchisseurs d'un doigt.

La tumeur siége au niveau de l'articulation de la première phalange avec le métacarpien ; il existe à ce niveau une tumeur qui est bosselée, irrégulière à sa surface et d'aspect crétacé.

(M. Follin.)

N° 26. — Tumeur à coque osseuse de la paroi postérieure de l'aisselle.

Cette tumeur, du volume d'un gros œuf de pigeon, provient d'une femme de 28 ans ; elle était développée dans l'épaisseur du muscle grand dorsal. Pour l'isoler on a dû sectionner un certain nombre de fibres musculaires qui s'implantaient à l'extrémité des deux axes. Cette tumeur est constituée par une coque osseuse, d'une épaisseur variant de 2 à 3 millimètres ; cette coque est formée de tissu osseux, qui a été reconnu comme tel par M. Broca, de la face interne de cette coque, s'échappent un grand nombre de trabécules ou d'aiguilles de la plus grande délicatesse, convergeant vers le centre. Les intervalles de ces aiguilles étaient remplis par un tissu blanchâtre qui était composé d'éléments fibro-plastiques nucléaires et fusiformes.

(M. Azam, *Moniteur des sciences*, 1861, p. 989.)

N° 27. — Lipome intra-musculaire du muscle Couturier.

Cette pièce, recueillie à l'Ecole pratique, est un exemple rare de lipome intra-musculaire. Cette petite tumeur, évidemment graisseuse, était développée dans le couturier, au-dessous de l'aponévrose, entre les fibres musculaires elles-mêmes.

(M. Farabœuf, *Soc. anat.*, 1875, 3me série, t. X, p. 100.)

N° 28. — Muscles biceps brachial; lipomes intra-musculaires symétriques des deux muscles biceps.

Cette pièce provient d'un homme de 60 ans, palefrenier, qui

était très-amaigri. Lorsque le muscle biceps brachial se contractait, principalement le droit, on était frappé de sa configuration particulière. Au niveau de la longue portion, à l'union du tendon avec les fibres musculaires, il se dessinait une saillie conique, haute de deux centimètres et large comme une pièce de 2 francs. La peau glissait sur cette tumeur qui faisait corps avec le muscle; elle avait une consistance pseudo-fluctuante, et disparaissait dans l'état de repos; mais on pouvait constater alors sa présence dans l'épaisseur du muscle. Une seconde tumeur se remarquait vers le milieu des fibres charnues de la longue portion du muscle biceps. Le diagnostic de ces tumeurs n'a pu être établi.

On constate que le muscle biceps du côté gauche, présente sous l'aponévrose d'enveloppe une petite tumeur nettement limitée, en forme d'amande et de couleur jaune, qui écarte les fibres musculaires superficielles, et se prolonge dans l'épaisseur du muscle. Comme on a pu s'en assurer en l'ouvrant par sa face postérieure, il s'agit évidemment ici d'un lipome.

La tumeur du biceps droit, quoique graisseuse, est plus dure, d'une couleur plus blanche; elle contient des éléments fibreux; elle adhère intimement aux fibres et à l'aponévrose. Il s'agit ici d'un lipome qui a subi la transformation fibreuse.

(M. Rémy, *Soc. anat.*, 1876, 4me série, t. I, p. 136.)

N° 29. — Moule en plâtre de la partie inférieure de l'avant-bras et de la main droite d'une femme atteinte de sclérose symétrique des cordons latéraux, avec atrophie des cellules nerveuses motrice de la moelle; atrophie musculaire progressive.

Moule en plâtre de la nommée Castala. L'avant-bras et la main droite qui offre la forme d'une griffe, sont très-atrophiés. La main est dans l'extension, presque à angle droit sur l'avant-bras; le pouce est également dans l'extension, à part la phalangette qui est à demi fléchie. Les autres doigts sont à demi-fléchis et recourbés dans la paume de la main, qui est fortement excavée par suite de l'atrophie des muscles. Les éminences thénar et hypothénar sont en grande partie effacées par suite de l'atrophie des muscles.

(Professeur Charcot et M. Joffroy, *Thèse*, 1873, p. 26.)

N° 30. — Moule en plâtre de la partie inférieure de l'avant-bras et de la main gauche de la nommée Aubel (Catherine), atteinte de sclérose symétrique des cordons latéraux, avec atrophie des cellules nerveuses motrices de la moelle, et atrophie musculaire progressive consécutive.

Sur ce moule on constate qu'à l'avant-bras, l'atrophie porte à la fois sur les muscles extenseurs et fléchisseurs des doigts; aux mains les éminences thénar et hypothénar sont effacées, le creux palmaire est excavé par suite de l'atrophie des interosseux. Les doigts sont en outre fléchis assez fortement et d'une manière permanente au niveau des articulations des premières phalanges. Cette pièce constitue une belle déformation de la main dite en griffe. Les mouvements des différentes parties des membres étaient très-limités; c'est à peine si la malade pouvait soulever ses mains à dix centimètres au-dessus de ses genoux.

(Professeur Charcot et M. Joffroy, *Arc. de phys.*, 1869, t. II, p. 356.)

APPAREIL DU SYSTÈME NERVEUX

Les pièces relatives aux lésions de l'appareil du système nerveux sont au nombre de 144. Ce nombre est relativement peu considérable. Cela tient, en grande partie, à la difficulté de conservation de l'encéphale et aussi aux difficultés de préparation. Mais, si ces pièces sont peu nombreuses, la plupart présentent un intérêt véritable, et quelques-unes se rapportent aux opinions nouvelles sur certaines localisations cérébrales qu'elles concourront à élucider.

Je diviserai ces pièces en sept chapitres spéciaux, à savoir :

1° Encéphalocèles et spina-bifida ;

2° Hydrocéphalie ;

3° Lésions du cerveau ;

4° Lésions du cervelet ;

5° Lésions de la moelle épinière ;

6° Lésions des méninges ,

7° Lésions des nerfs.

CHAPITRE PREMIER

Encéphalocèle et spina-bifida

Ce chapitre, qui comprend les hernies des centres nerveux, renferme vingt-trois pièces, du n° 1 au n° 23 inclusivement. Les douze premières sont relatives aux hernies du cerveau, desquelles on pourrait peut-être rapprocher la pièce n° 312 qui est placée parmi les usures des os du crâne par des tumeurs.

Je signalerai particulièrement les deux pièces n° 2 et n° 6. La première est un très-bel exemple d'encéphalocèle situé à la partie antérieure du crâne ; la seconde de hernie du cervelet pédiculée, pour laquelle des tentatives d'opération ont été faites et ont entraîné la mort de l'individu.

Les pièces de hernie de la moelle épinière ou de spina-bifida sont au nombre de onze, auxquelles on peut ajouter celle n° 739 *c*, qui est placée parmi les luxations. Dans toutes ces pièces de spina-bifida, suivant le siége, on trouve la moelle ou quelques nerfs dans les parois de la poche, quand la lésion occupe la région lombo-sacrée. Relativement au siége sur trois pièces, nos 13, 14 et 23, la hernie occupe la région dorsale, et pour huit la région lombo-sacrée, nos 15, 16, 17, 18, 19, 20, 21 et 22. Cette dernière est des plus remarquables au point de vue de la cause du spina-bifida, qui paraît résulter d'une exostose située à la face postérieure du corps des vertèbres. Cette exostose de forme lancéolaire a divisé la moelle en deux moitiés latérales. La pièce n° 16 est un cas de spina-bifida de la région sacrée, avec hypergénèse de la substance grise de la moelle épinière, qui donne lieu à des tumeurs arrondies situées à l'intérieur de la poche. Enfin la pièce n° 23 est un cas remarquable d'hydrocéphalie ventriculaire, avec spina-bifida de la région dorsale ; la moelle se déplace du canal rachidien, pour venir boucher l'orifice de communication de la tumeur.

N° 1. — Tête de fœtus ; hernie du cervelet.

Cette tête, en assez mauvais état de conservation, présente à sa partie postérieure une large perforation qui occupe la partie inférieure de l'occipital, et par laquelle le cervelet faisait très-probablement hernie.

N° 2. — Moitié antérieure de la tête d'un enfant de quinze jours ; encéphalocèle situé à la partie antérieure du crâne.

Cette portion de tête présente à la région fronto-nasale une tumeur qui était arrondie, globuleuse, du volume d'un œuf de poule de moyenne grosseur, d'origine congénitale, et sans changement de couleur de la peau. La tumeur qui est pédiculée correspond par son centre à la suture fronto-nasale ; elle se prolonge en haut à environ 1 centimètre 1/2 au-dessus de cette suture, en bas jusqu'au lobule du nez, et latéralement jusqu'à l'angle interne des deux yeux. La consistance de cette tumeur, était molle, pâteuse, et on sentait dans son intérieur deux noyaux d'induration volumineux, segmentés en noyaux secondaires et situés aux extrémités du diamètre transverse. Il n'existait aucun battement ni fluctuation apréciable, la tumeur était irréductible, elle paraissait libre de toute communication avec les cavités voisines. Indolente spontanément, on faisait crier le petit malade en la pressant même légèrement entre les doigts.

On constate sur cette pièce qu'il existe une perforation du crâne, siégeant à droite, au niveau de la suture fronto-nasale. L'examen du cerveau montra que l'hémisphère gauche était normal, mais le ventricule latéral droit était rempli par une sérosité abondante qui le dilatait, et se prolongeait au loin dans le lobe frontal et occipital. L'extrémité antérieure du lobe frontal droit fait hernie à travers la perforation, qui commence à la partie antérieure de la lame criblée, à droite de l'apophyse crista-galli, et vient se terminer à la suture fronto-nasale droite.

La tumeur incisée verticalement, permet de voir qu'elle est

constituée extérieurement par du tissu cellulaire induré, qui était infiltré de liquides. Ce tissu cellulaire circonscrit une petite cavité séreuse centrale, dans laquelle existent des noyaux de substance cérébrale, réprésentant assez bien des fragments de circonvolution. Les noyaux se partagent en deux groupes; le groupe externe est composé de deux noyaux indépendants et adhérents à la paroi de la cavité séreuse ; le groupe interne est composé de quatre ou cinq noyaux distincts en avant, mais réunis en arrière et se continuant par un pédicule étroit, avec la partie antérieure du lobe frontal droit.

La circonférence de la tumeur, prise vers la partie adhérente, avait 12 centimètres, à la partie moyenne 13 et la distance de haut en bas était de 9 centimètres.

(Professeur Dolbeau, *Soc. de Chir.*, 1863, 2e série, t. IV, p. 13.)

N° 3. — Modèle en cire d'un fœtus atteint d'encéphalocèle volumineux; la hernie du cerveau est située à la partie postérieure du crâne.

Cette pièce a été moulée sur un fœtus qui a vécu environ six heures. Ce vice de conformation appartient au genre notencéphale de J.-G. Saint-Hilaire. C'est à la partie postérieure du crâne, au niveau de la fontanelle occipitale, que siége la hernie. Le cerveau a, dans ce point, considérablement distendu le tégument crânien; il forme une tumeur de dix centimètres de diamètre antéro-postérieur, qui recouvre la partie postérieure du cou et la partie postérieure du dos sans y adhérer.

Le crâne, par suite, présente une déformation notable : sa capacité est moindre, il est fortement déprimé de haut en bas et d'avant en arrière ; la tête a la plus grande analogie avec celle des anencéphales.

(Professeur Dupuytren, *Bull. de la Fac.*, t. III, p. 48.)

N° 4. — Modèle en cire de la pièce précédente d'encéphalocèle volumineux ; la tumeur est disséquée.

Les téguments du crâne sont représentés incisés et déjetés de chaque côté ; on constate que le cerveau en totalité est hors de la cavité crânienne, et qu'il est sorti au niveau de la fontanelle postérieure, que c'est bien lui qui constitue la tumeur de la pièce précédente. Le cervelet paraît être resté à sa place ordinaire dans le crâne.

(Professeur Dupuytren, *Bull. de la Fac.*, t. III, p. 48.)

N° 5. — Modèle en cire d'un enfant à terme, atteint d'encéphalocèle de la région occipitale, et de hernie ombilicale.

L'encéphalocèle est situé au niveau de la fontanelle postérieure, un peu au-dessous. A ce niveau, existe une tumeur pédiculée ; son point d'insertion au cuir chevelu a 3 centimètres de diamètre, tandis que la partie la plus proéminente en a 6, et la tumeur 8 centimètres de saillie. La peau qui la recouvre est lisse et dépourvue de cheveux ; mais il est impossible aujourd'hui, sur ce moulage, de déterminer la partie de l'axe cérébro-spinal contenue dans cette tumeur ; il est probable qu'elle renfermait une partie du cerveau.

La hernie ombilicale est cylindroïde ; elle a 6 centimètres de diamètre à sa base, et fait une saillie égale de 6 centimètres. Sur la partie la plus proéminente et centrale de la tumeur, se trouve implanté le cordon ombilical.

(1795.)

N° 6. — Tête d'adulte; hernie du cervelet.

Cette tête provient d'une jeune fille de 22 ans, qui présentait, au-dessous de la protubérance occipitale externe, une tumeur du volume d'un œuf de poule. La partie adhérente de cette tumeur était pédiculée ; la peau qui la recouvrait était lisse, polie, et conservait sa couleur normale. Après dissection, on constate que cette tumeur est formée d'un tissu cellulaire dense, contenant à son centre, une petite portion du cervelet, du volume environ d'une grosse noix. Cette hernie, qui appartient au genre notencéphale de J.-G. Saint-Hilaire, s'échappait à travers une ouverture de l'occipital, ayant les mêmes dimensions, la même configuration et les mêmes caractères que le grand trou occipital, au-dessus duquel elle se trouve placée, à la distance de deux travers de doigt. Les deux lobes du cervelet contribuent également à la formation de cette hernie, et étaient recouverts en ce point de leurs enveloppes. La portion de cervelet herniée était saine ; elle ne paraît pas avoir eu à souffrir de sa position anormale. Cette hernie avait subi un commencement d'opération qui entraîna la mort de la malade.

(Professeur Lallement, *Bull. de la Fac.*, t. III, p. 48.)

N° 7.—Modèle en cire représentant l'encéphalocèle précédent, n° 6

On constate, sur cette représentation une tumeur pédiculée,

formée par la hernie du cervelet ; et qu'en outre, cette hernie s'est faite à travers une perforation de l'occipital.

(Professeur Lallement.)

N° 8. — Fœtus atteint d'encéphalocèle volumineux, situé à la partie postérieure de la tête; notencéphale J.-G. Saint-Hilaire.

Cet enfant, né à terme, a vécu vingt-deux heures, et pendant sa courte existence, il a eu continuellement des convulsions. Tout le corps est bien conformé, la face elle-même ne présente rien de particulier ; le crâne, aplati dans son diamètre vertical, présente en arrière deux tumeurs de volume très-inégal. La voûte du crâne représente une surface plane et presque horizontale, si on la considère avec le front qui en fait en quelque sorte partie, à cause de sa direction.

La hernie cérébrale proémine fortement en arrière, retombe sur le dos, et présente un volume plus considérable que celui d'une tête de fœtus à terme. Elle est arrondie et se laisse facilement déprimer. A sa partie supérieure et sur la ligne médiane, la hernie est surmontée par une autre tumeur d'un volume relativement petit, et qui présente une forme exactement hémisphérique. Cette dernière tumeur proémine comme la moitié d'une petite orange.

Après incision de la peau, on constate que la tumeur est séparée de la peau par l'arachnoïde. Le feuillet pariétal en était blanchâtre, tandis que le viscéral laisse apercevoir par transparence les vaisseaux de la pie-mère.

La pulpe encéphalique, mise ainsi à découvert, offre à considérer trois masses distinctes : l'une antérieure et médiane, de forme semi globuleuse; les deux autres, situées sur un plan plus postérieur, sont divisées par un sillon longitudinal de 2 à 3 centimètres de profondeur, en deux hémisphères à peu près symétriques.

Une sorte d'anneau fibreux, disposé en diaphragme largement perforé, et tout à fait comparable à l'iris quant à la forme, étrangle à sa base et circulairement la petite tumeur cérébrale antérieure, qui se trouve ainsi séparée des deux postérieures. Le plan de cet anneau est horizontal, sa forme est exactement circulaire, et la distance qui sépare ses deux circonférences est de 1 centimètre. Le diamètre de la circonférence excentrique est de 4 centimètres, ce qui donne 3 centimètres pour celui de la circonférence interne ou concentrique. Au-dessous de cette dernière qui est libre, résistante et comme tranchante, passe une languette de pulpe cérébrale qui relie la masse nerveuse antérieure aux deux hémisphères précédemment nommés.

Le même diaphragme fibreux est fixé dans la situation qu'il

occupe par les deux extrémités de son diamètre longitudinal, et par des prolongements fibreux, qui l'unissent à la face profonde des téguments, dans toute l'étendue du sillon circulaire signalé à l'extérieur du crâne. Il s'attache d'une part au rebord osseux qui limite en arrière la voûte du crâne incomplétement développée, et reçoit d'autre part l'insertion de quelques fibres groupées linéairement dans le fond du sillon inter-hémisphérique. Ces fibres, quoique peu nombreuses, offrent une assez grande résistance et représentent la faux du cerveau ; elles vont se fixer en arrière à la face profonde des téguments, dans un point très-voisin du sillon de la nuque et sur la ligne médiane.

On ne trouve à la place où se fait cette dernière insertion, aucune trace de la tente du cervelet; la peau et les faibles tissus qui la doublent, y présentent la même structure que dans les parties circonvoisines.

Les deux hémisphères, qui offrent une consistance très-molle, prennent sous la main qui les presse, toutes les formes qu'on désire, et présentent à l'extrémité externe de leur plus grand diamètre transverse, chacun une bosselure constituée comme la masse totale, par de la substance cérébrale. A droite, où elle proémine comme une noix, elle a un volume de cinq à six fois plus grand.

La pulpe nerveuse intermédiaire aux trois tumeurs est ainsi mise à nu; si on vient à l'inciser transversalement, on pénètre dans une cavité aplatie de haut en bas, ayant une forme irrégulièrement quadrilatère, et faisant communiquer l'*intérieur de l'hémisphère gauche seulement*, avec le centre de la masse cérébrale antérieure.

Il est impossible de dire si le tissu qui double inférieurement la faux du cerveau, contient en réalité de la pulpe cérébrale, vestige du corps calleux. Ce qui est certain, c'est qu'après avoir incisé la bride fibreuse en arrière, on trouve au-dessous d'elle une cavité sans forme déterminée, et dans laquelle une phalange digitale presque tout entière peut s'insinuer sans effort.

La cavité quadrilatère ci-dessus indiquée, qui ne contient pas la moindre trace de liquide, renferme sur la ligne médiane un vaisseau à parois affaissées, ayant tout à fait l'aspect d'une veine, et offrant à peu près le calibre d'une veine jugulaire externe d'homme adulte. Ce vaisseau, qui pénètre en avant dans le crâne, sous le rebord duquel il s'engage, ne pourrait pas être poursuivi en arrière sans qu'on fût obligé de détruire les parois de la cavité qui représente le ventricule moyen.

Lorsqu'on vient à soulever les deux hémisphères, on voit qu'ils plongent d'une part dans la cavité crânienne, très-aplatie de haut en bas, d'autre part qu'ils recouvrent l'origine du canal rachidien. Ce dernier, très-élargi à sa partie supérieure, est limité par une vertèbre manquant de lames.

Au niveau de cette vertèbre, et sur la face postérieure de la tige médullaire qui se continue avec la racine des hémisphères, on aperçoit deux petits mamelons juxtaposés et bien circonscrits, atteignant chacun la grosseur d'une petite noisette, et d'où une simple pression fait évacuer une matière cérébrale, diffluente et jaunâtre.

Une cavité irrégulière existe dans le centre de chaque hémisphère. On peut affirmer que celle du côté droit, qui est beaucoup plus spacieuse, n'a pas été faite artificiellement; mais on peut conserver quelques doutes sur l'existence du ventricule latéral gauche, qui se présente sous forme d'une fente après qu'on a incisé l'hémisphère correspondant, au moyen d'une coupe verticale.

On ne trouve sur les parois des deux ventricules, aucune partie assez reconnaissable pour pouvoir être décrite, telle que la couche optique ou le corps strié.

(Prof. Depaul et M. Houel, *Arch. Gén. de Médec.*, 1869.)

N° 9. — Tête d'adulte, sur laquelle existe une large perforation de la partie latérale droite de l'occipital, et par laquelle s'était très-probablement faite une hernie du cervelet.

Cette tête, normale dans sa moitié antérieure, présente dans sa moitié postérieure un agrandissement considérable du diamètre transverse particulièrement. La circonférence totale de ce crâne, prise au niveau de la protubérance occipitale, est d'environ 56 centimètres. Les sutures ne sont point soudées; il semble exister encore une trace de la fontanelle postérieure, au niveau de laquelle existe une perforation irrégulière d'environ 2 centimètres dans son diamètre horizontal et 1 centimètre dans le vertical.

La moitié droite du crâne est notablement plus grande que la gauche, et les fosses occipitales beaucoup plus profondes, plus accusées. Sur ce même côté, existe une large perforation du crâne qui a 5 centimètres dans le diamètre horizontal, et de 2 1/2 à 3 centimètres dans le vertical; les bords en sont irréguliers, déjetés en dehors. Cette perforation est creusée dans l'occipital, qu'elle dépasse en dehors, et arrive jusqu'à la suture occipito-temporale qui est soudée.

De ce même côté, dans l'étage moyen, sur le côté de la selle turcique, se trouve une large perforation oblongue, obliquement dirigée de dehors en dedans, d'arrière en avant, qui a près de 5 centimètres de long sur 1 et demi de large, et qui met en communication le trou déchiré antérieur avec le postérieur. Il est très-probable que ces lésions sont produites par une dilatation ou hydropisie des ventricules droits du cerveau et du cervelet, et que des hernies existaient par ces orifices. Le trou occipital est lui-même déformé, un peu agrandi du côté droit.

N° 10. — Base du crâne d'un adulte; hernie du cervelet à travers le trou occipital très-agrandi.

Cette tête provient d'un individu âgé d'environ 30 ans. Le crâne, un peu déformé, est élargi dans sa moitié postérieure : les sutures sont normales à la voûte ; à la base elles sont en grande partie soudées. Les trous de la base du crâne paraissent aussi rétrécis, ce qui résulte probablement d'une hypertrophie assez notable de ces os.

Le trou occipital seul est très-élargi ; la partie antérieure de ce trou ou intercondylienne, est à peu près normale, tandis que la partie postérieure a acquis des dimensions très-considérables, aux dépens de la portion de l'occipital, située au-dessous de la protubérance. Ce trou a changé de configuration ; il est à peu près carré. Chacun des côtés présente environ 6 centimètres ; le bord postérieur, formé par la partie moyenne de l'occipital, est très-épais. Ce trou a d'avant en arrière 6 centimètres et demi et 6 centimètres transversalement. Il est à regretter que cette pièce soit sans renseignements. Les seuls que je possède, c'est qu'avec la moelle il s'engageait une hernie des centres nerveux par cette large perforation.

(Professeur Breschet, 1836.)

N° 11. — Déviation congénitale du condyle droit de l'occipital; rétrécissement du trou occipital sans compression de la moelle allongée.

Cette pièce provient d'un jeune soldat de 22 ans, d'une constitution robuste et d'un embonpoint assez considérable. Le trou occipital a la forme d'un croissant, cette configuration extraordinaire, résulte de ce que le condyle du côté droit, au lieu d'être placé obliquement d'avant en arrière sur les côtés du trou occipital, est dirigé transversalement, de manière que son axe est perpendiculaire à celui du côté opposé. Le trou occipital se trouve rétréci d'un tiers environ. Ce condyle, au lieu d'être convexe, suivant son grand diamètre, est concave, et l'apophyse articulaire de l'atlas était convexe. Ce jeune homme jouissait d'une santé parfaite et de l'intégrité de ses mouvements.

(M. Ollivier d'Angers, *Traité de la moelle épinière*, t. Ier, p. 420, obs. 42.

N° 12. — Fœtus de huit mois environ; hernie de la partie supérieure du cerveau; hydrencéphalocèle.

Ce fœtus présente un grand nombre de vices de conformation qui le rapproche de certains autres qui sont classés parmi les lésions de l'appareil de la digestion. Outre la lésion cérébrale, il existe un bec de lièvre, une atrophie de l'œil gauche, une ectopie du cœur qui est située en dehors de la cavité thoracique, et une hernie de presque tous les viscères abdominaux : intestins, estomac et foie. La main gauche est réduite à un seul doigt rudimentaire.

L'hyperencéphalie est presque complète, la plupart des os de la voûte du crâne manquent, ou sont rudimentaires, et le cerveau se trouve largement à découvert à sa partie supérieure, où il fait hernie. Le placenta qui occupe également cette région, a contracté de nombreuses et solides adhérences, avec les enveloppes du cerveau.

(M. Houel.)

N° 13. — Portion inférieure du bulbe, avec la moelle épinière; hydrorachis de la région cervico-dorsale.

Cette pièce provient d'une femme âgée de 36 ans, qui est morte paraplégique; elle avait conservé la sensibilité du bras droit, mais les mouvements étaient impossibles.

Au niveau du bulbe rachidien, le sillon médian postérieur est très-accusé et profond, il a 2 centimètres environ ; au-dessous du bulbe les deux moitiés de la moelle sont renversées en dehors, la moelle ne forme plus guère qu'une espèce de ruban aplati, large de 3 centimètres. Cet épanouissement de la moelle a 9 centimètres de hauteur; il a été occasionné par un hydrorachis qui existait au niveau de cette région. Il semble que le sillon médullaire postérieur ait été ouvert, et les deux faisceaux médullaires écartés jusqu'au niveau des commissures. Au-dessous de ce point, dans toute l'étendue de la moelle, le sillon postérieur est très-accusé, élargi et profond; au niveau de la queue de cheval, il se prolonge manifestement jusqu'à la commissure postérieure.

(Professeur Velpeau, 1825.)

N° 14. — Tronçon de colonne vertébrale de fœtus; spina-bifida de la région dorsale.

Cette pièce, en assez mauvais état de conservation, consiste dans un tronçon de colonne vertébrale qui a été recueilli sur un enfant de 15 jours. Il avait très-probablement existé dans la région dorsale, un hydrorachis qui s'est ouvert. Il existe, en effet, à cette hauteur une fissure cutanée verticale, d'environ quatre centimètres de long, qui communique par un orifice étroit avec le canal rachidien, et dans laquelle on ne trouve point trace de la déviation de la moelle, ni même de filaments nerveux.

(M. Pigné.)

N° 15. — Colonne vertébrale, région lombaire avec le sacrum; spina-bifida de la région sacrée.

Sur cette pièce qui appartient à un jeune homme, on constate l'existence d'un spina-bifida, qui occupe la ligne médiane de la région lombaire. La moelle, à ce niveau, est venue faire hernie de manière à tapisser l'intérieur de la poche qui a été ouverte. On voit que la partie inférieure de l'axe cerebro-spinal est creusé d'un petit canal qui communique avec la cavité de la poche, sur la surface interne de laquelle la moelle est venue s'épanouir. Six paires de nerfs de chaque côté naissent de la moelle épanouie, dilatée. Les points d'origine de ceux d'un côté, se trouvent écartés de quatre centimètres de ceux du côté opposé. Ces nerfs distincts dans la poche, au niveau de leur origine, se perdent ensuite dans l'épaisseur de la paroi.

(M. Barth, 1842.)

N° 16. — Fœtus atteint de spina-bifida de la région sacrée, avec tumeur volumineuse formée par hypergénèse de la substance grise de la moelle épinière.

Ce fœtus du sexe féminin, qui a de six à sept mois, est né d'une jeune fille de 18 ans. L'enfant a vécu près de quatre heures. Ce fœtus, à l'exception de la tumeur qu'il porte dans la région sacrée, est bien conformé.

Entre les deux jambes, immédiatement au-dessous du bassin, est située une tumeur d'un volume au moins égal à celui de la tête de l'enfant. Sa forme était régulièrement sphéroïde. Sur sa face antérieure recouverte par la peau s'observe, une ouverture circulaire qui est l'anus.

A la face postérieure, la peau qui recouvre la portion inférieure de la tumeur, se continue avec une membrane mince d'un aspect violacé, qui se confond au-dessus de la région sacrée avec les téguments ; il existait à ce point une fluctuation manifeste. Après avoir fait écouler le liquide par une incision, on aperçoit un orifice étroit à travers lequel un stylet pénètre dans le canal rachidien.

Dans cette tumeur qui est arrondie, mamelonnée, et était d'un blanc rougeâtre, sillonnée par de nombreux tractus vasculaires, onconstate qu'elle est formée de plusieurs lobules agglomérés. A la coupe, cette tumeur présente des variations de consistance : certains points sont un peu plus durs que d'autres.

Le canal rachidien est bien conformé, excepté à la partie inférieure du sacrum, où il existe un spina-bifida. C'est à travers cette ouverture étroite que la pie-mère rachidienne se prolonge sur la tumeur dont elle forme l'enveloppe la plus immédiate. Il n'existe point de nerfs visibles à l'œil nu, sur les parois de la poche fibro-vasculaire dans laquelle la tumeur est renfermée.

L'examen histologique de la tumeur a montré, au milieu d'une matière amorphe qui en constitue la masse principale, une quantité considérable de noyaux à contours foncés, tantôt ellipsoïdes, tantôt sphéroïdaux, offrant un diamètre de 5 à 8 millièmes de millimètres, finement granulés et renfermant pour la plupart un ou deux nucléoles à l'intérieur, myelocytes de Robin. A coté de ces éléments, existent quelques cellules plus volumineuses et plus pâles, dont le diamètre atteint 10 à 12 millièmes de millimètres, et qui contiennent des noyaux semblables aux précédents. L'acide acétique dissout les cellules après les avoir pâlies et gonflées.

(Professeur Rayer, *Mém. Soc. de Biol.*, 3e série, t. V, p. 117, 1863.)

N° 17. — Tronçon de colonne vertébrale se rapprochant de la région lombaire; spina-bifida.

Sur ce tronçon de colonne vertébrale, on observe en arrière une tumeur assez volumineuse qui a été incisée verticalement; cette tumeur communique largement avec le canal rachidien. Plusieurs apophyses épineuses manquent, et sur les parois de la poche s'observent un certain nombre de filaments nerveux arrondis qui sont contenus dans son épaisseur.

N° 18. — Sacrum; spina-bifida de la région sacrée postérieure.

Cette pièce provient d'un enfant qui a vécu dix jours. Il existait dans la région sacrée postérieure, une tumeur qui avait environ 5 centimètres dans tous ses diamètres; elle était recouverte en partie par les enveloppes de la moelle. Cette tumeur était le siége d'une suppuration abondante et fétide; le moindre contact était très-douloureux et faisait pousser des cris à l'enfant, qui a eu plusieurs attaques de convulsions.

On constate à l'union de la troisième avec la quatrième vertèbre sacrée, une perforation médiane d'environ 5 millimètres de hauteur sur 3 de largeur. Cet orifice communique avec le canal sacré, par lequel s'échappe un certain nombre de filaments nerveux qui rampent dans l'épaisseur des parois de la poche et font relief à sa surface interne, dont il est facile de les détacher.

(M. Bouillon-Lagrange, *Soc. Anat.*, 1837, t. XII, p. 133.)

N° 19. — Portion inférieure de la colonne vertébrale d'un jeune enfant; spina-bifida de la région lombo-sacrée.

Cette pièce provient d'un jeune enfant. Il existe au niveau de la partie inférieure de la région lombaire, une tumeur qui était arrondie. Cette tumeur a été disséquée par sa face profonde et renversée de haut en bas. On voit manifestement que la poche est composée de deux membranes; l'externe cutanée, l'interne qui par son pédicule se continue jusque dans le canal rachidien avec les enveloppes de la moelle, est constituée par ces dernières. On voit aussi comme c'est la règle, et cela d'une manière évidente, les nerfs de la queue de cheval, faire en partie hernie avec les enveloppes médullaires, et s'irradier dans les parois de la poche.

(Professeur Gosselin.)

N° 20. — Tronçon inférieur de la colonne vertébrale, avec le bassin; spina-bifida de la région lombaire.

Cette pièce, assez mal préparée et dans un mauvais état de conservation, provient d'un jeune enfant. Il existe un spina-bifida de la partie postérieure de la région lombaire. La tumeur, qui égalait un œuf de poule, était remplie de liquide. Elle a été ouverte, et on voit que sa cavité est tapissée par les meninges rachidiennes, sur lesquelles on distingue très-nettement les irradiations nerveuses de la moelle épinière qui ont été entraînées dans cette hernie, et se répandent dans les parois de la poche. L'orifice de communication avec le canal rachidien est assez étroit.

(Professeur Breschet.)

N° 21. — Tronçon de colonne vertébrale, avec le bassin; spina-bifida de la région lombo-sacrée.

Cette pièce, assez mal préparée, provient d'un fœtus dont les apophyses épineuses et les lames de la région lombaires et sacrée manquent; le canal rachidien se trouve largement ouvert en arrière, et réduit à une gouttière. Cette altération remontait dans la région dorsale, à une hauteur qu'il n'est plus possible de préciser.

N° 22. — Tronçon de colonne vertébrale d'un enfant mort-né, composé des dernières vertèbres dorsales, des vertèbres lombaires, et du sacrum; spina-bifida; exostose cartilagineuse du canal rachidien.

Sur cette pièce le spina-bifida occupe le siége le plus ordinaire de ces lésions, la région lombo-sacrée. La tumeur cutanée pouvait avoir le volume d'un petit œuf de poule. Dans la paroi de la poche, à la face interne, on retrouve de petits filaments nerveux, comme cela s'observe le plus souvent. L'ouverture de communication de la poche avec le canal rachidien est large, elle a verticalement environ 1 centimètre 1/2 et 1 centimètre transversalement.

Une coupe verticale pratiquée sur la colonne vertébrale au niveau des trous de conjugaison, permet de constater qu'il existe à l'intérieur du canal rachidien une exostose de forme triangulaire disposée en forme de lance, longue de 12 millimètres ; la hauteur à la base est de 11 millimètres. Cette exostose qui est cartilagineuse, s'insère sur la ligne médiane de la face postérieure du corps de la troisième et quatrième vertèbre lombaire ainsi que sur le disque. Elle parcourt d'avant en arrière la cavité du canal rachidien, et le sommet pointu s'engage dans l'orifice du trajet qui met en communication la poche du spina-bifida avec la cavité du rachis.

La moelle épinière qui à cet âge de la vie descend jusqu'à la région sacrée, est divisée verticalement sur la ligne médiane dans une assez grande hauteur, environ 2 centimètres ; au-dessous, les deux moitiés de la moelle se réunissent de nouveau. C'est dans cet écartement que pénètre l'espèce d'exostose lancéolaire, pour s'engager dans l'orifice de communication de la cavité du rachis avec la tumeur. Il est très-probable que c'est à la présence de cette exostose qu'est due la division médiane de la moelle et l'orifice osseux du spina-bifida. Le sommet de cette apophyse, en s'interposant entre les arcs postérieurs des vertèbres, s'est opposé à leur réunion.

(MM. Scribe et Houel, *Soc. de Chir.*, 1877, t. III, p. 325.)

CHAPITRE II

Hydrocéphalie

Le nombre des pièces relatives à l'hydrocéphalie est de vingt-sept, tant que crânes et cerveau avec le crâne, du n° 24 au n° 50 inclusivement. Un certain nombre de crânes ont été étudiés avec soin par M. Vinsonneau (1), élève de M. Broca, ce qui m'a permis d'en donner les mesures crânométriques, n°s 24, 25, 26, 36, 40, 41, 42, 43. La pièce n° 35 est un exemple assez rare d'hydromicro-céphalie.

N° 23. — Moitié latérale droite de la tête, avec un tronçon de colonne vertébrale, composé des sept cervicales, douze dorsales et des deux premières vertèbres lombaires ; hydrocéphalie ventriculaire, avec spina-bifida de la région dorsale.

Cette pièce, très-bien préparée, a été prise sur un jeune sujet qui est mort d'hydrocéphalie. On constate qu'il existe une hydrocéphalie ventriculaire très-considérable ; le corps calleux et les circonvolutions cérébrales sont refoulés contre la voûte du crâne, qui a elle-même subi une dilatation excentrique. Le cerveau présente dans sa partie supérieure une atrophie notable, les circonvolutions sont en grande partie effacées et la capacité de la poche ventriculaire pourrait loger une tête de fœtus à terme. Le cervelet est normal, mais le quatrième ventricule a subi une légère dilatation, tout en conservant sa forme régulière.

(1) M. Vinsonneau, Thèse de Paris (1873). Contributions à l'histoire anotomo-pathologique de l'hydrocéphalie chronique.

Une coupe latérale a été pratiquée sur la partie droite des arcs postérieurs des vertèbres. Cette coupe permet de constater que la moelle est normale à sa partie supérieure ; mais au niveau de la septième vertèbre dorsale, elle se dévie en arrière, pour se rendre à travers un orifice situé au niveau de cette région, dans une poche kystique qui est en communication avec le canal rachidien. Il s'agit donc ici d'un spina-bifida de la région dorsale, dans la paroi duquel la moelle épinière est attirée. Au-dessous de l'orifice, la moelle s'infléchit en avant pour reprendre sa position normale dans le reste du canal rachidien.

La tumeur formée par le spina-bifida a le volume d'un gros œuf; elle est constituée par la peau et les enveloppes de la moelle; elle contenait un liquide séreux qui était en communication avec le canal rachidien, Elle ne présente dans l'épaisseur de sa paroi que de légers tractus nerveux.

(M. Lenoir, 1838.)

Nº 24. — Squelette complet d'enfant, dont la tête est atteinte d'hydrocéphalie.

Ce squelette est celui d'un enfant hydrocéphale âgé de 3 ans, dont la tête a acquis un volume considérable, principalement dans le sens antéro-postérieur.

Le développement de la tête s'est surtout produit aux dépens de la moitié postérieure. La saillie que fait l'occipital en arrière de l'arc postérieur de l'atlas, est de 12 centimètres. Les sutures sont larges, mal engrenées ; elles sont remarquables par leur laxité. Il existe un certain nombre d'os wormiens, dont deux volumineux situés à gauche, sur les sutures sphéno-frontale et sphéno-pariétale, et un troisième au niveau de la fontanelle latérale postérieure gauche. Mesuré extérieurement au niveau du diamètre occipito-frontale, ce crâne a 67 centimètres; le diamètre bi-pariétal est de 18 centimètres.

Mesures crâniométriques données par M. Vinsonneau :

1º *Diamètre* antéro-*postérieur, maximum* 216 millimètres, iniaque 216 millimètres, transverse maximum 164 millimètres, indice céphalique 075^{m}92, bi-temporal 154 millimètres, bi-auriculaire 112 millimètres, frontal maximum 131 millimètres, frontal minimum 95 millimètres, occipital 117 millimètres.

2º *Courbes*, frontale sous-cérébrale 22 millimètres, cérébrale 158 millimètres, totale 180 millimètres; *pariétale* 195 millimètres, *occipitale*, sus-occipitale 100 millimètres, cérebelleuse 50 millimètres, totale 150 millimètres, totale cérébrale 475 millimètres, totale cérébrale et cérebelleuse, 525 millimètres. *Transverse*, supérieure 400 millimètres, inférieure 120, totale 520 millimètres.

Horizontale antérieure 270 millimètres, postérieure 380 millimètres, totale 650 millimètres.

3° *Orbites, droite*, largeur 32 millimètres, hauteur 34 millimètres, indice orbitaire 105m51, profondeur 40 millimètres ; *gauche*, largeur 33 millimètres, hauteur 33m5. Indice orbitaire 106m25, profondeur 41 millimètres, espace inter-orbitaire 19 millimètres.

(Ancienne Académie de Chirurgie.)

N° 25.— Portion de squelette d'un jeune enfant mort hydrocéphale.

La tête, extrêmement volumineuse, est asymétrique ; le côté gauche est plus proéminent et plus distendu que le droit. Il existe un os wormien sur la suture métopique. La fontanelle antérieure mesure 11 centimètres dans les deux sens, tranversal et antéro-postérieur. Il existe quelques os wormiens dans la suture coronale. La suture sagittale est membraneuse, large de 1 à 3 centimètres, avec plusieurs gros os wormiens. Un certain nombre de ces os disposés irrégulièrement, se trouvent sur divers points du crâne ; ils sont plus volumineux à droite et comblent les sutures lambdoïde, temporo-pariétale, et spheno-frontale. C'est une courbe non interrompue d'os supplémentaires, qui circonscrit les deux tiers postérieurs du crâne. Le diamètre occipito-frontal est de 64 centimètres, le bi-pariétal de 26 centimètres.

Mesures crâniométriques données par M. Vinsonneau :

Diamètres. — Antéro-postérieur maximum 174 millimètres, iniaque 174 millimètres. Transverse maximum 168 millimètres, indice céphalique 96 mil. 58, bi-temporal 146 millimètres, bi-auriculaire 88 millimètres, frontal maximum 175 millimètres, minimum 112 millimètres, occipital 105 millimètres.

Courbes. — Sous-céphalique 10 millimètres, transverse supérieure 470 millimètres, inférieure 110 millimètres, totale 590 millimètres. Horizontale antérieure 350 millimètres, postérieure 240 millimètres, totale 590 millimètres.

Orbites. — Droite, largeur 31 mil. 5, hauteur 35 millimètres, indice orbitaire 111 mil. 11, profondeur 38 mil. 5. Gauche, largeur 33 millimètres, hauteur 33 millimètres, indice orbitaire 100 millimètres, profondeur 41 millimètres, espace inter-orbitaire 25 millimètres.

(Professeur Breschet 1836.)

N° 26. — Squelette d'un enfant hydrocéphale.

Ce squelette est celui d'un enfant de 5 ans environ. Le crâne a acquis des dimensions considérables dans le sens vertical ; il a du trou occipital au point le plus élevé de la suture sagittale, 20 centimètres ; la circonférence fronto-occipitale a 68 centimètres, et le diamètre bi-pariétal est de 18 centimètres. Les os du crâne sont très-minces, à jour dans certains points ; la plupart des sutures sont soudées. La suture métopique n'est marquée à la partie supérieure que dans une étendue de quelques centimètres. Sur la suture coronale dont le tiers supérieur est linéaire, on observe quinze os wormiens, dont trois volumineux, sont situés sur le vertex. Enfin des os wormiens dont le plus petit à 10 millimètres, et le plus grand 40, forment exclusivement la suture lambdoïde.

Mesures crâniométriques données par M. Vinsonneau :

Diamètres. — Antéro-postérieur maximum 210 millimètres, iniaque 210 millimètres, transverse maximum 174 millimètres, indice céphalique 82 mil. 85, bi-pariétal 157 millimètres, bi-auriculaire 118 millimètres, frontal maximum 148 millimètres, minimum 99 millimètres, occipital 109 millimètres.

Courbes. — Antéro-postérieure, frontale sous-cérébrale 20 millimètres, cérébrale 180 millimètres, totale 200 millimètres. Pariétale 190 millimètres. Occipitale, sus-occipitale 100 millimètres, cérébelleuse 45 millimètres, totale 145 millimètres. Cérébrale 490 millimètres, cérébrale et cérébelleuse 535 millimètres. Tranverse supérieure 443 millimètres, inférieure 139 millimètres, totale 582 millimètres. Horizontale antérieure 330 millimètres, postérieure 330 millimètres, totale 660 millimètres.

Orbites. — Droite : largeur 37 mil. 5, hauteur 44 millimètres, indice orbitaire 117 mil. 30, profondeur 42 millimètres. Gauche, largeur 39 millimètres, hauteur 48 millimètres, indice orbitaire 123 mil. 07, profondeur 44 millimètres, espace inter-orbitaire 20 millimètres.

(M. Fleury de Clermont, *Bull. de la Fac.* 1806, p. 157.)

N° 27. — Squelette d'un enfant hydrocéphale.

Ce squelette est celui d'un enfant d'environ trois ou quatre ans. Le crâne, très-allongé dans le sens antéro-postérieur, présente à sa surface des saillies ; il en existe une arrondie au niveau des bosses frontales. Le développement de la partie postérieure est plus régulier. Les sutures sont larges, remarquables par leur laxité et de grands espaces membraneux. Il existe un certain nombre d'os wormiens, dont deux volumineux sur les sutures sphéno-pariétale, et sphéno-frontale et un au niveau de la fontanelle latérale postérieure gauche.

Mesures crâniométriques donnés par M. Vinsonneau :

Diamètres. — Antéro-postérieur maximum 158 millimètres, iniaque 136 millimètres, transverse maximum 136 millimètres, indice céphalique 86 mil. 07, bi-temporal 112 millimètres, bi-auriculaire 90 millimètres, frontal maximum 107 millimètres, minimum 81 millimètres, occipital 92 millimètres.

Courbes. — Antéro-postérieure frontale sous-cérébrale 26 millimètres, cérébrale 114 millimètres, totale 140 millimètres. Pariétale 110 millimètres. Occipitale, sus-occipitale 80 millimètres, cérébelleuse 30 millimètres, totale 110 millimètres; totale: cérébrale 330 millimètres, cérébrale et cérébelleuse 360 millimètres. Transverse supérieure 330 millimètres, inférieure 90 millimètres, totale 420 millimètres. Horizontale, antérieure 270 millimètres, postérieure 220 millimètres, totale 490 millimètres.

Orbites. — Droite, largeur 25 millimètres, hauteur 28 mil. 5, indice orbitaire 114 millimètres, profondeur 39 millimètres. Gauche, largeur 28 millimètres, hauteur 29 millimètres, indice orbitaire 103 mil. 57, profondeur 33 millimètres, espace inter-orbitaire 18 millimètres.

N° 28. — Squelette d'enfant hydrocéphale.

Ce squelette, bien conformé, provient d'un enfant d'environ sept ans, mort d'hydrocéphalie. La tête, qui a acquis un volume considérable, présente un développement à peu près égal dans toute ses parties. Les os sont minces, il y a persistance à un faible degré de la fontanelle antérieure, la postérieure est fermée par deux os wormiens dont un est d'assez large dimension. La circonférence occipito-frontale est de 62 centimétres et le diamètre bipariétal de 20 centimètres.

(Professeur Breschet, 1821.)

N° 29. — Squelette d'enfant hydrocéphale.

Ce squelette d'enfant hydrocéphale, qui est mort à l'âge d'environ deux mois, est bien conformé ; le crâne dans toutes ses parties a subi un développement à peu près égal, d'où résulte qu'il a un aspect assez régulier. La fontanelle antérieure a acquis des proportions considérables, la postérieure est fermée par un os wormien assez petit. Le crâne, dans sa circonférence fronto-pariétale a 50 centimètres et 15 dans son diamètre bi-pariétal.

(Fragonard, 1796.)

N° 30. — Squelette de fœtus hydrocéphale.

Squelette de fœtus à terme qui est atteint d'hydrocéphalie considérable. Le développement de la tête s'est fait assez régulièrement ; elle est à peu près le double que dans l'état normal. La fontanelle antérieure a acquis un grand développement, les sutures sont disjointes et leur écartement est rempli par des membranes qui ne sont point envahies par des ossifications. Les os sont très-minces et les deux frontaux au-dessous de leur base, présentent même chacun une perforation ; celle de droite est plus étendue que la gauche.

N° 31. — Squelette de fœtus hydrocéphale.

Squelette de fœtus qui est né avant terme : les os, pour les clavicules et les tibias présentent des courbures anormales qui rappellent assez celles des rachitiques. La tête, volumineuse, est atteinte d'hydrocéphalie ; elle est environ un tiers plus volumineuse qu'à l'état normal. Le développement des os étant assez incomplet, les fontanelles sont très-étendues, et les sutures écartées sont remplacées par des membranes. Ce fœtus présente en outre une particularité assez remarquable de son squelette, et qui est bornée aux doigts et aux orteils : pour chaque membre il existe un petit appendice ou doigt surnuméraire à deux phalanges, implanté sur le cinquième métacarpien pour les membres supérieurs et sur le cinquième métatarsien pour les inférieurs.

(M. Launay, *Bull. de la Fac.*, t. III p. 393.)

N° 32. — Squelette d'enfant hydrocéphale.

Ce squelette est celui d'un jeune enfant atteint d'hydrocéphalie. Le développement de la tête s'est fait d'une manière assez régulière, les fontanelle antérieure et postérieure, sont considérables, et les os sont minces, unis entre eux par de larges membranes. L'occipital est complétement divisé, de l'angle supérieur de cet os au bord postérieur du trou occipital. Ce trou est elliptique, à base déformée. La circonférence fronto-occipitale est de 24 centimètres.

(Professeur Breschet, 1836.)

N° 33. — Squelette d'enfant hydrocéphale.

Ce squelette, en assez mauvais état de conservation pour la tête, est celui d'un enfant de 10 mois. Le segment postérieur de la tête a pris un plus grand développement que l'antérieur. La circonférence fronto-occipitale est de 50 centimètres, et le diamètre bi-pariétal, de 17 centimètres.

(Ancienne Académie de chirurgie.)

N° 34. — Squelette de fœtus à terme, atteint d'hydrocéphalie.

La tête de ce squelette qui est à terme, est atteinte d'hydrocéphalie à un haut degré ; le segment postérieur de la tête a surtout subi un grand développement. Les fontanelles sont très-étendues, les sutures, écartées de plusieurs centimètres, sont réunies par de larges membranes. La circonférence fronto-occipitale est de 60 centimètres, le diamètre bi-pariétal est de 22 centimètres. Les os sont très-minces atrophiés dans leur développement.

N° 35. — Tête d'enfant atteint d'hydromicro-céphalie.

Cette tête, qui est d'un très-petit volume, a été recueillie sur un enfant du sexe féminin qui est mort d'une pneumonie, six jours après sa naissance. Le crâne a une petitesse remarquable, il mesure en circonférence de la protubérance occipitale à la partie moyenne du front, 26 centimètres 3 millimètres. Le diamètre transverse pris à l'intérieur, dans la partie la plus large qui correspond à la base des deux rochers, est de 6 centimètres 5 millimètres ; le diamètre antéro-postérieur, pris également à l'intérieur, est de 8 centimètres. Les os sont remarquables par leur développement, au lieu d'être écartés au niveau de leurs sutures, et amincis ainsi que cela s'observe chez les hydrocéphales, sont au contraire plus épais, plus durs. Non-seulement la partie membraneuse des sutures manque, mais les os chevauchent un peu les uns sur les autres, même au niveau des fontanelles qui se trouvent ainsi fortement fermées. Il résulte de cette disposition que le crâne est moins volumineux que dans l'état normal, sans présenter cependant cette déformation de crâne pointu vers son sommet, signalée dans ces cas par Breschet. Le front est aplati, fuit en arrière, et les yeux étaient plus saillants que dans l'état normal.

A l'ouverture du crâne, il s'échappa une quantité considérable de sérosité citrine qui était contenue dans les ventricules dilatés. Les hémisphères cérébraux recouverts de leur membrane, auxquelles ils adhéraient intimement, étaient réduits à une simple lame qui n'était point dans tous les points appliquée contre les os. Cette lame n'était point aussi distendue qu'elle aurait pu l'être, et formait un assez grand nombre de plis. La couche de substance qui en faisait partie était jaunâtre, très-ferme, coriace. Cette lame, extrêmement mince, n'avait guère qu'un demi-millimètre d'épaisseur. Les ventricules latéraux étaient très-dilatés, et communiquaient largement les uns avec les autres. Les couches optiques et les corps striés étaient réduits à un petit volume.

(M. Padieu, *Soc. anat.*, 1836, t. X, p. 158.

Nº 36. — Tête d'un jeune sujet hydrocéphale, avec disjonction des sutures.

Cette tête provient d'un enfant de 4 ans, hydrocéphale. Le front est bombé, les bosses frontales sont écartées l'une de l'autre de 10 centimètres. La circonférence fronto-occipitale est de 58 centimètres ; de la racine du nez au trou occipital en passant par le vertex, on trouve 40 centimètres. Le diamètre antéro-postérieur est de 20 centimètres ; le transverse, de 15. La face est triangulaire et courte. Il existe, sur les pariétaux, un grand nombre de perforations, traces de la suture métopique. Il existe un os épactal de 4 centimètres dans les deux sens, longueur et largeur.

Mesures crâniométriques données par M. Vinsonneau :

Diamètres. — Antéro-postérieur maximum 196 millimètres; iniaque 174 millimètres ; transverse maximum 160 millimètres ;

indice céphalique 81 mil. 63; bi-temporal 150 millimètres; bi-auriculaire, 110 millimètres; frontal maximum 130 millimètres; minimum 87 millimètres ; occipital 115 millimètres.

Courbes. — Antéro-postérieure, frontale sous-céphalique 20 millimètres; cérébrale 140 millimètres; totale 160 millimètres; pariétale 170 millimètres; occipitale, sus-occipitale 95 millimètres; cerebelleuse 50 millimètres; totale 145 millimètres; totale cérébrale 425 millimètres; totale cérébrale et cérébelleuse 475 millimètres; transverse supérieure, 410 millimètres; inférieure 120 millimètres; totale 530 millimètres; horizontale antérieure 290 millimètres; postérieure 310 millimètres; totale 600 millimètres.

Orbites. — Droite, largeur 33 millimètres; hauteur 35 millimètres; indice orbitaire 106 mil. 06; profondeur 39 millimètres; gauche, largeur 32 mil. 5; hauteur 34 mil. 5; indice orbitaire 106 mil. 25; profondeur 39 millimètres; espace inter-orbitaire 18 millimètres;

(Ancienne Académie de chirurgie.)

N° 37. — Tête d'un jeune enfant hydrocéphale.

Cette tête qui a été recueillie chez un enfant mort peu de temps après la naissance, a un volume considérable. Les fontanelles sont très-larges, les os écartés, sont réunis par des espaces membraneux larges. La face est très-petite, la dentition n'est point encore commencée. La circonférence fronto-occipitale est de 52 centimètres, le diamètre bi-pariétal de 18 centimètres.

(M. Pigné.)

N° 38. — Tête d'un jeune enfant hydrocéphale.

Cette tête à acquis un développement considérable et assez régulier; toute la partie la plus élevée de la voûte crânienne manque, elle est remplacée par une large membrane qui fait communiquer les deux fontanelles antérieure et postérieure. L'écartement du bord supérieur des pariétaux, par conséquent la suture sagittale, est de 12 centimètres. La circonférence fronto-occipitale est de 62 centimètres, le diamètre bi-pariétal est de 19 centimètres. La base du crâne qui n'a point pris une part aussi considérable à ce développement, est d'une grande irrégularité dans sa forme.

(M. Houel.)

N° 39. — Tête d'un jeune enfant hydrocéphale.

Cette tête provient d'un jeune enfant mort hydrocéphale, à l'âge de 10 ans. Le crâne dans son grand développement est assez régulier, et tranche sur la face qui est très-petite. Les sutures qui ont subi un allongement considérable, sont jointes par des dentelures. Dans certains points ces dentelures ne s'engrennent pas, elles arrivent à peine au contact, mais partout où il y a contact elles tendent à disparaître et à se souder.

La circonférence fronto-occipitale est de 63 centimètres, le diamètre bi-pariétal de 19 centimètres.

(Anc. Acad. roy. de chirurgie.)

N° 40. — Tête d'un sujet hydrocéphale.

Cette tête provient d'un sujet adulte qui était affecté d'hydrocéphalie. Le front qui est très-large ne présente point de saillie anormale. Le développement de la tête s'est fait d'une manière assez régulière. La circonférence fronto-occipitale est de 66 centimètres ; le diamètre bi-pariétal de 20 centimètres. Ce crâne est volumineux à suture métopique; il n'existe ni fontanelles, ni espace membraneux. L'os épactal est partagé en plusieurs fragments distincts. La suture lambdoïde offre 53 os wormiens. On aperçoit un de ces os qui tient toute l'étendue des sutures sphéno-frontale et sphéno-pariétale. L'amplitude des cavités orbitaires est normale.

Mesures crâniométriques données par M. Vinsonneau. La capacité de ce crâne mesurée avec du millet, est de 3,748 centimètres cubes.

Diamètres : Antéro-postérieur, maximum 204 millimètres ; minimum 190 millimètres ; transverse, maximum 190 millimètres, indice céphalique 93 mil. 13 ; bi-temporal 186 millimètres ; bi-auriculaire 142 millimètres ; frontal, maximum 179 millimètres ; minimum 117 millimètres ; occipital 114 millimètres ; vertical, basilo-bregmatique 144 millimètres ; maximum 148 millimètres ; ligne naso-basilaire 98 millimètres ; longueur de l'apophyse basilaire 28 millimètres ; trou occipital, longueur 35 millimètres ;

largeur 28 millimètres ; indice occipital 80 millimètres ; angles occipitaux et basilaire, + 5° ; de Daubenton — 10° ; deuxième angle, + 3° ; angle de camper à la glabelle, 95°.

Courbes. Antéro-postérieur frontale, sous-cérébrale 15 millimètres ; cérébrale 150 millimètres ; totale 165 millimètres. Pariétale 155 millimètres ; occipitale, sus-occipitale 105 millimètres ; cérébelleuse 55 millimètres ; totale : 160 millimètres. Totale cérébrale 425 millimètres ; cérébrale et cérebelleuse 480 millimètres ; Transverse supérieure 430 millimètres ; inférieure 140 millimètres ; totale 570 millimètres. Horizontale antérieure 290 millimètres ; postérieure 370 millimètres ; totale 660 millimètres. *Orbites.* Droite : largeur 41 millimètres ; hauteur 38 mil. 5 ; indice-orbitaire 93 mil. 90 ; profondeur 50 mil. 5. Gauche, largeur 42 millimètres ; hauteur 37 mil. 5 ; indice-orbitaire 89 mil. 28 ; profondeur 47 millimètres ; espace inter-orbitaire 25 millimètres.

(Anc. Acad. de chirurgie.)

N° 41. — Tête d'un sujet adulte hydrocéphale.

Cette tête provient d'un sujet adulte ; elle est volumineuse et a un développement régulier. Les os sont articulés par engrènement et sans soudure, à l'exception cependant de la suture des deux frontaux qui est complète. La circonférence fronto-occipitale est de 62 centimètres, le diamètre bi-pariétal de 18 centimètres. Il existe un os wormien au niveau du bregma. La suture lambdoïde large d'un à plusieurs centimètres, est formée d'os wormiens volumineux, dont les dentelures affectent une disposition étoilée. La suture métopique fait défaut.

Mesures crâniométriques données par M. Vinsonneau :

La capacité du crâne, mesurée avec du millet, a donné 3,286 centimètres cubes.

Diamètres : Antéro-postérieur, maximum 204 millimètres ; iniaque 188 millimètres ; transverse maximum 170 millimètres ; indice céphalique 88 mill. 33. Bi-temporal 166 millimètres ; bi-auriculaire 134 millimètres ; frontal, maximum 155 millimètres ; minimum 120 millimètres. Occipital 114 millimètres, vertical, basilo-bregmatique 164 millimètres ; maximum 166 millimètres. Ligne nasobasilaire 102 millimètres. Longueur de l'apophyse basilaire 27 millimètres. Trou occipital, longueur 36 millimètres ; largeur 31 millimètres, indice occipital 86m 11. Angles occipitaux basilaire + 14° de Daubenton — 2° deuxième angle + 10°. Angle de Camper à la glabelle 112°.

Courbes : Antéro-postérieur, sous-cérébrale 21 millimètres, cérébrale 149 millimètres; totale 170 millimètres. Pariétale, 170 millimètres; occipitale, sus-occipitale 100 millimètres; cérébelleuse 40 millimètres; totale 140 millimètres; totale cérébrale 440 millimètres; cérébelleuse et cérébrale 480 millimètres. Transverse, supérieure 400 millimètres; inférieure 140 millimètres; totale 540 millimètres. Horizontale, antérieure 300 millimètres; postérieure 330 millimètres; totale 630 millimètres.

Orbites : Droite, largeur 43 mill. 5; hauteur 36 millimètres; indice, orbitaire 82 mill. 76, profondeur 55 millimètres. Gauche, largeur 44 millimètres; hauteur 36 mill. 5; indice orbitaire 82 mill. 95; profondeur 54 millimètres. Espace inter-orbitaire 265 millimètres.

(Ancienne Académie de Chirurgie.)

N° 42. — Tête d'un sujet adulte hydrocéphale.

Tête d'un sujet adulte âgé d'environ 20 ans, qui était affecté d'hydrocéphalie. Le front, aplati de haut en bas, est saillant en avant. Toutes les sutures sont jointes, mais sans être ankylosées, excepté au niveau de la fontanelle postérieure. La circonférence fronto-pariétale est de 68 centimètres ; le diamètre bi-pariétal est de 20 centimètres. Les os ont leur épaisseur normale, et le crâne d'un volume considérable. Les bosses pariétales sont saillantes.

Os wormiens. — Il en existe cinq sur la suture fronto-pariétale, trois sur la suture lambdoïde et un très-volumineux d'environ 4 centimètres, au point de rencontre des sutures sphéno-pariétale et sphéno-frontale. Les pariétaux descendent brusquement vers l'occipital qui est déjeté en arrière.

Mesures crâniométriques données par M. Vinsonneau :

La capacité du crâne, mesurée avec du millet, a donné 3,925 centimètres cubes.

Diamètres. Antéro-postérieur maximum 226 millimètres; iniaque 200 millimètres; transverse, maximum 182 millimètres, indice céphalique 80 mill. 55 ; bi-pariétal 160 millimètres ; bi-auriculaire 130 millimètres; frontal maximum 156 millimètres; occipital 124 millimètres; vertical, basilo-bregmatique maximum 164 millimètres, ligne naso-basilaire 106 millimètres; longueur de l'apophyse basilaire 26 millimètres. Trou occipital, longueur 38 millimètres; largeur 31 millimètres; indice occipital 81 mill. 57. Angles occipitaux, basilaire + 9°; de Daubenton — 4°; deuxième angle + 8°.

Courbes. — Antéro-postérieure, frontale, sous-cérébrale 21 millimètres; cérébrale 159 millimètres; totale 180 millimètres. Pariètale 180 millimètres; occipitale, sus-occipitale 90 millimètres; cérébelleuse 50 millimètres; totale 140 millimètres; totale cérébrale 450 millimètres; cérébrale et cérébelleuse 500 millimètres; totale 550 milimètres. Transverse, supérieure, 415 millimitres; inférieure 135 millimètres; totale 550 millimètres. Horizontale, antérieure 300 millimètres, postérieure 330 millimètres; totale 630 millimètres.

Orbite gauche. —Largeur 40 millimètres; hauteur 34 millimètres; indice orbitaire 85 millimètres; profondeur 47 millimètres; Espace inter-orbitaire 24 millimètres.

(Professeur Breschet.)

N° 43. — Tête d'un individu adulte hydrocéphale.

Cette tête est celle du nommé Nicolas, mort hydrocéphale à l'hôpital des Cliniques, à l'âge d'environ 27 ans. Cet individu était idiot, il avait des habitudes libidineuses très-prononcées. Sa tête était si pesante, qu'il était continuellement obligé de la soutenir avec ses mains.

Le crâne est remarquable par son volume, sa suture métopique et l'absence de toute espèce de points membraneux. Les os sont durs, épais, leur épaisseur varie de 4 millimètres à 1 centimètre. Toutes les sutures sont bien distinctes; l'os épactal est énorme et divisé en plusieurs fragments; il mesure 7 centimètres de long sur 7 de large. Il existe huit os wormiens, sur la branche gauche de la suture lambdoïde, cinq sur la branche droite, tous très-volumineux. La circonférence fronto-pariétale est de 63 centimètres, le diamètre bi-pariétal est de 18 centimètres.

La base du crâne est aplatie, la surface interne, surtout sous le coronal, présente des impressions digitales profondes, et des éminences arrondies à base large, à surface lisse. Le bord supérieur de l'orbite formé par le frontal, dépasse le bord inférieur formé par les os malaire et le maxillaire supérieur, de plusieurs millimètres.

Mesures craniométriques données par M. Vinsonneau.

La capacité du crâne, mesurée avec du millet, a donné 3,222 centimètres cubes.

Diamètres. —Antero-postérieur, maximum 204 millimètres; iniaque 192 millimètres; transverse maximum 188 millimètres; indice céphalique 92 mil. 17; bi-temporal 174 millimètres; bi-auriculaire 144 millimètres; frontal [maximum] 173 millimètres; minimum 126 millimètres; occipital 127 millimètres; vertical basilo-bregmatique 152 millimètres; maximum 158 millimètres; ligne naso-basilaire 100 millimètres; longueur de l'apophyse basilaire 27 millimètres. Trou occipital, longueur 40 millimètres; largeur 31 mill.; indice occipital 77 mill. 50 ; angles occipitaux-basilaires + 5° ; — 50 millimètres ; de Daubenton, — 10° ; deuxième angle + 2°.

Courbes.— Antéro-postérieure, frontale sous-cérébrale 25 millimètres ; cérébrale 135 millimètres ; totale 160 millimètres. Pariétale 140 millimètres ; occipitale, sus-occipitale 120 millimètres ; cérébelleuse 40 millimètres ; totale 160 millimètres ; totale cérébrale 445 millimètres ; cérébrale et cérébelleuse 485 millimètres. Transverse supérieure 410 millimètres ; inférieure 150 millimètres ; totale 560 millimètres. Horizontale, antérieure 320 millimètres; postérieure 310 millimètres ; totale 630 millimèlres.

Orbites. — Droite : largeur 41 millimètres ; hauteur 35 millimètres ; indice orbitaire 86 milli. 58 ; profondeur 54 mill. Gauche, largeur 41 millimètres ; hauteur 35 mill. 5, indice orbitaire 86 mill. 58 ; profondeur 54 millimètres ; espace inter-orbitaire 29 millimètres.

(Professeur Breschet, 1836.)

N° 44. — Cerveau d'un enfant hydrocéphale.

Cerveau d'un jeune enfant qui est mort hydrocéphale. Ce sont les ventricules latéraux, qui sont le siége de la lésion ; les ventricules sont en effet considérablement dilatés, et les hémisphères cérébraux sont atrophiés ; l'hémisphère gauche manque même en grande partie à sa partie supérieure. Il est aujourd'hui bien difficile de préciser si, dans ce point, le cerveau n'était point réduit à une mince lamelle qui se serait déchirée.

Les bords de la perte de substance sont lisses, réguliers ; ils se continuent avec la pie-mère et l'arachnoïde, qui devaient faire partie des parois du kyste ventriculaire ; ce qui me fait pencher vers l'opinion, que le cerveau déplissé, n'enveloppait pas la poche de toute part. La cloison du ventricule moyen a été détruite, le ventricule latéral droit était peu dilaté.

(Professeur Cruveilhier, 1836.)

N° 45. — Voûte du crâne ; hydrocéphalie.

Cette voûte du crâne, contenait le cerveau précédent n° 44. Les os sont minces, les sutures engrenées, mais aucunes ne sont soudées. Le développement de ce crâne est peu considérable et régulier ; le côté gauche qui correspond à la partie du cerveau qui a subi la plus grande dilatation, ne présente point de déformation notable.

(Professeur Cruveilhier, 1836.)

N° 46. — Moitié latérale droite de la tête; hydrocéphalie ventriculaire.

Cette moitié latérale droite de la tête et du cou, provient d'un enfant qui est mort hydrocéphale. Une coupe verticale médiane, a divisé en deux moitiés latérales le crâne, le cerveau, la face et la partie supérieure de la région cervicale, en passant par le milieu du canal rachidien. Cette pièce est sans aucun renseignement.

La tête a acquis un volume énorme ; les centres nerveux sont surtout profondément altérés, les ventricules cérébraux ont subi une dilatation très-considérable, qui a distendu la partie supérieure des hémisphères qui sont amincis, refoulés vers les parois osseuses du crâne, Les circonvolutions sont déplissées, elles n'existent plus. La paroi inférieure des ventricules est elle-même très-atrophiée. Le ventricule cérébelleux est également très-dilaté, il a quatruplé au moins de capacité, et le cervelet est diminué de volume. La partie supérieure de la moelle est normale.

N° 47. — Modèle en cire de la base du cerveau, avec le cervelet; hydrocéphalie chronique.

L'enfant sur lequel a été moulée, en cire, cette portion du cerveau et du cervelet, n'avait rien présenté d'anormal du côté des centres nerveux, pendant les premiers mois qui suivirent sa naissance. Il jouissait de toutes ses facultés ; mais bientôt sans cause connue, l'enfant cessa de prononcer les quelques mots qu'il avait appris, la vue se perdit, il entendait encore. L'accroissement de ce petit être se faisait normalement néanmoins ; seulement il ne pouvait se soutenir sur ses jambes, et il mourut environ à l'âge de trois ans.

Les dimensions de la tête et celle du crâne en particulier n'offraient rien d'appréciable, les os étaient bien développés, et les sutures au contact. Les meninges étaient distendues par une abondante sérosité limpide; il s'en écoula environ un litre après leur incision. Les lobes cérébraux étaient rejetés de chaque côté dans les fosses temporales ; les hémisphères, réduits à une mince lamelle, manquaient à leur partie supérieure. Les ventricules étaient donc largement distendus par de la sérosité, et on constate sur cette pièce, que le cerveau est en grande partie réduit aux couches optiques et aux corps striés un peu atrophiés, avec quelques débris latéraux des lobes. Le cervelet est normal et la moelle ne présentait rien de particulier.

(M. Baron, *Bull. de la Fac.*, t. IV, p. 432.)

N° 48. — Tête d'un enfant à terme ; hydrocéphalie ventriculaire : les hémisphères cérébraux sont atrophiés

Cette pièce a été recueillie sur un enfant à terme, qui n'a vécu que quelques jours. La tête a le volume normal, propre aux enfants de cet âge. La voûte du crâne a été enlevée, les meninges ont été conservés ; au-dessous existait pour chaque hémisphère une grande quantité de sérosité qui s'est écoulée après leur incision. La base du crâne ne présente point de déformation sensible. mais les deux hémisphères cérébraux, par suite de leur distension, manquent complétement ; le cerveau, dont les ventricules sont très-dilatés, est réduit à sa base, et à une petite portion de la partie antérieure des lobes cérébraux. Dans la base des ventricules on distigue très-nettement, les corps striés, la couche optique et la voûte à trois piliers. Ces diverses parties sont à peu près normales. Le cervelet ne présente rien de particulier. Il s'agit donc, sur cette pièce, d'une hydrocéphalie ventriculaire, sans augmentation sensible de la voûte du crâne, avec destruction complète de la plus grande partie des hémisphères cérébraux.

(MM. Roger et Houel.)

N° 49. — Moitié latérale droite du cerveau d'un jeune enfant qui est mort hydrocéphale.

Sur cette moitié latérale droite du cerveau d'un enfant qui est mort hydrocéphale, on constate que le ventricule latéral a acquis des dimensions considérables. La cavité qui résulte de la dilatation a, d'avant en arrière, sept centimètres, et cinq de haut en bas. La partie des hémisphères qui circonscrit cette dilatation présente encore une épaisseur considérable, et les circonvolutions ne semblent point avoir éprouvé de modifications appréciables.

(Professeur Cruveilhier, 1837.)

N° 50. — Tête d'un jeune enfant mort hydrocéphale.

Cette tête provient d'un enfant à terme qui est mort quelques mois après la naissance, si l'on en juge par la dentition. La tête a acquis un volume considérable, les os sont minces et la fontanelle antérieure est loin d'être fermée.

La moitié latérale droite de la voûte du crâne a été enlevée et la dure-mère incisée, le cerveau est a nu. On constate que sur l'hémisphère de ce côté, les circonvolutions cérébrales sont en grande partie effacées. La cavité du ventricule latéral est très-dilatée et a refoulé excentriquement la substance cérébrale qui est amincie; elle n'a plus à la partie supérieure des hémisphères que 1 centimètre 1/2 environ d'épaisseur; une disposition analogue s'observe sur l'hémisphère gauche.

(M. Parise, 1837.)

CHAPITRE III

Lésions du cerveau.

Les pièces du Musée relatives aux lésions du cerveau, sont au nombre de 49, du n° 51 au n° 98 inclusivement. Les cinq premières, n°s 51, 52, 53, 54 et 54 *a*, sont des exemples d'abcès du cerveau, mais, par le fait, ces abcès ne sont qu'au nombre de trois, les pièces n°s 52 et 54 étant les voûtes du crâne des cerveaux n°s 51 et 53.

Au point de vue des localisations cérébrales, ce chapitre renferme un certain nombre de pièces fort intéressantes. Ces pièces ne tarderont pas, j'en suis certain, à s'augmenter de nouveaux faits, qui donneront un grand intérêt à ce genre de lésions. Neuf pièces, n°s 55, 56, 60, 68, 69, 70, 72, 73, 76, sont des exemples de lésions de la troisième circonvolution frontale gauche, et sur toutes, avec le n° 51, l'aphasie a été observée. Sur une pièce, n° 71, où l'on a constaté un ramollissement du lobe sphénoïdal et pariétal gauche, il a existé une pseudo-aphasie. A ces cas d'aphasie on pourrait encore joindre la pièce n° 31, des fractures du crâne. La pièce n° 61, est un exemple de lésion de la troisième circonvolution frontale droite, dans laquelle l'aphasie a manqué.

Il existe, d'un autre côté, un assez grand nombre de pièces de ramollissement des lobes postérieurs du cerveau, qui n'ont donné lieu à aucuns symptômes évidents : n°s 59, 61, 62, 63, 64, 65, 66, 67.

La pièce n° 74 est un très-bel exemple d'hémorrhagie cérébrale étendue, qui a détruit la capsule externe et l'avant-mur ; il en est résulté une hémiplégie temporaire qui a duré environ huit jours. Sur une autre pièce, n° 75, une hémorrhagie située sur la limite de la capsule externe, a donné lieu à une hemi-anesthésie temporaire. Sur l'individu sur lequel a été prise la pièce n° 78, on a constaté une monoplégie brachiale portant sur les muscles extenseurs de l'avant-bras, et on peut voir qu'elle a résulté d'un gliome qui siége sur la partie moyenne de la circonvolution frontale ascendante.

Un certain nombre de pièces qui ne se rapportent plus aux localisations, m'ont cependant paru devoir être signalées. Le n° 83 est un exemple de tumeur probablement syphilitique de la protubérance annulaire; le n° 85 un kyste hydatique du cerveau. Les pièces n°s 93, 94, 95, 96 et 97, sont des exemples de pétrification du cerveau. Enfin, le n° 98 est un exemple de tumeur ostéoïde.

N° 51. — Cerveau; abcès du lobe antérieur gauche; aphasie de cause traumatique.

Cette pièce provient d'un homme de 25 ans, brigadier au 12me chasseurs à cheval, qui a été blessé d'un coup de sabre à la tête, à la bataille de Buzancy, le 28 août 1870. L'ambulance à laquelle il fut porté en premier, lui laissa les renseignements suivants : *muet, paralysé de tout le côté droit, ne pouvant marcher, ni se servir de son bras; à peine comprenait-il ce qu'on lui disait, et il pouvait encore moins se faire comprendre.* Il tomba plusieurs fois sans connaissance.

Le 15 mars 1871, ce blessé fut transporté à Paris, à l'ambulance des secours aux blessés de la Société internationale, dans le service de M. Boinet. Il présentait sur la tête une longue cicatrice du cuir chevelu, linéaire, étendue de l'extrémité externe de l'arcade orbitaire gauche à l'angle postéro-interne du pariétal du côté correspondant. Il existait un enfoncement du crâne; la dépression était peu considérable pour la table externe; on constatait avec un léger strabisme convergent, une paralysie peu accusée de la face du côté correspondant.

A ce moment, les phénomènes de paralysie avaient sensiblement diminué; il existait cependant encore, dans le membre supérieur droit, une diminution très-notable de la force musculaire, mais dans l'inférieur tout phénomène de paralysie avait disparu.

Le blessé se promenait toute la journée sans fatigue, mais il existait encore une aphasie presque absolue. Interrogé, ce blessé comprenait les questions qu'on lui posait, il semblait même vouloir y répondre et, après quelques secondes d'hésitation, par un signe, il faisait comprendre que malgré tout son désir et ses efforts il ne pouvait parler. C'était à peine qu'il pouvait joindre au langage mimique les monosyllabes *oui* ou *non*. La lecture mentale aussi bien que la lecture à haute voix était impossible. Il indiquait par signes qu'il ne comprenait point les écrits qu'on lui plaçait sous les yeux. Cependant il copiait à peu près correctement les mots, mais il les copiait lettre par lettre. Ainsi, commençait-t-il à copier un mot d'une certaine longueur, si on lui cachait la fin, il ne pouvait achever de l'écrire ; si on lui dictait au contraire, il l'écrivait à peu près régulièrement si le mot n'était point trop long, ou si on le répétait en l'accentuant bien, mais il restait souvent hésitant pour trouver certaines lettres. L'intelligence était assez nette. Ce blessé, à ce moment, n'éprouvait plus les attaques d'épilepsie qu'il avait eues; sa santé générale était bonne.

Des accidents comateux s'étant manifestés vers le 3 avril, avec de nouvelles attaques d'épilepsie, M. Boinet se décide à appliquer une couronne de trépan sur le point lésé. Une rondelle fut enlevée, et on reconnut que la table externe était séparée de l'interne qui était fracturée en plusieurs esquilles qui furent retirées avec des pinces. On constata alors qu'il existait une adhérence des méninges à la voûte crânienne et au cerveau, mais on ne put apprécier de fluctuation dans le cerveau. Après cette opération, malgré quelques accidents consécutifs, il se manifesta une amélioration notable : il ne restait plus qu'un peu de paralysie de la face ; l'aphasie persistait, mais favorablement modifiée ; le malade pouvait écrire couramment. Le 17 mai, il succomba à la suite de deux attaques d'épilepsie consécutives.

On constate sur cette pièce que les méninges, dont une partie est conservée, au niveau de la troisième circonvolution frontale du lobe antérieur gauche, sont unies entre elles et qu'elles étaient adhérentes d'une part à la voûte du crâne, et d'autre part à la surface du cerveau. Le cerveau, volumineux, pesait 2 kilog. 425 gr.; il était parfaitement sain à sa surface. Au niveau des adhérences méningées et un peu en dehors de celles-ci, on remarquait une très-légère dépression, avec un peu moins de consistance de la substance cérébrale, mais sans la moindre trace de ramollissement vrai.

Les coupes du cerveau furent faites, d'avant en arrière, séparées d'environ 2 millimètres ; toute la substance cérébrale est parfaitement saine, excepté au niveau de la troisième circonvolution frontale, où l'on constate un vaste abcès, situé à 5 centimètres de l'extrémité antérieure du lobe frontal gauche, à 1 centimètre au-dessus de la scissure de Sylvius, à 15 millimètres au-dessous de la couche corticale, juste en dehors du corps strié auquel il touchait ; en dehors il n'était séparé de la boîte osseuse que par l'épaisseur des méninges adhérentes entre elles et à la substance cérébrale. Cet abcès du volume d'une noix, est clos de toutes parts ; il avait sa paroi la plus mince au niveau de la couronne du trépan.

(Boinet, *Bull. de la Soc. fr. de secours aux blessés*, 1872, p. 647.)

N° 52. — Voûte du crâne ; fracture. Même individu que la pièce précédente, n° 51.

Sur ce crâne, on observe une fracture qui occupe la moitié gauche de sa partie latérale. Cette fracture, qui est consolidée, commence en avant, au niveau de la partie supérieure de la grande aile du sphénoïde, juste au niveau du sillon de l'artère méningée moyenne. Cette fracture décrit une ligne courbe à convexité supérieure, qui divise la partie inférieure du pariétal pour se terminer à 2 centimètres 1/2 de la suture lambdoïde. Au point où cette ligne courbe de la fracture vient couper la suture fronto-pariétale, il a été appliqué une couronne de trépan, dont on retrouve la perte de substance et qui correspondait au siége de l'abcès du cerveau.

(M. Boinet, *Bull. de la Soc. française de secours aux blessés*, 1872, p. 647).

N° 53. Cerveau d'adulte ; abcès du lobe moyen du côté gauche

Cette pièce manque malheureusement d'un grand nombre de renseignements précieux, au point de vue des localisations cérébrales. Ce cerveau a été recueilli sur un carrier qui avait reçu sur la tête un moellon qui détermina une plaie de tête, avec arrachement du cuir chevelu dans une grande étendue. Pendant 15 jours, il ne se manifesta aucun accident, mais tout à coup, dit M. Maisonneuve, apparurent des phénomènes cérébraux indiquant une compression. Il y eut une hémiplégie complète à droite, et, plus loin dans l'observation, il est dit qu'elle avait été précédée de la perte de la parole,

M. Maisonneuve crut à l'existence d'un abcès du cerveau ; il se décida à appliquer le trépan, et cinq couronnes furent successivement appliquées sur le côté gauche du crâne, trois dans la région temporale et cinq dans la région frontale. Le blessé mourut peu de temps après.

Sur le cerveau qui est enveloppé, des méninges épaissies, adhérentes aux circonvolutions dont il est difficile aujourd'hui de les en détacher, et par conséquent de reconnaître les circonvolutions; mais on trouve, sur la partie moyenne de l'hémisphère gauche, au niveau de la circonvolution pariétale ascendante vers sa partie moyenne, un abcès du volume d'une grosse noix, qui n'a pu être reconnu pendant l'opération. Il est à regretter pour cette pièce, que la plupart des symptômes manquent dans l'observation, et que l'on n'ait point précisé d'une manière exacte, le siége du foyer purulent.

(M. Maisonneuve, *Soc. de chir.*, 1853, t. III, p. 366.)

N° 54. — Voûte du crâne du cerveau précédent.

Sur ce crâne, on constate, à gauche, l'existence des pertes de substances produites par les cinq couronnes de trépan.

(M. Maisonneuve, *Soc. de chir.*, 1853, t. III, p. 366.)

N° 54 a. — Portion des lobes antérieurs du cerveau; abcès.

Cette pièce provient d'un homme de 24 ans qui, sans cause appréciable autre qu'un refroidissement, a vu survenir dans la région du front, un œdème considérable de la paupière et de la région frontale. Cet œdème donna lieu à un abcès, au-dessous duquel on trouva une nécrose du frontal. Ce malade était dans un état de torpeur, et répondait difficilement aux questions qu'on lui faisait; toutes les autres fonctions étaient intactes; la sensibilité et le mouvement étaient conservés. Il eût vers la fin de son existence, plusieurs attaques mal caractérisées, que l'on rapporta néanmoins à l'épilepsie; il y avait aussi un peu de contracture; ces attaques se renouvelaient au moment de l'ingestion d'aliments solides ou même de liquides.

A l'autopsie, on a trouvé le sinus frontal du côté droit rempli de pus. Il communiquait par deux ouvertures : d'une part, avec la cavité orbitaire; de l'autre, avec l'étage antérieur du crâne. On constate dans le lobe frontal droit, une vaste cavité qui pouvait contenir un œuf de poule; elle était pleine d'un pus fétide; elle était limitée par une membrane pyogénique. Le reste de l'hémisphère était sain; seul le noyau caudé présentait une teinte grisâtre à sa partie antérieure. Les autres parties du cerveau et du cervelet étaient intactes.

(M. Bousquet, *Soc. anat.*, 1877.)

N° 55. — Moitié latérale gauche du cerveau; cicatrice d'un vaste foyer apoplectique ancien.

Cette hémisphère cérébrale présente une cicatrice considérable, produite par un foyer apoplectique; elle est située sur le lobe gauche du cerveau, au niveau de la scissure de Sylvius. Il existe en outre, une atrophie de la couche optique. Il y avait une hémiplégie du mouvement, avec conservation du sentiment et de l'intelligence; le malade était dans l'impossibilité d'articuler aucuns sons. La cicatrice, qui a 8 centimètres de longueur sur 4 de large et 3 environ de profondeur, coupe la base des deux circonvolutions temporale et pariétale ascendante, et s'étend jusqu'à la troisième circonvolution frontale.

(Professeur Cruveilhier, 1837.)

N° 56. — Cerveau du nommé Leborgne, dit Tan; aphasie produite par un ramollissement chronique et progressif de la seconde et troisième circonvolution frontale gauche.

Ce cerveau a été recueilli sur un homme de 51 ans, qui était à Bicêtre depuis 21 ans. A toutes les questions que M. Broca lui adressait, il répondait toujours par la monosyllabe *tan*, qu'il répétait deux fois de suite. Cet homme, depuis sa jeunesse, était sujet à des attaques d'épilepsie. A l'âge de 30 ans il perdit l'usage de la parole, et ce fut pour cette raison qu'il fut admis comme infirme à l'hospice de Bicêtre. Il était à cette époque parfaitement valide et intelligent; il avait l'oreille fine.

Il y avait déjà dix ans qu'il avait perdu la parole, lorsqu'un nouveau symptôme se manifesta : les muscles du bras droit s'affaiblirent graduellement et finirent par être paralysés. Tan continuait à marcher sans difficulté; mais la paralysie gagna peu à peu le membre inférieur droit, et, après avoir traîné la jambe pendant quelque temps, le malade dut se résigner à garder le lit. Il s'était donc écoulé quatre ans depuis le début de la paralysie du bras, jusqu'au moment où celle du membre abdominal avait été assez avancée pour rendre la station tout à fait impossible. A cette époque, la vue commença à faiblir rapidement. La sensibilité générale était conservée, mais inégalement; la moitié droite du corps était moins sensible que l'autre.

Les deux membres droits étaient complétement paralysés du mouvement, les deux autres obéissaient à la volonté; quoique affaiblis ils pouvaient exécuter tous les mouvements. Les muscles de la partie droite de la face étaient également affaiblis, mais il n'existait point de strabisme.

A l'autopsie on a trouvé comme cela se constate sur ce cerveau, la pie-mère épaissie; elle était très-injectée, infiltrée d'une matière plastique jaunâtre, qui avait la couleur du pus, sans en être cependant.

Sur la partie latérale de l'hémisphère gauche, au niveau de la scissure de Sylvius, existait une sérosité transparente collectée, qui s'est écoulée après l'incision de la poche, et a mis à découvert une large et profonde dépression de la substance cérébrale. Cette dépression représente aujourd'hui, comme on le constate sur la pièce, une cavité allongée d'une capacité équivalant à un petit œuf de poule; elle sépare le lobe frontal du lobe temporal et se prolonge en arrière jusqu'au sillon de Rolando. Les circonvolutions qui limitent la cavité, sont le siége d'un ramollissement chronique. Les parois en sont irrégulières, anfractueuses; le bord inférieur de la cavité est limité par la seconde circonvolution temporo-sphénoïdale; la circonvolution marginale inférieure a été détruite dans toute son épaisseur.

La paroi profonde de la cavité ne présente plus de trace du lobe de l'insula; il a été détruit ainsi que la moitié interne du noyau extra-ventriculaire du corps strié. Le bord supérieur ou plutôt la paroi supérieure de la cavité, empiète sur le lobe frontal qui présente à ce niveau une échancrure large et profonde. La moitié postérieure de la troisième circonvolution frontale est complétement détruite dans toute son épaisseur. La seconde circonvolution est un peu moins altérée. Pour plus de détail, voir l'observation.

(Professeur Broca, *Soc. Anat.*, 2e série. t, VI, p. 343. 1861.)

N° 57. — Dure-mère cérébrale de la pièce précédente n° 65.

La dure-mère est très-épaisse comme charnue; elle était rouge vasculaire. Elle est tapissée intérieurement d'une couche pseudo-membraneuse qui était infiltrée de sérosité. La dure-mère et la fausse membrane réunies, ont une épaisseur moyenne de 5 millimètres; minimum, 3; maximum, 8 millimètres.

(Professeur Broca, *Soc. Anat.*, 2e série, t. VI, p. 343.)

N° 58. — Voûte du crâne de la pièce précédente n° 56; vascularisation de la face interne.

Sur cette voûte du crâne on constate que les sutures sont soudées, l'épaisseur des os est un peu augmentée; le diploé est remplacé par du tissu compacte. La surface interne de la voûte présente dans toute son étendue une apparence de fine vermoulure, indice de sa grande vascularité.

(Professeur Broca, *Soc. Anat.*, 1861, 2e série, t. VI, p. 343.

N° 59. — Moitié latérale droite du cerveau; ramollissement du lobe postérieur; vaste cicatrice d'un ancien foyer.

Cette pièce a été recueillie sur un vieillard de 89 ans qui n'avait présenté, pendant la vie, ni troubles intellectuels ni phénomènes paralytiques.

Cet homme travaillait encore comme tailleur d'habits, six mois avant sa mort; à partir de cette époque, le tremblement des membres dont il était affecté auparavant, devint assez prononcé pour qu'il ne pût plus manier l'aiguille.

A l'autopsie on constate à la partie postérieure de l'hémisphère cérébral du côté droit, à l'union des lobes sphénoïdal, pariétal et occipital, une dépression légère de la pie-mère, correspondant à une cavité très-profonde qui était remplie de sérosité. Cette cavité ne communiquait pas avec les ventricules; mais la résorption a été si profonde, que la poche n'est séparée du ventricule latéral que par un feuillet mince, constitué probablement par l'adossement de la membrane ventriculaire et de la paroi du foyer. Il n'y avait dans la cavité accidentelle aucune trace d'hématine. Il s'agissait donc ici d'un de ces cas de ramollissement chronique localisé, développé dans la couche corticale des circonvolutions, immédiatement au-dessous de la pie-mère, celle-ci ayant sécrété le liquide qui distendait cette véritable caverne. Dans les faits de cette nature, la sérosité s'accumule au fur et à mesure que la perte de substance fait des progrès et comble le vide qui ne peut exister dans la cavité encéphalique.

(Professeur Broca, *Soc. Anat.*, 1861, 2e série, t. VI, p. 378.)

N° 60. — Moitié latérale gauche du cerveau; cicatrice d'un ancien foyer hémorrhagique qui a lésé la partie postérieure de la deuxième et troisième circonvolution frontale; aphasie.

Ce cerveau a été recueilli sur un nommé Lelong, âgé de 84 ans. Au mois d'avril 1860 cet homme, en descendant un escalier, s'affaissa tout à coup sur lui-même et perdit connaissance; il fut transporté à l'infirmerie de Bicêtre. Peu de jours après, Lelong fut rétabli. Ces renseignements furent fournis à M. Broca par la fille de Lelong, qui lui dit que son père n'avait jamais été paralysé des membres, mais qu'il avait la langue paralysée. Le fait est que depuis son accident, il avait perdu subitement et définitivement la faculté de parler.

Cet état se maintint jusqu'au 27 octobre 1861. Ce jour-là, en montant dans son lit, il se brisa le col du fémur. A ce moment, M. Broca, dans le service duquel le blessé fut apporté, eut l'occasion de l'observer, et il constata qu'aux questions qu'on lui adressait, il ne répondait que par des signes ou par les monosyllabes *oui*, *non*, *tois*, pour trois et *toujours*. Quand on lui demandait son nom, il répondait *Lelo*. Mais ce blessé, comme on peut s'en assurer par l'observation de M. Broca, avait conservé son intelligence.

L'encéphale entier pesait 1,136 grammes. Sur le lobe frontal gauche, immédiatement au-dessous de l'extrémité antérieure de la scissure de Sylvius, on remarque qu'à ce niveau l'hémisphère était sensiblement affaissé, et on apercevait par transparence au-dessous de la pie-mère, une collection de sérosité qui occupait en surface, une étendue à peu près égale à celle d'une pièce de cinq francs. Au-dessous de la collection séreuse, on trouve sur ce cerveau, une cavité creusée dans la substance des circonvolutions. A ce niveau, la troisième circonvolution frontale, qui longe le bord supérieur de la scissure de Sylvius, est complétement coupée en travers, et a subi dans toute son épaisseur une perte de substance dont l'étendue paraît être d'environ 15 millimètres. La cavité est donc continue en dehors avec la scissure de Sylvius, au niveau du lobe de l'insula. En dedans, elle empiète sur la seconde circonvolution frontale, qui est très-profondément échancrée, mais dont la couche la plus interne est respectée dans une épaisseur de 2 millimètres. C'est cette mince languette qui maintient seule la continuité de la deuxième circonvolution frontale. La première est parfaitement saine, la circonvolution frontale transversale ou postérieure, qui limite en avant le sillon de Rolando, est saine également. Enfin les deux circonvolutions malades, dans leurs deux tiers antérieurs, présentent une intégrité complète. On peut affirmer par conséquent que, chez ce malade, l'aphasie a été le résultat d'une lésion profonde, mais très-nettement circonscrite, de la deuxième et de la troisième circonvolution frontales, dans une partie de leur tiers postérieur.

(Professeur Broca, *Soc. Anat.*, 2e série; t. VI, p, 398.)

No 61. — Moitié latérale droite du cerveau du nommé Duchet; ramollissement du lobe occipital et d'une partie du temporal.

Ce cerveau a été recueilli sur un homme de 65 ans. Cet homme est entré dans le service de M. Broca à Bicêtre, le 16 novembre 1861. Il avait été admis tout récemment, pour plusieurs affections incurables, à savoir : 1° un ulcère simple de la jambe droite datant de 30 ans; 2° un abcès rongeant de la face dorsale de la main droite, datant de trois ans et demi; 3° un autre ulcère rongeant de même nature, mais plus récent de la région sternale. En outre, cet homme avait entièrement perdu l'intelligence; il ne put donner aucun renseignement sur ses antécédents. Il disait qu'il demeurait rue Mignon ce fut tout ce que l'on put tirer de lui. Il n'existait d'ailleurs chez lui aucune paralysie, ni de la sensibilité, ni du mouvement. Les quelques mots qu'il prononçait de temps en temps soit pour se plaindre, soit pour répondre tant bien que mal à une question, étaient articulés; mais il était rare qu'il prononçât plus de quatre ou cinq mots de suite. Il est mort le 18 juin 1862, sans jamais avoir présenté ni délire, ni convulsions, ni paralysie.

Cet hémisphère droit pesait seul 485 grammes. Le pli de passage qui limite en arrière l'extrémité postérieure de la scissure de Sylvius, est le siége d'une perte de substance partielle qui empiète sur l'extrémité postérieure de la seconde circonvolution temporale. La deuxième circonvolution occipitale externe est entièrement coupée en travers. La première circonvolution occipitale interne et le pli de passage correspondant sont profondément excavés. Enfin la troisième circonvolution frontale, dans son tiers antérieur, en avant de l'extrémité antérieure de la scissure de Sylvius, est à peu près entièrement divisée en travers par une perte de substance qui pénètre jusqu'à la substance blanche, passe au-dessus de la deuxième et de la première circonvolution frontale, et forme une cavité spacieuse.

Il est à remarquer qu'il existe une lésion de la troisième circonvolution frontale, mais elle siége à droite, de plus, elle est située en avant de la scissure de Sylvius. Dans les cas d'aphasie précédents la lésion est située beaucoup plus en arrière.

(Professeur Broca, *Soc. Anat.*, 1862. 2e série, t. VII p. 270.)

N° 62.—Moitié latérale gauche du cerveau du nommé Duchet, même individu que le précédent, ramollissement de la circonvolution occipitale supérieure interne et de la deuxième frontale.

Sur cette seconde moitié du cerveau, on constate que la circonvolution occipitale supérieure et interne est le siége d'une perte de substance assez étendue, qui occupe surtout la partie profonde de cette circonvolution, passe comme sous un pont audessous de la circonvolution adjacente, et va aboutir dans la partie la plus antérieure du sillon occipital interne. Le fond de cette perte de substance est constitué par la substance blanche de l'hémisphère, qui n'est pas entamée. Un second foyer plus superficiel, occupe la partie postérieure de la deuxième circonvolution frontale, tout près de son insertion sur le pli frontal ascendant (ou circonvolution frontale traverse). La perte de substance offre environ 1 centimètre 1/2 d'étendue d'avant en arrière, elle atteint toute la largeur et la plus grande partie de l'épaiseur de cette circonvolution. Un troisième foyer, beaucoup plus considérable, occupe le bord inférieur de la scissure de Sylvius. La circonvolution marginale inférieure ou première circonvolution temporale, est entièrement détruite dans ses deux tiers antérieurs; la perte de substance s'étend à toute la moitié antérieure de l'étage supérieur du lobe temporo-sphénoïdal et s'arrête à la substance blanche. Il y avait une grande quantité de liquide dans ce foyer qui ressemblait à un kyste, mais dont la paroi profonde était tapissée d'une couche de substance cérébrale ramollie, en voie de dissolution. Un quatrième foyer, très-peu étendu, occupe la troisième circonvolution frontale en avant de la scissure de Sylvius.

(Professeur Broca, *Soc. Anat.*, 1862, 2e série, t. VII p. 270.)

N° 63. — Moitié latérale gauche du cerveau; ramollissement de la substance grise du cerveau, situé en arrière de l'insula, sans trouble de la parole ni de l'intelligence.

Ce cerveau est celui du nommé Mené âgé de 74 ans. Cet homme était intelligent et n'était atteint d'aucune paralysie. Il y avait sur la table externe du pariétal gauche, une longue dépression linéaire profonde (qui n'est pas le lit d'un vaisseau), et qui paraissait le résultat d'une ancienne fracture de la table externe.

A la partie postérieure de la surface de l'insula, existe une perte de la substance grise, à bords presque abrupts, comme à l'emporte-pièce, à fond d'un jaune rougeâtre et de 2 millimètres de profondeur ; elle est large comme une pièce de 1 franc. A l'extrémité postérieure de la scissure de Sylvius, à 2 centimètres au moins en arrière de la lésion précédente, existe une autre lésion de même nature, mais plus étendue, qui empiète sur la partie postérieure de la circonvolution marginale inférieure et sur le pli de passage qu'elle ouvre dans le lobe pariétal. Cette circonvolution est très-amincie, mais non interrompue. Ces deux lésions semblables, paraissent dues à deux foyers d'hémorrhagie méningée. On notera que c'est du même côté, presque au même niveau, qu'existe sur le pariétal la trace probable d'une ancienne fracture incomplète du crâne. Le malade avait d'anciennes fractures sur les deux tibias, produites par deux chutes distinctes.

(Professeur Broca, *Soc. Anat.*, 1862, 2e série, t. VII p. 268.)

N° 64. Moitié latérale gauche du cerveau; destruction d'une partie du lobe occipital.

Cette moitié de cerveau est celle du nommé Normant, âgé de 64 ans. Cet homme, qui est mort goutteux, n'avait présenté aucune paralysie, ni trouble de la parole et de l'intelligence.

On constate sur cette moitié de cerveau, à la partie postérieure de l'hémisphère gauche, sur la face interne, au niveau du sillon occipital interne, un foyer considérable, ressemblant à un kyste et qui faisait saillie sous la pie-mère. Ce foyer, qui était plein de sérosité, avait le volume d'un gros œuf de pigeon et reposait sur la substance blanche de l'hémisphère. La circonvolution occipitale qui longe le sillon occipital interne est détruite.

(Professeur Broca, *Soc. Anat.*, 1862, 2e série, t. VII, p. 268.)

N° 65. — Moitié latérale droite du cerveau; ramollissement de toute la circonvolution qui limite le bord postérieur du sillon de Rolando.

Cerveau du nommé Vignol (Pierre), mort à Bicêtre le 1er juillet 1862. Cet homme présenta d'abord une gangrène spontanée de la jambe, puis une gangrène pulmonaire par embolie. On trouva en outre dans le cœur, un caillot d'ancienne formation dont on avait diagnostiqué l'existence pendant la vie et une oblitération de l'artère de Sylvius. L'altération du cerveau siégeait à l'hémisphère droit, où l'on peut voir : 1° un ramollissement jaunâtre et fluctuant de toute la circonvolution pariétale transverse qui forme le bord postérieur du sillon de Rolando; 2° un ramollissement ulcéroïde de l'écorce des circonvolutions orbitaires. L'encépbale entier pèse 1,070 grammes; le cervelet, le bulbe et la protubérance 148 grammes; l'hémisphère droit sans les membranes 440 grammes, le gauche dépouillé de même de ses enveloppes 435. L'hémisphère droit, qui a une grande circonvolution atrophiée, est celui qui pèse le plus.

(Professeur Broca, *Soc. Anat.*, 1863, 2e série, t. VIII, p. 168.)

N° 66. — Moitié latérale droite du cerveau; ramollissement de la troisième circonvolution temporale.

Ce cerveau est celui du nommé Deneuilly, mort à Bicêtre à l'âge de 74 ans. Cet homme succomba à un délire chronique. Il marmottait, mais parlait sans difficulté, et l'on n'avait observé chez lui aucun des traits de l'aphasie. Il avait eu, disait-on, des attaques d'épilepsie, mais on ne lui en avait jamais vu à l'hôpital. Les lésions portent sur les deux hémisphères. A l'hémisphère droit on trouve de l'atrophie avec amincissement considérable, mais sans interruption de l'extrémité postérieure de la troisième circonvolution temporale, se prolongeant le long du pli de passage jusque dans le lobe occipital. En outre, tous les plis qui unissent la circonvolution pariétale transverse au lobe pariétal et au lobe temporal sont détruits, à l'exception du pli supérieur et médian interne. Par suite de cette altération, la scissure de Sylvius se prolonge jusqu'à ce dernier pli. Enfin, il existe une perte de substance avec atrophie de presque toute l'épaisseur de la seconde circonvolution frontale à sa partie moyenne. La continuité de cette circonvolution eût été interrompue sans un petit pont membraneux qui passait d'un segment à l'autre.

L'hémisphère droit pesait 610 grammes.

(Professeur Broca, *Soc. Anat.*, 1863, 2e série, t. VIII, p. 169.)

No 67. — Moitié latérale gauche du cerveau du même individu que le précédent no 66 ; lésion de la troisième circonvolution frontale.

Sur cette moitié gauche du cerveau, la circonvolution pariétale transverse est atrophiée et très-amincie dans son tiers moyen. La troisième circonvolution frontale est perforée, coupée en travers par une perte de substance en forme d'élévation à pic, large d'un centimètre. Cette troisième circonvolution frontale, flotte en quelque sorte ; son point d'insertion sur la circonvolution frontale transverse est coupé ; mais au-dessus elle est intacte et saine. Il faut remarquer qu'il n'y avait pas d'aphasie. Le poids de cette moitié de cerveau, est de 605 grammes.

(Professeur Broca, *Soc. Anat.*, 1863, 2e série, t. VIII, p. 169.)

No 68. — Moitié latérale gauche du cerveau; ramollissement de la deuxième et troisième circonvolution frontale ; aphasie.

Ce cerveau a été recueilli sur une vieille femme de 81 ans, nommée Anne Perchaud, gâteuse, paralytique et imbécile. Cette femme fut portée à l'infirmerie de la Salpêtrière pour être traitée d'une fracture de l'extrémité inférieure du fémur, qu'elle s'était faite en tombant de son lit. M. Broca, voulut lui demander comment s'était produite la fracture, elle ne lui répondit que par des cris, des gémissements, des mots confus et tout à fait inintelligibles. Il attribua l'incohérence, l'insuffisance de ses réponses à la démence sénile, qui était d'ailleurs évidente. Il ne vint pas à l'idée de M. Broca, que cette vieille femme fût aphasique, et il ne l'interrogea pas en vue de ce diagnostic. Elle mourut au bout de sept ou huit jours.

A l'autopsie, on trouva des lésions dans les deux hémisphères. Plusieurs petits foyers de ramollissement superficiel, kystiforme, existaient sur le lobe pariétal de l'hémisphère droit. Les deux lobes occipitaux étaient ramollis dans toute leur épaisseur. Enfin les trois circonvolutions frontales de l'hémisphère gauche sont détruites dans leurs deux cinquièmes postérieurs, et remplacées par un kyste rempli de sérosité. Cette lésion était celle de l'aphasie et l'interne M. Dard, rappela à M. Broca, que la malade n'avait pas répondu à leurs questions. Le lendemain on interrogea les surveillantes et les gens du service. Puis M. Broca allant faire une petite enquête dans la division d'infirmes où cette vieille femme séjournait avant d'entrer à l'infirmerie, et voici ce qu'il apprit : elle ne parlait presque jamais d'elle-même, si ce n'est pour répéter de temps en temps un grand nombre de fois de suite : « *J'aime mieux mourir! j'aime mieux mourir!* » Elle restait quelquefois plusieurs jours sans parler. Ses enfants, pleins d'attentions pour elle, venaient la voir très-fréquemment. Elle les reconnaissait fort bien, mais ne leur répondait que des mots sans suite. Une chose qui avait frappé ses voisines, c'est qu'elle ne prononçait jamais les noms propres, et qu'elle ne pouvait pas même dire le nom de sa fille. Ces renseignements qu'on donna à M. Broca avant qu'il les eût demandés, lui furent confirmés par la surveillante et par les infirmières Cette vieille femme était donc aphasique, et c'est par la connaissance de la lésion que l'on a pu remonter au diagnostique de la maladie. Mais elle n'était pas complétement aphasique, puisqu'elle balbutiait un assez grand nombre de mots, et cependant la troisième circonvolution frontale est entièrement détruite dans sa moitié postérieure.

(Professeur Broca, *Soc. Anat.*, 1863, 2e série, t. VIII, p. 382.)

N° 69. — Moitié latérale gauche du cerveau ; lésion de la troisième circonvolution frontale ; aphasie

Cette moitié du cerveau a été recueillie sur une femme de 72 ans, nommée Bouteiller (Marie-Catherine). Elle raconte que cinq ans avant son entrée à l'infirmerie de la Salpétrière, elle avait eu une attaque de paralysie à droite, à la suite de laquelle elle n'a point parlé pendant un mois. A son entrée dans le service de M. Charcot, cette femme paraît comprendre ce qu'on lui dit, reconnaît son nom et celui de son mari, mais ne peut articuler absolument rien; elle bredouille complétement. Elle éprouve une grande difficulté à tirer la langue; la sensibilité est intacte. Les membres inférieurs ont conservé leur mobilité; le bras gauche jouit de plus de mouvements que le droit qui est roide. Cette seconde attaque qui avait déterminé ces nouveaux accidents, datait du jour même de son entrée à l'infirmerie. Cette femme est morte 4 mois 1/2 environ après.

La parole était donc complétement perdue après cette seconde attaque, quoique la malade parût assez intelligente. A toutes les questions qu'on lui faisait elle répondait par *té, té, té*..... Cette femme paraissait très-sensible à la perte de sa parole. Quand on la pressait de questions, elle faisait des efforts visibles pour répondre et finissait par éclater en larmes, montrant sa bouche pour expliquer son impuissance.

Elle appelait la fille de service en frappant sa casserole avec sa cuillère, et montrait par signe ce dont elle avait besoin.

On constate sur la pièce un ramollissement atrophique du corps strié intra et extra-ventriculaire. La troisième circonvolution frontale gauche, dans son tiers postérieur, est la seule malade : elle ne communique plus avec la frontale transverse. Il existe donc un foyer de ramollissement atrophique sur l'extrémité portérieure de la troisième circonvolution, avec un ramollissement atrophique du corps strié et des trois plis postérieurs de l'insula.

(Professeur Broca, 1862).

N° 70. — Moitié latérale gauche du corveau; lésion de la circonvolution frontale transverse et des trois circonvolutions frontales; aphasie.

Cette pièce a été prise sur la nommée Foucault, chiffonnière, âgée de 52 ans, qui cinq ans environ avant sa mort, avait été prise d'hémiplégie droite; mais elle pouvait encore marcher et parler. Trois ans après, elle fut prise d'une nouvelle attaque à la suite de laquelle la parole devint impossible, et la malade fut absolument confinée au lit.

A la suite de cette seconde attaque, on constata qu'il existait une hémiplégie droite, avec contracture et flaccidité du membre supérieur. Tandis que le membre inférieur était roide, le genou et le pied étaient dans l'extension; ce membre tombait comme une masse quand on le soulevait. Il n'existait plus de mouvements réflexes, mais la sensibilité au pincement, était conservée dans les deux membres droits.

La perte de la parole était absolue. Cette femme ne faisait entendre que des grognements inarticulés; ce qui ne l'empêchait pas de reconnaître les personnes qui venaient la voir, et elle témoignait des marque de satisfaction quand on comprenait ses désirs. La déglutition des liquides était difficile, elle ne buvait que par petites gorgées; les solides étaient aussi avalés très-difficilement, l'appétit était conservé.

L'encéphale pesait 1,043 grammes, les deux hémisphères réunis 875 grammes; différence entre les deux en faveur du droit, 140 grammes. On constate sur cette moitié de cerveau, une lésion assez prononcée de la partie supérieure de la circonvolution frontale transverse, Les trois circonvolutions frontales sont profondément altérées à leur partie postérieure. Les circonvolutions pariétales dans leur partie antérieure, sont aussi altérées à leur surface et atrophiées. La pie-mère cérébrale, au niveau des lésions de la couche corticale du cerveau, était infiltrée de sérosité.

(Professeur Broca, 1862).

N° 71. — Moitié latérale gauche du cerveau; ramollissement du lobe sphénoïdal et pariétal; pseudo-aphasie.

Cette moitié de cerveau a été recueillie sur une femme de 68 ans, nommée Chansibault (Rosalie), qui était entrée dans le service de M. Vulpian, à la Salpêtrière. Cette femme n'avait point eu d'attaque avant son entrée à l'infirmerie, mais elle ne pouvait s'exprimer que très-imparfaitement. Elle paraissait avoir complétement perdu la mémoire. Elle ne se rappelait point le nom de son mari; il n'était point certain qu'elle comprenait ce qu'on lui disait.

Rosalie Chansibault racontait que deux ans avant son entrée à la Salpêtrière, elle avait été paralysée du côté droit, Elle paraît avoir eu une attaque brusque, mais on ne pouvait avoir aucun renseignement certain. La parole était très-embarrassée, on ne pouvait lui faire tirer la langue de la bouche, elle la faisait mouvoir cependant facilement. A ce moment M. Vulpian a constaté que la paralysie n'était pas très-marquée; la malade améliorée est sortie de l'infirmerie le 28 juillet 1863.

Le 22 novembre de la même année, elle rentre à l'infirmerie dans le service de M. Broca, pour une fracture du col du fémur gauche, et elle succomba le 3 janvier suivant aux progrès d'une escharre au sacrum.

On constate sur cette pièce que l'hémisphère gauche, présente un ramollissement étendu qui occupe le lobe pariétal et le lobe sphénoïdal, sur le pourtour de la scissure de Silvius. Le fond de la scissure est altéré dans la même étendue, ainsi que les deux plis postérieurs de l'insula. Il s'agit ici d'un ramollissement superficiel chronique, progressif, qui résulte ou qui paraît résulter d'une oblitération presque complète de l'artère sylvienne. L'oblitération a eu lieu par un caillot fibrineux ancien, tubuleux. Les hémisphères avec les membranes pesaient : le droit, 472 grammes, le gauche, 395; différence, 77 grammes.

M. Broca a intitulé cette observation pseudo-aphasie, parce que des faits semblables ont été donnés pour des cas d'aphasie. Mais M. Vulpian, qui a étudié cette malade pendant longtemps, n'a pas songé à diagnostiquer une aphasie.

Dans les derniers mois de sa vie, qu'elle a passés dans le service de M. Broca, cette femme lui a paru abrutie, sans idée mais non aphasique ; elle bredouillait des mots inintelligibles.

(Professeur Broca, 1862.)

N° 72. — Moitié latérale gauche du cerveau; ramollissement de la partie postérieure de la troisième circonvolution frontale; aphasie.

Ce cerveau a été recueilli sur une femme agée de 71 ans, morte à la Salpétrière dans le service de M. le professeur Vulpian, le 15 juin 1865. Cette femme était entrée une première fois à l'infirmerie, le 4 novembre 1864. Ce jour, à onze heure du matin, elle avait perdu subitement la parole et avait été frappée en même temps d'hémiplégie faciale du côté droit, sans attaque apoplectique reconnaissable. Pas de paralysie des membres de l'un ou de l'autre côté. Elle reste à l'infirmerie jusqu'au 27 décembre, et sort, n'ayant pas recouvré la parole. Il paraissait y avoir un notable affaiblissement intellectuel. Les seuls mots qu'elle pût dire étaient: *Oui; non; je ne peux pas; mon Dieu! non; comme ça; oui, Monsieur.*

Légère déviation de la pointe de la langue, à droite.

Elle ne pouvait pas écrire, bien qu'elle parût le savoir. Elle marchait seule et sans traîner l'un de ses pieds.

Elle rentre à l'infirmerie le 14 juin 1865. Elle a été frappée d'apoplexie quelques heures auparavant. Coma avec stertor, paralysie complète des membres du côté gauche. Morte la nuit suivante.

Les artères de la base de l'encéphale sont très-athéromateuses. Ramollissement récent de presque tout l'hémisphère droit, prononcé surtout au niveau du lobe frontal. Du côté gauche, on voit les traces d'un ramollissement ancien qui a amené l'atrophie, avec coloration jaune, de la partie postérieure de la troisième circonvolution frontrale, et de la région externe des deux circonvolution marginales. Ce ramollissement s'étendait encore aux deux plis antérieurs de l'insula de Reil, et à une portion du sommet du lobe sphénoïdal.

(Professeur Vulpian, 1865.)

N° 73. — Cerveau, ramollissement avec atrophie de la partie postérieure de la deuxième et troisième circonvolution frontale du côté gauche; aphasie.

Ce cerveau a été pris sur la nommée Louise V., agée de 71 ans, blanchisseuse, atteinte d'hémiplégie droite. Cette femme était gâteuse, et, d'après les renseignements fournis par les parents, elle aurait eu, quatre ans avant son entrée à l'hôpital de la Salpétrière, vers le 27 mars 1862, une attaque à la suite de laquelle elle aurait eu une hémiplégie droite, qui se serait dissipée au bout d'un an, et une perte de la parole pendant vingt-quatre heures. Depuis elle aurait eu cinq attaques épileptiformes, pendant lesquelles la tête était tournée du coté paralysé, avec des mouvements convulsifs des membres. Un an avant son entrée à la Salpétrière, cette femme avait eu une attaque d'apoplexie, et, à la suite une hémiplégie droite : quinze jours après son mari tombe mort à ses pieds. Depuis ce temps il y a eu une perte complète de la parole.

A son entrée à l'hôpital, il y avait une paralysie du côté droit, avec contracture du membre supérieur, l'avant-bras était fléchi sur le bras, la main sur l'avant-bras, les doigts sur la main. La malade comprend, mais répond: *oui* et *non* et *ah! mais non.* Pendant son séjour à l'hôpital la santé s'améliore ; quand on lui demande de ses nouvelles elle répond: *Bien.*

Le 30 mai 1863, pour la première fois, la malade dit *Bonjour,* mais on ne peut le lui faire répéter. Le 3 juin elle dit: *Bonjour, Monsieur,* mais elle ne le disait point d'elle-même. Elle peut tirer la langue, mais quand on a insisté pour qu'elle la dirigeât à droite et à gauche, elle a répondu. *Je ne peux pas.* Elle rentre à l'infirmerie le 4 février 1865; elle ne répond plus aux questions qu'on lui fait ; elle ne dit pas même, *oui* ou *non,* et meurt le 26 février.

Le poids du cerveau est de 1,030 grammes. Il existe une atrophie notable de l'hémisphère gauche, avec destruction presque complète du tiers postérieur de la deuxième circonvolution frontale, ainsi que de la partie postérieure de la troisième, dans l'étendue d'un centimètre environ. Une coupe horizontale de l'hémisphère gauche, montre qu'il n'existe point de lésion du corps strié, ni de la couche optique ; la lésion ne commence qu'en dehors du corps strié ; là, le tissu encéphalique était converti en tissu pour ainsi dire spongieux. La substance cérébrale proprement dite a disparu, mais le squelette conjonctivo-vasculaire a persisté dans presque toute la longueur du bord externe du corps strié.

(Professeur Vulpian, *thèse de M. J. Mongie,* Paris 1866, p. 14.)

N° 74. — Portion gauche du cerveau ; hémorrhagie cérébrale qui a détruit la capsule interne et l'avant-mur ; hémiplégie droite guérie en huit jours.

Cette pièce provient d'un homme de 71 ans, qui est frappé d'apoplexie, couché dans son lit ; il perd connaissance et reste dans le coma pendant 24 heures à peu près. Le lendemain il a repris connaissance, mais l'intelligence était encore très-obtuse, la parole était embarrassée, et il existait une hémiplégie droite caractérisée par la perte presque complète des mouvements du bras, l'affaiblissement de tous les muscles de la cuisse et de la jambe. Le pli naso-labial était effacé du côté droit, il y avait immobilité de la face. La sensibilité était intacte dans tous ses modes.

Le 20 novembre, trois jours après l'hémorrhagie, l'intelligence était complétement revenue; la parole était lente, mais elle avait toute sa netteté. Les mouvements des membres supérieur et inférieur droits, étaient encore faibles, mais notablement plus étendus qu'il y a deux jours. L'amélioration s'accentue de jour en jour, et le 25 novembre, on constate que les mouvements du bras et de la jambe ont repris toute leur force et toute leur étendue. Cet homme mourut le 13 décembre, épuisé par une longue suppuration suite de brûlure.

On constate, sur cette pièce, dans le lobe cérébral gauche, une vaste hémorrhagie qui a détruit la capsule externe, l'avant-mur et entamé un peu la partie externe du noyau ventriculaire du corps strié. Le foyer a, d'avant en arrière, une longueur de 3 centimètres ; sa hauteur est de 2 centimètres 1/2 et sa longueur de 2 ou 3 centimètres. Il a une forme à peu près linéaire, rectiligne, et est compris dans le plan antéro-postérieur parallèle à la grande scissure hémisphérique. Son centre est occupé par un caillot noir dense, adhérent aux parties voisines contuses et dilacérées. Celles-ci offrent une teinte rougeâtre ocreuse, diminuant peu à peu d'intensité. Les autres parties de l'encéphale étaient normales.

(MM. Brault et de Beurmann, *Soc. Anat.*, 1876, 4e série, t. Ier, p. 739.)

N° 75. — Portion de l'hémisphère droit du cerveau; hémorrhagie, caillot; hémi-anesthésie temporaire de cause cérébrale.

Cette portion de cerveau provient d'une femme de 88 ans qui, en déjeunant, assise sur sa chaise, se pencha tout à coup du côté gauche sans tomber et fut prise de nausées fréquentes. Le bras gauche était fléchi et les doigts en griffe, elle cherchait, sans y arriver, à atteindre la nourriture placée devant elle. Pas de mouvement dans la jambe ni dans la face, pas de perte de connaissance. L'intelligence était affaiblie ; il n'y avait point d'embarras dans la parole. Il n'y avait point de paralysie motrice ; les bras et les jambes paraissaient égaux en force des deux côtés ; seulement il semblait y avoir une légère déviation de la face à droite.

Il existait une hémi-anesthésie complète au toucher, et à la douleur, qui occupait tout le côté gauche du corps, la face le tronc et les membres.

Douze jours après cet accident, l'intelligence de la malade baisse rapidement ; elle gâte et trouble par ses cris continuels, le repos de ses voisines. Les membres inférieurs très-affaiblis, ne peuvent plus soutenir la malade ; les supérieurs sont intacts. L'hémi-anesthésie a complétement disparu et la sensibilité est égale des deux côtés. La malade meurt cinq mois après.

L'hémisphère gauche du cerveau était sain. On constate sur la portion de l'hémisphère droit conservée, au moyen d'une coupe verticale qui a été pratiquée au niveau du pied des circonvolutions frontales antérieures, un foyer hémorrhagique rempli par un caillot ocreux. Ce foyer presque linéaire à ce niveau, s'élargit en arrière, au point d'avoir 15 millimètres environ de largeur au niveau d'une seconde coupe qui passe par la circonvolution frontale ascendante. Ce foyer est situé sur la limite de la capsule externe et du noyau lenticulaire du corps strié, qui est repoussé un peu en dedans vers la capsule interne. Ce foyer pour expliquer l'héminesthésie temporaire, a probablement comprimé, pendant les premiers jours, la partie postérieure de la capsule interne. Plus tard, la rétraction ordinaire s'étant produite, la compression de capsule interne a cessé.

(M. Oulmont, *Soc. anat.*, 1877, 4e série, t. III, p. 267.)

N° 76.— Moitié latérale gauche du cerveau; hémiplégie droite, avec contracture secondaire et hémi-anesthésie; aphasie due à une deuxième attaque.

Cette pièce est très-intéressante. La lésion centrale rend un compte suffisant de la paralysie motrice et de celle de la sensibilité, car il existe une lésion profonde de l'insula de Reil. Il existe en outre une intégrité complète de la troisième circonvolution frontale gauche qui répond à l'aphasie.

Ce cerveau a été recueilli sur un homme de 46 ans qui, en 1874, avait été frappé d'hémiplégie droite; depuis, il était devenu aphasique dans une seconde attaque. Quand il vint à l'hôpital de Bicêtre en 1877, ce malade présentait une griffe de contracture secondaire à la main droite ; il existait encore un peu de mobilité au membre inférieur du même côté : la sensibilité tactile était absolue de ce côté. La parole était abolie ; le malade comprenait bien, mais ne répondait que par les mots *dar — da*. Il semblait, du reste, n'avoir jamais mieux parlé depuis son attaque d'aphasie. Il est mort rapidement de pneumonie.

A l'autopsie, les méninges étaient épaissies, laiteuses ; au niveau de la partie postérieure de la branche horizontale de la scissure sylvienne gauche et sur le lobule pariétal inférieur. Les artères de la base et la sylvienne en particulier, étaient athéromateuses. En décortiquant le cerveau, on ne constata aucune adhérence au niveau de la région frontale. *La troisième circonvolution frontale gauche est complétement respectée, tant à la superficie qu'à la profondeur, mais toutes les circonvolutions de l'insula sont très-altérées.* C'est ce que l'on voit en écartant les lèvres de la scissure sylvienne. En outre, le ramollissement superficiel occupe la première et la deuxième circonvolution temporale à la partie antérieure, et un peu de la partie postérieure et inférieure de la circonvolution pariétale ascendante. Le *Cyrus angularis* est respecté, ainsi que les régions signalées comme répondant aux centres moteurs des membres dans la substance corticale. Dans la profondeur, le ramollissement occupe toute l'insula de Reill, mais s'arrête à la branche ascendante de la scissure sylvienne ; à ce niveau, il n'empiète pas sur la troisième circonvolution frontale. Des coupes après macération dans l'alcool, ont été pratiquées sur ce cerveau, et elles montrent l'intégrité parfaite des faisceaux blancs de la troisième circonvolution. Elles permettent seulement de constater l'existence d'un vaste foyer s'étendant dans la capsule interne en arrière, au siége classique de l'hémiplégie avec hémi-anesthésie. Rien au reste de l'encéphale.

(M. de Boyer, *Soc. Anat.*, 1877, 4e série, t. II, p. 450.)

N° 77. — Moitié latérale gauche du cerveau ; ramollissement cortical du lobe du pli courbe ; hémiplégie droite passagère, aphasie.

Cette pièce a été recueillie sur une femme de 74 ans, qui était dans un état asystolique très-prononcé.

Le 4 décembre 1876, elle fut trouvée paralysée du côté droit, la respiration était soufflante, il n'y avait point de perte de connaissance, décubitus latéral droit, la commissure labiale était tirée à gauche. La langue était déviée à droite d'une facon très nette. Rien d'anormal du côté des paupières et des yeux; pas de déviation des globes oculaires, ni de rotation de la tête. Le membre supérieur droit est complétement paralysé, sans raideur; la jambe droite remue encore faiblement à la volonté de la malade.

La sensibilité est très émoussée du côté paralysé à la face et au bras, mais aussi très diminuée au côté gauche. La parole est complétement abolie.

Le 5 décembre, la jambe droite remue à peu près aussi bien que celle du côté gauche, le bras droit remue en masse, mais la malade ne peut serrer la main de ce côté. La langue se dévie un peu moins.

Le 6 décembre, le mouvement est complétement revenu à la jambe, le bras droit remue assez bien, mais la force est à peu près abolie à la main. La malade prononce quelques mots, il existe encore de la déviation de la langue et de la bouche.

Le 7 décembre, la parole est rétablie, avec un peu d'hésitation cependant; les mouvements des membres supérieurs et inférieurs droits sont rétablis, mais il y a de la faiblesse. La malade meurt le 14 décembre.

On constate sur l'hémisphère gauche du cerveau un foyer tout récent de ramollissement rouge, large comme une pièce de deux francs, mais dont le centre seulement est complètement désagrégé, sur une largeur de deux centimètres. Le centre correspond juste à la partie antérieure du lobule du pli courbe, à moitié à peu près de sa hauteur. La partie voisine de la pariétale ascendante est atteinte par le foyer, la zone de ramollissement moins profond qui entoure le foyer central, s'étend sur tout le lobule du pli courbe; mais en écartant la pariétale ascendante, on voit que cette zone remonte sur la face adjacente de cette circonvolution, jusqu'à moitié de sa hauteur. Cette partie ramollie de la pariétale est à peine visible, quand les circonvolutions sont accolées. En suivant le foyer jusqu'en bas on voit qu'il n'atteint pas la scissure de Sylvius.

Sur une coupe verticale de cet hémisphère, passant juste par le milieu du foyer, on constate que la partie désagrégée dépasse légèrement la limite de la substance grise vers les parties supérieures du foyer, mais en bas, elle est reliée par un espace pointillé et rouge à un petit foyer pisiforme, situé dans la substance blanche, qui correspond aux parties les plus déclives du lobule du pli courbe. Enfin il existait une petite tache rouge, comme hémorrhagique, tout à fait superficielle, sans désagrégation apparente sur l'insula, sur le prolongement du sillon de Rolando.

(M. Sabourin, *Soc. Anat.*, 1877, 4e série, t. II, p. 45.)

N° 78. — Moitié latérale gauche du cerveau; gliôme siégeant sur la circonvolution frontale ascendante; monoplégie brachiale portant sur les muscles extenseurs de l'avant-bras droit.

Cette moitié de cerveau provient d'un homme de 48 ans, qui était entré en octobre 1876, à l'hôpital Saint-Antoine, pour une paralysie limitée du bras et de l'avant-bras droit, datant de trois semaines. Cette paralysie était survenue brusquement, à la suite d'une attaque apoplectiforme avec chute, perte de connaissance et convulsions violentes.

Le jour de son entrée à l'hôpital, cet homme eut une attaque convulsive caractérisée par des secousses violentes de la jambe et du bras droit, de la face du côté droit. Pendant l'attaque, quoique la connaissance fût conservée, il y eut perte de la parole. L'attaque dura dix minutes environ, il ne persista que la monoplégie brachiale qui était ancienne, avec un peu de stupeur et une gêne plus marquée de la parole.

Ces attaques se renouvelèrent fréquemment, mais elles se modifièrent en ce sens que, les convulsions se limitèrent presque exclusivement au bras et à l'avant-bras droit. Les membres inférieurs et le bras gauche ne présentaient rien de particulier; le malade marchait sans difficulté. A partir de la fin de novembre jusqu'au 9 décembre date de la mort, la marche devint difficile, la paralysie du bras droit s'accentua, le côté droit de la face devint plus visible.

A l'autopsie l'hémisphère droit du cerveau fut trouvé normal. On constata sur le gauche une tumeur décrite par Virchow sous le nom de Gliôme. Cette tumeur a les dimensions d'une pièce de dix centimes, elle siége exclusivement sur la circonvolution frontale ascendante gauche, au niveau du pli anastomostique qui relie cette dernière à la frontale ascendante. La circonvolution pariétale ascendante n'est intéressée en rien, et au niveau de la tumeur; on a pu séparer sans difficulté les deux lèvres du sillon de Rolando. Les méninges étaient adhérentes au niveau de cette production,

(M. Mahot, *Soc Anat.*, 1876, 4e série, t. I p. 734.)

N° 79. — Moule en plâtre de la moitié du cerveau précédent.

(M. Mahot, *Soc. Anat.*, 1876.)

N° 80. — Moitié latérale droite du cerveau; psammôme volumineux de l'arachnoïde, hémiplegie persistante.

Cette moitié de cerveau provient d'un homme de 57 ans, qui avait été admis à Bicêtre pour une hémiplégie double. Il était gâteux ; il a été impossible d'obtenir de renseignements. On a pu seulement constater à son entrée à l'hôpital qu'il existait une contracture ancienne de la main gauche, avec une paralysie flasque du bras et de la jambe droite, de la rotation de la tête et des yeux à gauche. Il y avait une paralysie faciale double, plus prononcée cependant à gauche. L'anesthésie était généralisée, il existait des accidents convulsifs consistant en agitation, en raideurs tétaniques, mais il n'y avait point d'accès épileptiformes.

On constate sur cette moitié de cerveau une adhérence très-prononcée de la dure-mère au lobe pariétal gauche; à ce niveau existait une exostose du pariétal du même côté.

A la face interne de la dure-mère existe une tumeur arrondie, du volume d'un œuf, adhérente.Cette tumeur paraît appartenir à la pie-mère, elle refoule les circonvolutions cérébrales sans les envahir ; elle paraît peu vasculaire. Cette masse empiète sur la face externe de l'hémisphère gauche, en masquant le haut de la circonvolution frontale ascendante, presque toute la pariétale ascendante, et une partie du lobule pariétal inférieur. Elle cache aussi la terminaison de la scissure de Sylvius.

A la coupe, la tumeur est homogène, granuleuse, sans suc ; sa couleur est grise, et présentait à peine quelques pertuis vasculaires. Elle n'est point entourée par une coque fibreuse, et est absolument extra-cérébrale ; il ne serait point difficile de l'énucléer sans altérer le tissu du cerveau qui en reste séparé par un lacis fibro-vasculaire, vestige de la pie-mère atrophiée.

Cette tumeur paraît s'être développée entre la pie-mère et la dure-mère. Le produit de râclage de la tumeur ne contient qu'une quantité innombrable de petites productions sphériques, feuilletées, disposées autour d'une masse centrale opaque, irrégulièrement festonnée. Une zone externe, translucide, réfringente, comme hyaline, anhyste, enveloppe chacun de ces corps.

(Voir pour les détails de l'observation, M. de Boyer, *Soc Anat.*, 1877, 4e série, t. II, p. 386.)

N° 81. — Modèle en plâtre d'une dépression considérable du lobe droit du cerveau, par un énorme caillot situé sur la dure-mère.

Cette pièce provient d'un homme de 39 ans, qui est tombé d'un premier étage dans une cave. Le choc de la tête a porté sur la région frontale. Il existait une perte complète de la sensibilité du côté gauche; le bras et la jambe pouvaient encore exécuter quelques mouvements, mais ils étaient d'une faiblesse extrême. Il s'est manifesté aussi quelques mouvements convulsifs, avec de la contracture. Peu de temps après l'accident, le blessé est tombé dans un coma profond; la mort a eu lieu cinq jours après l'accident.

On constate sur le plâtre que le lobe sphénoïdal droit, est le siége d'une large dépression qui se prolonge sur le lobe occipital. Cette dépression a 12 centimètres d'avant en arrière, et 6 verticalement dans sa partie la plus large. Comme il existait une fracture du crâne, on observa une déchirure d'une branche de l'artère méningée moyenne qui avait donné naissance à un vaste épanchement sanguin.

(Professeur Broca, 1875.)

N° 82. — Modèle en plâtre du caillot qui occupait la dépression sur le cerveau précédent.

Ce caillot a de 9 à 10 centimètres de longueur, et près de 3 centimètres d'épaisseur. Il était placé entre le crâne et la dure-mère, qui n'était perforée en aucun point.

(Professeur Broca, 1875.)

N° 83. — Cerveau; tumeurs probablement syphilitiques de la protubérance annulaire.

Ce cerveau provient d'une femme de 38 ans, qui était réputée syphilitique. Elle présentait un affaiblissement considérable de l'intelligence, elle avait perdu la mémoire, les facultés affectives. Il existait en outre de la roideur, et un état de tension continuelle de tous les muscles. La sensibilité générale était obtuse, il y avait un prolapsus de la paupière supérieure de l'œil droit, avec immobilité de la pupille et difficulté dans la déglutition.

On constate sur ce cerveau, à la base de l'encéphale, au niveau de la protubérance et des pédoncules cérébraux, plusieurs petites tumeurs. La partie latérale gauche de la protubérance est saine, à droite, au niveau de l'origine du pédoncule cérébelleux moyen, il y a une petite surface ramollie, l'altération est superficielle. De ce côté, à la partie antérieure de la protubérance, est une tumeur du volume d'une aveline, qui limite en avant le bord de la protubérance, ne dépasse point la ligne médiane et recouvre le pédoncule cérébral. Une seconde tumeur plus petite, ovale, occupe l'origine du nerf moteur oculaire commun droit. Il en existe aussi une au niveau du gauche, mais moins volumineuse encore. De l'extrémité postérieure de la circonvolution de l'hippocampe gauche, part une excroissance qui longe la face inférieure du pédoncule cérébral, et vient se terminer à l'extrémité antérieure de la moitié gauche de la protubérance.

L'examen microscopique a montré que ces tumeurs contenaient une grand abondance de myclocytes, et quelques éléments fusiformes, ainsi que des fibres lamineuses.

(M. Nicaise, *Soc. Anat.*, 1863, 2e série, t. VIII, p. 332.)

N° 84. — Malformation congénitale du cerveau; absence presque complète des lobes occipitaux; contracture généralisée.

Ce cerveau provient d'un enfant de 28 mois, dont le développement était à peine celui d'un enfant de six mois. Cet enfant était bien proportionné et la maigreur était portée à sa dernière limite, il n'avait encore que deux incisives à chaque mâchoire ; les deux premières molaires commençaient seulement à paraître.

Cet enfant a eu constamment, depuis sa naissance, des convulsions et des vomissements; couché, il était dans un état de rigidité musculaire généralisée. La tête maintenue renversée en arrière, roulait par moments à droite et à gauche sur l'oreiller, comme si l'enfant voulait user par le frottement son occiput.

Les quatre membres étaient contracturés et fléchis d'une façon permanente et forcée. Les doigts fortement recourbés sur le pouce, implantaient leurs ongles dans la paume de la main. Par moments, lorsqu'on excitait l'enfant, il y avait de petites secousses convulsives. Il y avait des gémissements continuels, la sensibilité était exagérée.

En arrière, et à partir du sillon de Rolando sur les deux hémisphères, la coloration et la consistance des méninges étaient toutes spéciales; cette coloration était blanchâtre, et on y sentait une fluctuation évidente. Comme on le constate sur la pièce, il existait deux kystes symétriques représentant la forme des lobes occipitaux. En les incisant, on a recueilli dans chacun environ 150 grammes de liquide transparent, alcalin, d'une densité de 1005, ne contenant que des traces d'albumine, 0 gr. 53 de chlorure pour 100. C'était, par conséquent, du liquide céphalo-rachidien.

Quant aux parois du kyste, elles sont très-minces et paraissent uniquement constituées par le feuillet viscéral de l'arachnoïde. La cavité était incomplètement cloisonnée par des tractus fibro-celluleux. Cette cavité envoie des prolongements digitiformes en avant, du côté des lobes frontaux, et d'autres diverticulums plus considérables sous la partie de l'arachnoïde qui recouvre les parois latérales des lobes sphénoïdaux, jusqu'à la scissure de Sylvius.

Ces cavités kystiques paraissent bien siéger dans l'espace sous-arachnoïdien et avoir refoulé la pie-mère avec la substance cérébrale, de telle sorte qu'on ne trouve pas la communication avec les ventricules latéraux. Relativement à la substance cérébrale elle-même, presque tout ce qui est en arrière de la circonvolution marginale postérieure a disparu. On ne trouve que quelques circonvolutions occipitales déformées, visibles par la face inférieure seulement, et des lobes sphénoïdaux incomplets.

Le cervelet est à découvert, ainsi que les tubercules quadrijumeaux. L'hémisphère gauche est notablement plus petit que le droit.

(M. Maunoir, *Soc. Anat.*, 1876, 4me série, t. I, p. 163.)

N° 85. — Portion de cerveau; kyste hydatique.

Sur cette portion de cerveau, on constate qu'il s'est développé un kyste acéphalocyste à la base. La substance cérébrale est refoulée, atrophiée à ce niveau, le kyste acéphalocyste à le volume d'un petit œuf de poule, il est bien conservé. Il est adhérent à la substance cérébrale, les parois du kyste sont minces, et laissent voir par transparence, au milieu du liquide qui le remplit, une grande quantité de petits corps. On manque malheureusement de renseignements sur cette pièce.

(M. Marjolin, 1836.)

N° 86. — Hémisphère latéral droit du cerveau; dépression considérable de la surface du lobe antérieur, très-probablement produite par un kyste.

Cette moitié du cerveau est malheureusement sans renseignements. On observe à la surface de l'hémisphère, au niveau de la partie moyenne du lobe antérieur, une large dépression qui a 7 centimètres 1/2 d'avant en arrière, et 7 centimètres de haut en bas; cette dépression est limitée en arrière par le sillon de Rolando. Au fond de cette cavité qui peut avoir, dans certains points, 2 centimètres de profondeur, on reconnaît fortement déprimées les circonvolutions cérébrales, ce qui prouve qu'elles sont atrophiées par compression et non détruites.

On trouve flottant tout au pourtour de la dépression, des débris membraneux qui appartiennent les uns à la pie-mère, les autres aux parois du kyste. Il est aujourd'hui, en l'absence de tous renseignements, difficile de se prononcer sur la nature de la tumeur qui occupait cette dépression ; elle était très-probablement de nature kystique, et il est à présumer qu'il s'agissait ici d'un kyste hydatique. La pie-mère à la surface de l'hémisphère, est épaissie, fortement adhérente et relie les unes aux autres les circonvolutions, ce qui témoigne qu'il a existé à un moment donné une inflammation diffuse et chronique des méninges.

Nº 87. — Cancer du cerveau, survenu chez une femme de 49 ans, à la suite d'un cancer du sein opéré et guéri.

Ce cerveau provient d'une femme de 49 ans, qui a été opérée du sein gauche en octobre 1870, d'un cancer qui a guéri. Avant la cicatrisation de la plaie, la malade a eu des accès épileptiformes caractérisés par une perte de connaissance, avec congestion de la face et contracture des muscles, écume à la bouche. Ces accès étaient rares.

Au mois de janvier 1872, cette femme présentait tous les symptômes d'une tumeur cérébrale; il existait une résolution incomplète des membres supérieurs et inférieurs; la résolution était beaucoup plus marquée à droite. L'intelligence était intacte, mais il y avait une aphasie qui, de même que la résolution des membres, était plus ou moins complète selon les jours. Tantôt la malade disait son âge, les endroits où elle souffrait ; tantôt elle ne répondait que par des mots incompréhensibles, et paraissait en colère de ne pouvoir se faire comprendre.

La malade accusait fréquemment des douleurs de tête et les localisait au côté gauche; la pupille du même côté était dilatée et il y avait amaurose. Assez fréquemment la malade avait des accès épileptiformes, quoiqu'elle gardât le lit depuis le mois de juillet dernier. Son état général était bon, elle avait de l'embonpoint, et n'avait aucune trace de la diathèse cancéreuse. Mais, vers le mois d'avril 1871, tous les symptômes allèrent en s'aggravant. La résolution des membres devenue complète, fit place à de la contracture limitée au côté droit; la tête se fléchit sur l'épaule droite, la respiration devint stertoreuse. La malade succomba le 21 août 1872.

A l'autopsie on trouva les muscles situés sous la cicatrice du sein parfaitement normaux, ainsi que les côtes et les cartilages costaux. Rien dans les poumons, le cœur, le foie, la rate, les reins et l'utérus.

La voûte du crâne enlevée, on trouva la face externe de la dure-mère parfaitement saine, sa face interne était adhérente à la partie moyenne, supérieure et externe du lobe gauche du cerveau. A ce niveau elle adhérait à une substance en forme de plaque dure, lardacée, grisâtre, qui avait 10 centimètres de diamètres. On ne trouvait à ce niveau aucune trace de la pie-mère; la dure-mère se détachait assez facilement. En pratiquant une coupe verticale du cerveau, on constata que cette tumeur avait la forme d'un cône tronqué, et pénétrait dans le cerveau, sans toutefois atteindre le corps strié. Les circonvolutions à ce niveau avaient complétement disparu : on ne retrouvait plus qu'une masse dure, grisâtre, présentant quelques points jaunâtres comme gélatineux, mais encore assez durs.

Rien dans les autres parties de l'encéphale, rien dans les ventricules. Il est à regretter que l'examen microscopique de cette tumeur n'ait point été fait, car on peut se demander s'il ne s'agit point ici d'un psammôme.

(M. Rey, *Soc. Anat.*, 1872, 2e série, t. XXVII, p. 213.)

N° 88. — Cancer du cerveau.

Ce cerveau qui provient d'un homme de 66 ans, est en assez mauvais état de conservation. La pie-mère est épaissie et très-adhérente à la surface du cerveau, dont elle réunit les circonvolutions les unes aux autres. La partie médiane des lobes cérébraux antérieurs est en grande partie détruite, et les débris constituent deux masses isolées, que M. Velpeau a considérées comme étant squirrheuses. Ces deux masses ont environ le volume du poing. M. Velpeau a pensé que l'affection avait débuté par la partie antérieure de la faux du cerveau, qu'elle s'est développée des deux côtés, en déprimant les lobes antérieurs. La partie gauche de la tumeur est un peu plus volumineuse que la droite; elle est en outre bosselée, inégale à sa surface.

Pendant la vie, cet homme n'avait présenté aucuns symptômes de lésion cérébrale; il était entré à l'hôpital pour une hypertrophie de la prostate, et c'est cette dernière maladie qui a déterminé la mort. La seule particularité que l'on ait pu observer, c'est qu'il s'adonnait à la masturbation.

(Professeur Velpeau, 1843.)

N° 89. — Modèle en cire d'une base du crâne; tumeur du corps pituitaire.

Modèle en cire d'une base du crâne, sur laquelle on observe une tumeur conique du corps pituitaire qui a été considérée comme cancéreuse, et aurait occasionné la mort du malade.

(*Bull. de la Fac.*, 1806.)

N° 90. — Modèle en cire d'une base du crâne, avec un kyste du corps pituitaire.

Sur ce modèle en cire d'une base du crâne, on constate sur la selle turcique dans le corps pituitaire, un kyste du volume d'un petit œuf de pigeon; les parois ont environ un millimètre d'épaisseur. La tumeur remplit complétement la selle turcique, à la partie supérieure de laquelle elle fait une saillie de 1 centimètre 1/2; elle ne s'est point également développée des deux côtés, la saillie du côté gauche est plus accusée, d'où résultait de ce côté une compression plus directe du nerf optique.

(Professeur Dupuytren, *Bull. de la Fac.*, 1817, t. V, p. 309.)

N° 91 — Modèle en cire d'une tumeur du cerveau.

Cette pièce est d'origine inconnue; le moulage représente une tumeur qui a le volume d'une noix. Il est dit que cette tumeur a été trouvée dans le cerveau, mais le lieu, la nature de la tumeur n'ont point été déterminés.

(*Bull. de la Fac.*, 1807, p. 32.)

N° 92. — Base du crâne avec le cerveau; dépression considérable de l'hémisphère droit.

Cette pièce est malheureusement sans renseignements. L'hémisphère droit dans les deux tiers antérieurs, présente une large et profonde dépression, au niveau de laquelle les circonvolutions sont aplaties, en grande partie effacées. Il est aujourd'hui impossible de déterminer la cause de cette lésion. Résulte-t-elle d'un caillot ou de la présence d'une tumeur.

(Professeur Cruveilhier, 1837.)

N° 93. — Tumeur volumineuse, formée par la pétrification probable du cerveau.

Cette pièce a été trouvée dans l'intérieur d'un crâne volumineux qui avait été enseveli sous les dalles de l'église de Belleville. Il s'agit d'une grosse tumeur qui a environ le volume des deux poings; elle est très-pesante, d'un aspect aréolaire, ressemblant à une éponge. Sa consistance est pierreuse. M. Goubaux, professeur à l'école vétérinaire d'Alfort, qui a publié un excellent mémoire sur les pétrifications de l'encéphale, pense que ces tumeurs ne sont que des végétations, insérées d'abord à la base du crâne, et dont le pédicule se détruit par la suite. M. Broca considère ces tumeurs poreuses sans structure organique, comme développées au sein même de l'encéphale. Les auteurs anciens avaient comparé ces tumeurs à des pétrifications *post mortem.*

L'examen de cette tumeur qui a été fait par M. Ordonez, n'a point présenté le moindre caractère microscopique d'ossification. On y a trouvé de minces lamelles plus ou moins transparentes qui réfractaient la lumière d'une manière différente. Après examen, ces masses ont paru formées de sulfate de chaux hydraté, mêlé de substances organiques, à savoir : la graisse et la matière colorante du sang. Il est très-probable que ces tumeurs se sont produites dans le sol après la mort.

(Professeur Broca, *Soc. Anat.*, 2e série, t. VII, p. 103.)

N° 94. — Tumeur du cerveau; pétrification

Cette tumeur, du volume d'un petit œuf de poule, au volume près, a la plus grande analogie avec la précédente. Comme elle, elle est aréolaire, d'un aspect spongieux, et a été trouvé dans le crâne d'un individu qui a été enterré dans l'église de Belleville.

(Professeur Broca, *Soc. Anat.*, 1852.)

N° 95. — Tumeur du cerveau; pétrification.

Cette tumeur peu volumineuse assez irrégulière a une analogie de composition avec la précédente; elle est poreuse, aréolaire et a été trouvée dans le crâne d'un individu qui a été enterré dans l'église de Belleville.

(Professeur Broca, *Soc. Anat.*, 1862.)

N° 96. — Tumeur du cerveau; pétrification.

Cette tumeur peu volumineuse a été brisée ; elle est poreuse, irrégulière. Elle a été trouvée dans le crâne d'un individu qui a été enterré dans le cimetière de Montparnasse.

(Professeur Broca, *Soc. Anat.*, 1862.)

N° 97. — Tumeur du cerveau, pétrification

Débris d'une tumeur qui a été trouvée dans le crâne d'un individu qui a été inhumé dans le cimetière de Montparnasse. Pétrification du cerveau.

(Professeur Broca, *Soc. Anat.*, 1862.)

N° 98. — Tumeur ostéoïde du cerveau.

Cette pièce provient du cerveau d'un homme épileptique qui est mort âgé de 45 ans; il n'avait jamais présenté d'embarras de la parole, ni aucun symptôme de paralysie. Le lendemain de son entrée dans un asile, il eut une attaque d'épilepsie avec congestion considérable de la face, et mourut quelques heures après.

Cette tumeur était située dans la fosse moyenne gauche de la base du crâne, la pulpe cérébrale progressivement comprimée, lui formait une espèce de calotte. Cette tumeur, parfaitement énucléable et du volume d'une grosse orange, n'adhérait en aucun point aux parties osseuses. Elle pesait au moment de l'autopsie 345 grammes; elle ne pèse plus aujourd'hui que 203 grammes. L'hémisphère gauche pesait 548 grammes; celui de droite, siége de la tumeur, pesait 469 grammes.

La tumeur, irrégulièrement ovoïde, présente à la coupe les dimensions suivantes: 8 centimètres pour le grand diamètre et 6 pour le plus petit. Elle offre plusieurs saillies à sa surface, et, à l'intérieur elle est divisée en deux parties absolument tranchées: 1° A l'extérieur une substance compacte, d'apparence osseuse, de 2 centimètres d'épaisseur, dans une partie de sa circonférence et de 1 centimètre dans le reste; 2° une partie centrale moins dense, et contenant dans son intérieur plusieurs petits îlots d'une substance analogue à celle de la couche périphérique.

L'examen histologique fait par M. Robin, a démontré qu'elle était formée par une agglomération de très-petites concrétions calcaires sphériques ou sphéroïdales, à couches ou stries concentriques, variant de volume depuis 1 ou 2 centièmes de millimètres, pour les plus petites, jusqu'à 1 ou 2 dixièmes pour les plus grosses qui sont les plus nombreuses. Elles laissent une gangue organique finement striée concentriquement, après l'action dissolvante de l'acide chlorhydrique.

(M. Pennetier, 1863.)

CHAPITRE IV

Lésions du cervelet.

Les pièces relatives aux lésions du cervelet sont au nombre de huit, du nº 99 au nº 105 inclusivement. Les trois premières sont des exemples d'atrophie, les cinq dernières de tumeurs diverses.

Nº 99. — Cerveau avec le cervelet; atrophie de toute la couche corticale du cervelet.

Ce cerveau provient d'une femme qui fut admise comme idiote à l'hôpital de la Salpétrière en 1842 ; elle avait alors 50 ans. L'histoire de cette femme, avant d'entrer dans l'hospice, est fort incomplète ; ce que l'on sait seulement de certain, c'est qu'elle se livrait à une sorte de prostitution passionnée.

A son entrée à l'hospice on a constaté qu'elle était très-coquette, l'intelligence était peu développée, mais la malade, dont la prononciation était embarrassée, parlait facilement sans bégayement. Sa démarche était chancelante ; en se promenant dans la salle, elle était obligée de se tenir aux lits. Elle n'avançait qu'en s'élançant d'un point solide à un autre, et avec une certaine rapidité, comme pour éviter de se tenir un instant sans appui. Il lui était surtout difficile de descendre les escaliers ; elle s'aidait d'une chaise ou se tenait fortement à la rampe; elle risquait de tomber à chaque marche, mais ne tombait presque jamais. Elle n'avait point cependant de paralysie.

En 1862, cette malade est apportée à l'infirmerie ; il lui était impossible de se lever, elle était gâteuse ; il existait un grand affaissement des membres du côté droit. La sensibilité était obtuse, la parole cependant nette. Dix jours après, la paralysie était complète à droite. La malade était couchée la tête tournée à gauche, et la joue était presque appuyée sur l'oreiller, bien que la malade fût couchée sur le dos. Si l'on essayait de redresser la tête, on éprouvait une résistance, la tête détournée, se retournait de nouveau à gauche dès qu'on l'abandonnait. Cette femme est morte environ six semaines après son entrée à l'infirmerie.

A l'autopsie, on a trouvé l'artère cérébrale moyenne gauche oblitérée par un caillot, à peu de distance de son entrée dans la scissure de sylvius. Les parois en étaient athéromateuses ainsi que celles de l'artère basilaire.

On constate sur cette pièce que le cervelet est notablement atrophié; il n'a plus environ que le tiers du volume normal. Il a conservé sa forme, ses proportions bi-latérales; sa couleur était d'un gris jaunâtre, couleur bien différente de la teinte grise normale. La consistance était ferme dans toute l'étendue; quelques coupes ont permis de constater qu'une très-grande partie de la substance grise a disparu, et qu'il ne restait plus sur les feuillets de la substance blanche que la couche rouillée et encore diminuée d'épaisseur. Les lames arrivent donc à une petite distance de la surface; ces lames blanches ainsi que leurs rameaux, ont certainement aussi diminué de longueur.

Le bulbe et la protubérance ont leur volume normal; pour les pédoncules moyens cela est douteux.

L'examen microscopique a montré à M. Vulpian, que dans la substance grise il n'existait point de cellules nerveuses. Le tissu est constitué par une matière amorphe finement granuleuse, parsemée de noyaux normaux; enfin d'un certain nombre de corps, les uns ovalaires, les autres triangulaires, à angles mousses: corps ayant de 0,010 m. à 0,015 m. sur le plus grand diamètre, à bords accentués, transparents, sans granulations ni noyaux extérieurs, et qui ont paru, à M. Vulpian, être des cellules nerveuses à la dernière période d'atrophie. Il existait en outre des corps amyloïdes en petite quantité, quelques-uns de grand diamètre. Dans toutes les préparations, il n'a pas été trouvé une fibre nerveuse intacte au milieu de la substance grise; seulement çà et là, mais très-rares, de courts filaments de substance médullaire, très-peu de tissu filamenteux et de cylindres axes. Dans deux ou trois préparations, il n'a pas été plus trouvé de tubes nerveux dans la partie terminale de la substance blanche, que dans les préparations de substance grise. Plus profondément on retrouvait des tubes nerveux, mais manifestement diminués de nombre, avec de la matière granuleuse et des corpuscules amyloïdes interposés.

(Professeur Vulpian, thèse de M. Lanoix, 1863, n° 69, p. 18.)

N° 100 — Cervelet, avec la protubérance; atrophie partielle de la face inférieure du lobe gauche du cervelet.

Cette pièce provient d'un homme de 79 ans, qui est mort à la suite d'une hernie intestinale, sans avoir jamais rien présenté du côté des centres nerveux.

Il existe à la face inférieure du lobe gauche du cervelet une atrophie partielle, située à la réunion du tiers interne avec les deux tiers externes, et se terminant à la grande circonférence qui, à ce niveau, est notablement échancrée. Cette dépression apparaît à la face inférieure du cervelet sous la forme d'une dépression très-accusée, longue de deux centimètres, et large d'un, les bords sont sinueux. Quand le cervelet est en place, ces bords se rapprochent tout à fait par l'engaînement de leurs sinuosités, et la perte de substance entièrement comblée par ce mécanisme n'apparaît plus que comme une fente irrégulière et sans profondeur.

(Professeur Broca, *Soc. Anat.*, 1861, 2e série, t. VI, p. 46.)

N° 101. — Cervelet, avec la protubérance annulaire; atrophie de la face inférieure du cervelet.

Ce cervelet a été recueilli à Bicêtre, sur un homme qui a été amené dans un état semi-comateux, mais qui ne présentait ni paralysie du mouvement, ni anesthésie. L'atrophie, qui est considérable, occupe la partie postéro-inférieure du cervelet.

Ce malade présentait un certain degré d'hyperesthésie déjà assez prononcée. Le poids du cerveau constaté au moment de l'autopsie, était de 200 grammes environ inférieur à celui des autres cerveaux de vieillards. L'espace vide par suite de l'atrophie, était occupé par un tissu cellulaire à mailles très-larges contenant de la sérosité. Quant à la cause de l'excavation, M. Broca était disposé à la considérer comme le résultat d'un travail atrophique développé au niveau d'un ramollissement.

(Professeur Broca, *Soc. Anat.*, 1861, 2e série, t. VI, p. 35.)

N° 102. — Modèle en cire d'une tumeur du cervelet.

Sur ce modèle en cire, on constate qu'il existe dans le ventricule du cervelet qui est très-dilaté, une tumeur très-irrégulière à sa surface, couverte d'aspérités. Cette tumeur a de 5 à 6 centimètres en tous sens. On a représenté une coupe qui montre que l'intérieur de la masse morbide est grisâtre, aréolaire ; tandis que l'extérieur est d'un blanc argenté. Il est aujourd'hui impossible, en l'absence de tous renseignements, de pouvoir en déterminer la nature.

(Professeur Dupuytren, *Bull. de la Fac.*, 1807, t. 32.)

N° 103. — Base du crâne ; modèle en cire d'une tumeur qui comprime la protubérance et le cervelet.

Cette pièce, en cire, est destinée à représenter une tumeur probablement de nature cancéreuse, qui développée à la base du crâne dans la gouttière basilaire, comprimait la protubérance annulaire et le cervelet. La tumeur qui est arrondie, lisse à sa surface, est située sous la tente du cervelet qu'elle a perforée à droite, pour gagner l'étage moyen et latéral de la base du crâne. La masse principale située dans la gouttière basilaire, a le volume d'un œuf de poule et comprimait très-fortement la protubérance, qui est déformée, aplatie, ainsi que le cervelet.

(Dupuytren, *Bull. de la Fac.*, 1808, p. 61 et 63.)

N° 103 a. — Cervelet, sarcome fibro-plastique situé sur le bord antérieur du cervelet.

Cette petite tumeur, située sur le bord antérieur droit du cervelet, sur lequel elle a produit une dépression, a le volume d'une petite noisette. Elle est constituée par quelques éléments fibreux, mélangés d'un grand nombre de noyaux et de cellules fusiformes. Cette tumeur, qui a été trouvée à l'autopsie d'un individu âgé, n'avait donné lieu à aucun symptôme morbide.

(Professeur Broca, 1862.)

N° 104. — Cervelet ; tubercule volumineux du lobe gauche du cervelet et de la protubérance.

Ce cervelet a été recueilli sur un enfant de six ans et demi qui était chétif, mais n'a rien présenté d'anormal, si ce n'est une faiblesse générale, et une intelligence peu développée.

A l'autopsie, le cervelet présentait une dureté, une résistance de son lobe gauche des plus évidentes. La même consistance, tout à fait anormale, se présentait aussi du même côté dans la protubérance. Sur une coupe horizontale du lobe gauche du cervelet, on trouve à son centre une masse énorme jaunâtre, du volume d'un petit œuf, qui a détruit toute la substance nerveuse du lobe. A la périphérie la substance cérébelleuse normale, forme une coque d'environ 1 centimètre en moyenne d'épaisseur.

La protubérance annulaire à l'extérieur est symétrique et paraît saine, mais sur une coupe pratiquée dans son épaisseur, on constate dans sa moitié gauche, un tubercule du volume d'une aveline. A son niveau, la substance nerveuse qui l'enveloppe, a à peine 2 millimètres d'épaisseur.

(M. Martin, *Soc. Anat.*, 1877, 4e série, t. II, p. 252.)

N° 105. — Tubercule du cervelet.

Masse tuberculeuse isolée, du volume d'un petit œuf de poule, qui s'est développée dans la substance du cervelet.

(M. Becquerel, *Soc. Anat.*, 1842.)

CHAPITRE V.

Lésions de la moelle épinière.

Le musée renferme huit pièces seulement de lésions de la moelle épinière, du n° 106 au 114 inclusivement. La plus intéressante de ces pièces me paraît être celle du n° 114, qui est un exemple relativement assez rare de névrômes multiples des nerfs de la queue de cheval.

N° 106. — Portion de moelle épinière; apoplexie sanguine.

Cette pièce consiste dans une portion de la moelle épinière, longue de 10 centimètres. Au centre existe un épanchement sanguin, qui est situé au niveau de la septième vertèbre cervicale. A ce niveau, la moelle paraît détruite dans presque toute son épaisseur et dans une hauteur de 3 centimètres. Il est regrettable que cette pièce soit sans renseignements.

N° 107. — Protubérance annulaire, avec une grande partie de la moelle épinière; plaque crétacée de l'arachnoïde.

Cette pièce provient d'une femme de 52 ans, qui était devenue hémiplégique du côté gauche, dix jours avant sa mort. On constate qu'il existe une pseudo-membrane crétacé, qui s'est développée dans l'arachnoïde rachidienne, au niveau du renflement brachial sur le côté gauche. Cette plaque a près de 1 cent. 1/2 d'épaisseur sur 3 de hauteur.

(Professeur Vulpian, 1825.)

N° 108. — Moelle épinière, paraplégie ; tumeur sarcomoteuse placée entre la dure-mère et la pie-mère rachidienne.

Cette moelle épinière provient d'un homme atteint de paraplégie incomplète, avec des douleurs dans les quatre membres.

On constate sur cette pièce l'existence d'une tumeur arrondie, du volume d'une petite noix, qui siégeait dans le canal vertébral au niveau de la partie supérieure de la région dorsale. Cette tumeur était située entre la dure-mère et la pie-mère, unie qu'elle était à ces membranes par des adhérences celluleuses. La moelle à ce niveau était diminuée de volume. La coupe de cette tumeur, montre qu'elle est formée par un tissu jaunâtre et d'une consistance ferme; il s'agit ici d'un sarcôme. Il existait en outre, une lésion assez avancée des organes urinaires, reins et vessie.

(M. Fournier, *Soc. de Biol.*, 1858, 2e série, t. V, p. 23.)

N° 109. — Portion inférieure de la moelle épinière, avec les nerfs de la queue de cheval ; tumeur mélanique.

Sur ce tronçon de moelle épinière, au milieu environ du renflement inférieur, existe une tumeur mélanique du volume d'une petite noisette, qui occupe la plus grande partie de l'épaisseur de la moelle Cette pièce est malheureusement sans renseignements.

(Professeur Cruveilhier.)

N° 110. — Tronçon de cinq vertèbres dorsales; kyste hydatique développé primitivement en dehors du canal rachidien, qui a ensuite pénétré dans ce canal.

Cette pièce provient d'un homme de 39 ans. Deux ans environ avant sa mort, il avait commencé à éprouver des douleurs dans le côté gauche de la poitrine, qui se sont accentuées graduellement. Il éprouvait des douleurs en travers le corps, vers la huitième et la neuvième côte, qui semblaient siéger dans les branches des nerfs intercostaux. Plus tard, ces douleurs s'accentuèrent au point d'arracher des cris à ce malade ; puis survinrent des crampes, des élancements dans les jambes et le bras gauche.

On constate sur cette pièce, qu'il existe, vers la partie moyenne gauche du thorax, une tumeur du volume d'une très-grosse orange, qui est complétement adhérente en avant, au feuillet pariétal de la plèvre. Cette tumeur est accolée au corps des sixième, septième et huitième vertèbres dorsales, ainsi qu'aux septième et huitième côtes, dont la face antérieure est usée, érodée, et dans lesquelles elle s'est creusée des cavités. Les lames gauches des vertèbres sont entièrement détruites, les apophyses épineuses ne sont plus adhérentes aux vertèbres que par les lames droites qui sont intactes.

Cette tumeur pénétrait en arrière dans le canal vertébral, au niveau des trous de conjugaison, par une ouverture de communication pratiquée aux dépens des os érodés. Cette ouverture laisse facilement pénétrer deux doigts ; elle occupe un espace de 6 centimètres, et la tumeur refoulait le cordon médullaire à droite. L'enveloppe du kyste est manifestement moins épaisse, dans le canal rachidien que dans la partie intra-thoracique. Après l'incision de la membrane externe, on trouva à l'intérieur un kyste à une seule loge, contenant un liquide opalin, un peu trouble, tenant en suspension des lambeaux membraneux d'acéphalocystes, et plusieurs vésicules globuleuses intactes. Dans leur contenu, on a reconnu au microscope, des crochets et des fragments d'échinocoques.

La moelle et les enveloppes étaient comprimées par le kyste, au niveau des septième et huitième vertèbres dorsales. La dure-mère, à ce niveau, était épaissie ainsi que les autres membranes ; la moelle était diffluente.

(M. Bellencontre, Thèse Paris, 1876, p. 9.)

N° 111. — Moelle épinière; atrophie des racines antérieures de la moelle.

Sur cette moelle épinière, qui est malheureusement sans renseignements, on constate une atrophie notable des racines antérieures de la moelle épinière. Cette pièce a été recueillie sur un homme qui était atteint d'atrophie et de paralysie progressive du système musculaire.

(Professeur Cruveilhier, 1853.)

N° 112. — Moelle épinière; atrophie très-considérable des racines antérieures de la moelle.

On constate sur cette pièce, une atrophie très-considérable des racines antérieures de la moelle. Cette pièce a été recueillie sur une femme qui était atteinte d'atrophie et de paralysie progressive du système musculaire.

(Professeur Cruveilhier, 1853, *Bull. de l'Acad. de Méd.*, t. XVIII, p. 494.)

N° 113. — Moelle épinière, avec le cervelet; atrophie très-considérable des racines antérieures de la moelle.

On constate sur cette moelle épinière une atrophie très-considérable des racines antérieures de la moelle. Cette pièce a été recueillie sur une femme qui était atteinte d'atrophie et de paralysie musculaire progressive.

(M. Aram.)

N° 114. — Portion inférieure de la moelle épinière, avec les nerfs de la queue de cheval; névrômes multiples.

Cette pièce provient d'un homme de 26 ans qui était affecté de névrômes généralisés. Même individu que les pièces n°s 132, 134, 135, 136, 140, 141, 142 et 143.

Sur cette pièce on constate que les nerfs de la queue de cheval, comme dans les deux faits rapportés par Schiffner et Bischoff, présentent une multitude de petits névrômes disposés en chapelet; sur un seul de ces cordons j'ai pu en compter jusqu'à 20; les plus gros égalent une lentille. Ces névrômes sont d'autant plus nombreux et plus volumineux que l'on se rapproche des derniers nerfs de la queue de cheval.

(M. Houel, *Mém. Soc. de Chir.*, t. III, p. 249.)

CHAPITRE VI.

Lésions des méninges.

Il existe dans le Musée 12 pièces qui sont relatives aux lésions des méninges, du n° 115 au n° 128 inclusivement. Quelques-unes de ces pièces présentent un certain intérêt au point de vue du siége et de la nature de ces lésions.

N° 115. — Voûte du crâne avec la partie supérieure des hémisphères cérébraux; fongus de la dure-mère.

Sur cette pièce qui est sans renseignements, on constate l'existence de nombreux et volumineux fongus de la dure-mère, qui ont perforé les os du crâne et font saillie à la surface. Les os du crâne sont très-minces dans toute leur étendue.

(Professeur Dupuytren, 1835.)

N° 116. — Tumeur fongueuse de la dure-mère, avec atrophie de l'œil gauche.

Cette pièce provient d'une jeune fille de 13 ans, qui présentait, outre le fongus, un cancer volumineux de la partie supérieure de l'humérus gauche. Ces deux tumeurs avaient une marche rapide, le début apparent a commencé par le bras en mars 1852, et la mort a eu lieu en septembre 1853.

Sur cette pièce, on constate dans la région temporale gauche à la face externe de la dure-mère, une tumeur en forme de champignon. La tumeur a environ 9 centimètres de diamètre sur une épaisseur de 3 centimètres, d'où résultait une compression manifeste du cerveau au niveau de ce point. La face externe de ce fongus repose sur l'écaille du temporal, qui est usée, amincie par la destruction de sa table interne; la suture temporo-pariétale est disjointe. Au niveau de l'angle antérieur de ce dernier os, il existe même une perforation osseuse peu considérable, qui met en communication la tumeur intra-crânienne avec une autre tumeur située dans la fosse temporale externe, sous le muscle de ce nom. Cette dernière masse est en grande partie constituée par des foyers hemorrhagiques.

L'œil qui, par suite de la disposition de la tumeur intra-crânienne, avait été chassé de l'orbite et s'était vidé, est ratatiné sur lui-même et remplacé par une petite masse du volume d'un gros pois. On peut par dissection y distinguer très-nettement la sclérotique et la choroïde; le nerf optique n'est point notablement atrophié. La tumeur intra-crânienne est constituée par un sarcome fibro-plastique.

(M. Guersant, *Soc. de Chir.*, 1854, t. V., p. 123.)

N° 117. — Dure-mère; fausses membranes développées à la face interne, dans la cavité arachnoïdienne.

Portion de dure-mère de la voûte crânienne d'un homme de 30 ans. On constate à sa face interne dans la cavité de l'arachnoïde, des fausses membranes qui se trouvent situées de chaque côté de la faux du cerveau. Ces fausses membranes sont plus étendues à droite qu'à gauche; elles sont denses, déchiquetées sur les bords, et assez épaisses dans certains points.

Cet homme était monomaniaque depuis deux ans; il avait été sujet à de fréquentes congestions cérébrales.

(M. Callé, *Soc. Anat.*, 1836, p. 139.)

N° 118. — Tumeur crétacée, avec des corpuscules osseux, développée dans les plexus choroïdes.

Cette pièce a été trouvée chez une femme de 45 ans, entrée à l'asile d'aliénés de Fains, le 10 décembre 1857. On constata à cette époque que la malade était imbécile, réduite aux idées les plus simples; elle ne distinguait point le bien du mal, et n'avait nulle conscience de sa position. Cette femme avait perdu toute spontanéité, était gâteuse par incurie, inapte au travail même le plus grossier.

Cette malade fut transportée à l'hospice de Pontoise; on y constata une hémiplégie complète du côté gauche avec contracture des doigts. Il existait un léger embarras de la parole et un peu de déviation de la bouche à gauche. Puis survinrent des accès d'épilepsie peu fréquents, qui laissaient beaucoup de torpeur.

Rien de particulier dans les substances blanche et grise du cerveau, sinon un peu plus de piqueté que d'ordinaire. En ouvrant le ventricule latéral droit du cerveau, on trouva une concrétion osseuse ou ossiforme, volumineuse (25 gr.), qui augmentait de plus du double la cavité du ventricule ; elle se prolongeait par un pédicule dans l'épaisseur de la substance cérébrale et était recouverte par la membrane des ventricules. Chevauchant sur le plexus choroïde qui s'enfonce dans son épaisseur, elle venait comprimer à gauche, sans y adhérer, la couche optique et le ventricule médian ; cette concrétion s'enfonçait en arrière de 2 centimètres dans la substance cérébrale postérieure ; elle n'adhérait pas à droite au cerveau, mais le comprimait et laissait voir des noyaux d'induration dans la portion correspondante à la concrétion ; elle était libre en-dessous et supérieurement. Il y avait très-peu de sérosité dans le ventricule. Ainsi, ce corps étranger tenait d'un côté par un pédicule au corps strié dans lequel il s'enfonçait, et de l'autre au cerveau ; il était libre dans le reste de son étendue, sauf quelques légères adhérences. Cette concrétion figure assez bien une astragale.

L'examen microscopique fait par M. Luys, a démontré que cette tumeur présente tous les éléments qui caractérisent le tissu osseux, c'est-à-dire :

1° Une grande proportion de cavités étoilées, anastomosées entre elles par un multitude de radiations multiples ;

2° Une substance fondamentale intermédiaire, au sein de laquelle ces cavités sont creusées, et probablement constituée par les mêmes éléments chimiques que l'on trouve dans les os ;

3° Une assez forte proportion de capillaires anastomosés irrégulièrement, dont les parois sont formées de couches concentriques, creusées de séries de cavités osseuses aussi disposées concentriquement, lesquelles apparaissent çà et là, de champ, représentant complétement l'aspect des canalicules osseux ;

4° La pièce étant desséchée depuis longtemps, on n'a pu constater d'une manière suffisamment nette l'existence des cellules de Virchow, dans l'intérieur des cavités osseuses.

(M. Bonnet, *Soc. Anat.*, 2me série, t. VI, p. 505.)

N° 119. — Plaque crétacée développée entre les os du crâne et la dure-mère, à la face interne du pariétal droit.

Plaque crétacée de forme oblongue, qui a été trouvée entre les os du crâne et la dure-mère, sur la face interne du pariétal droit, d'un homme qui est mort hémiplégique. Cette plaque, qui est rugueuse inégale, a dans sa partie moyenne près de 2 centimètres d'épaisseur; elle est longue de 17 centimètres et large de 8.

(Professeur Blandin, 1823.)

N° 120. — Portion de base du crâne; tumeur épithéliale de l'arachnoïde, développée au niveau de la selle turcique.

Cette pièce a été recueillie sur une femme de 88 ans, qui était atteinte depuis cinq ans d'une paraplégie et d'une oscillation toute particulière de la langue.

On constate sur cette pièce l'existence d'une tumeur du volume d'un œuf de poule, mollasse, fongoïde; elle se trouve placée comme à cheval sur la limite des fosses cérébrales antérieure et moyenne, du côté gauche. Cette tumeur est reçue dans une sorte de loge profonde, formée par une dépression du lobe frontal, dont le tissu aplati et condensé, réduit à l'épaisseur d'une feuille de papier, était devenu translucide.

M. Robin, qui a examiné cette tumeur au microscope, a reconnu qu'elle était formée de globes épidermiques avec quelques corpuscules allongés; il s'agit donc ici d'un épithéliome des séreuses.

(M. Luys, *Soc. Anat.* 1855, t. XXX, p. 92.)

N° 121. — Portion de dure-mère cérébrale; tumeur fibro-calcaire de la dure-mère.

Cette pièce a été recueillie sur une femme de 55 ans. On constate sur la dure-mère, à sa face interne, une petite tumeur qui était située à la partie droite de l'encéphale, à 3 centimètres environ de la ligne médiane, et 3 cent. 1/2 de la ligne périphérique de la tente du cervelet.

Cette tumeur, arrondie, est du volume d'une petite noisette; elle déprimait les circonvolutions cérébrales et était recouverte par l'arachnoïde et la pie-mère. Examinée par M. Robin, on a constaté qu'elle était formée de faisceaux fibreux, entremêlés d'une autre substance que l'on retrouve dans les corps de Pacchioni hypertrophiés. Ce tissu se présente sous l'aspect de fibres bien plus grosses que le tissu fibreux ordinaire; il existe une partie centrale amorphe cassante, de nature calcaire, entourée d'une enveloppe conservant les caractères du tissu fibreux. Ce tissu n'est autre que le tissu fibreux qui a subi la dégénérescence calcaire. Le dépôt commence par la partie centrale des faisceaux, les écarte, et s'accompagne d'autres dépôts amorphes ou granulés dans l'intervalle de ces mêmes faisceaux.

(M. Bonnejoy, *Soc. de Biol.* 1860, 3me série, t. II, p. 79.)

N° 122. — Portion de dure-mère cérébrale; fausses membranes crétacées.

Cette portion de dure-mère qui appartient à la voûte du crâne, est tapissée à la presque totalité de sa face interne par de fausses membranes qui présentent de nombreuses plaques calcaires. Ces plaques, dans certains points, ont jusqu'à près d'un centimètre d'épaisseur; elles sont lisses, comme éburnées aréolaires dans leur intérieur. Il n'a point été trouvé de corpuscules osseux dans les diverses préparations qui ont été faites.

N° 123. — Voûte du crâne; abcès situé entre les os du crâne et la dure-mère.

Cette voûte du crâne a été recueillie sur une femme de 74 ans, qui est morte avec de la démence sénile, sans avoir jamais présenté d'hémiplégie.

On constate à la face interne de la voûte du crâne, des érosions profondes de la table interne, et il existait à ce niveau entre les os érodés et la dure-mère, une vaste collection purulente, assez considérable pour déterminer une compression notable du cerveau. Il existait dans le cerveau, dans un point diamétralement opposé à cette collection purulente, un foyer rougeâtre qui était situé dans la pulpe cérébrale, qui était peut-être produit par une contusion ou un foyer hémorrhagique.

Aucun traumatisme certain n'a pu être invoqué pour expliquer cette lésion.

(Professeur Vulpian. *Soc. Anat.* 2me série, t. XIV, p. 456.)

N° 124. — Portion latérale gauche de la base du crâne; tumeur cancéreuse de la dure-mère.

Sur cette portion antérieure et gauche de la base du crâne, on constate l'existence d'une tumeur du volume d'un petit œuf de pigeon qui adhère à la dure-mère. Cette tumeur est située à la base du crâne, au niveau du sommet du bord tranchant des petites ailes du sphénoïde. Elle est assez dense, et elle a été regardée comme étant de nature cancéreuse. Malheureusement cette pièce est sans renseignements.

N° 125. — Portion supérieure de l'occipital ; tumeurs de la dure-mère.

Sur cette pièce qui est sans renseignements, on constate à la face externe de la dure-mère, dans la portion qui répond à l'écaille de l'occipital, deux petites tumeurs inégales en volume. Elles adhèrent toutes deux très-intimement à la face externe de la dure-mère. La plus volumineuse qui égale une petite noisette, paraît formée par l'agglomération de deux petites masses qui auraient été primitivement isolées. Cette tumeur s'est creusée dans l'occipital une large dépression, dont le fond, dans certaines parties, est sur le point de se perforer. C'est cette disposition qui a fait penser à M. Velpeau, qu'il s'agit ici de petites tumeurs cancéreuses à leur début. Il serait difficile aujourd'hui de préciser exactement la nature de ces productions morbides.

(Professeur Velpeau.)

N° 126. — Portion de dure-mère de la voûte du crâne ; cancer.

Cette pièce est constituée par une portion de dure-mère de la voûte du crâne. Il existe sur un des côtés de la faux du cerveau, une large plaque de la dure-mère, environ 10 centimètres de diamètre, qui devait très-probablement servir d'insertion à un fongus qui avait perforé les os du crâne. La pièce est sans renseignements.

N° 127. — Tronçon de moelle épinière ; fausse membrane crétacée de l'arachnoïde rachidienne.

Sur cette pièce, on observe une pseudo-membrane crétacée de l'arachnoïde rachidienne. La plaque crétacée a environ 3 centimètres de hauteur sur 2 de large, sa concavité est moulée sur la partie latérale de la moelle épinière. Le point de son siége d'insertion n'a point été indiqué, ainsi que les symptômes.

(M. Durand-Fardel, 1838.)

CHAPITRE VII

Lésions des nerfs.

Quinze pièces sont relatives aux lésions de nerfs, du n° 128 au n° 141 inclusivement. La plupart sont relatives à des névrômes, et neuf appartiennent au même individu, n°s 132, 133, 134, 135, 136, 140, 141, 142 et 143. Une de ces pièces, très-remarquable par la nature de la lésion n° 129, est un exemple d'exostose du rocher qui traverse le ganglion de Gasser, et a donné lieu à une névralgie des plus intenses et rebelle.

N° 128. — Portion de cerveau avec les deux yeux; atrophie du nerf optique.

Cette pièce est malheureusement sans renseignement. On constate qu'il existe une atrophie assez notable du nerf optique gauche; l'œil lui-même a été profondément altéré.

N° 129. — Exostose qui traverse le ganglion de Gasser.

Cette pièce provient d'un homme de 70 ans, ancien gendarme; sept ans environ avant sa mort, il fut pris tout à coup de douleurs très-violentes dans le côté droit de la face, il les attribua à de mauvaises dents, et il se fit extraire deux molaires, sans que pour cela les douleurs cessent. Cinq ans plus tard, il entra à l'hôpital des Cliniques pour ses douleurs qui étaient devenues encore plus violentes; on lui arracha les deux canines du côté droit, quelques chicots et quelques dents voisines qui restaient. A la suite de ces opérations, il éprouva pendant deux ou trois mois une amélioration avec cessation presque complète des douleurs.

Un an environ après, il est pris d'une attaque, il tomba sans connaissance; après cette attaque les douleurs devinrent beaucoup plus vives, cet homme pouvait à peine dormir. Ces douleurs siégeaient surtout dans le sillon naso-labial, au niveau des bords alvéolaires gauches, avec des irradiations dans la voûte palatine. Il existait des points douloureux à la pression, en avant de l'antitragus, derrière l'articulation temporo-maxillaire, au niveau du trou sous-orbitaire et sus-orbitaire, du trou mentonnier. Le plus léger attouchement sur ces régions, déterminait immédiatement de vives douleurs. Tantôt il n'avait qu'un accès douloureux, tantôt, au contraire, plusieurs accès se succédaient avec une grande rapidité.

En examinant la face interne de la base du crâne, on a constaté que le côté droit de la selle turcique était plus épais qu'à l'état normal. Du côté du trou optique droit, l'on remarque que la circonférence supérieure est un peu rétrécie par un rebord osseux plus saillant qu'à l'état normal ; cependant l'orifice est encore assez large pour que le nerf optique ni l'artère ophthalmique ne soient comprimés.

Du côté droit (où du reste le nerf présente le même volume et le même aspect à l'œil nu que du côté opposé), l'on aperçoit immédiatement en avant du bord supérieur du rocher une petite tumeur du volume d'une lentille.

Cette tumeur est jaunâtre, parfaitement lisse, un peu conique, aplatie de gauche à droite ; elle se termine à la partie supérieure par une pointe un peu mousse.

Cette tumeur est située immédiatement en avant du bord supérieur du rocher ; elle correspond au point où les fibres nerveuses de la grosse racine du trijumeau commencent à s'écarter en éventail pour se rendre au ganglion ; elle adhère à cette portion de l'os qui forme la paroi supérieure du canal carotidien : elle est située à 9 millimètres en arrière du complet épaississement des fibres.

Volume. Dimension	antéro-postérieure.	10	millimètres.
	transversale.	3	—
	de bas en haut.	5	—

Situation par rapport aux filets nerveux.

La tumeur n'est pas placée exactement au milieu du nerf : la portion du nerf qui se trouve à gauche est bien moins considérable que celle à droite.

Largeur de la portion de	gauche.	5	millimètres.
	droite.	12	—

Ces dimensions sont prises au milieu de la tumeur.

La structure de cette tumeur est celle du tissu osseux compacte.

(Professeur Vulpian, *Soc. anat.* (1870), p. 344).

N° 130. — Langue; atrophie du nerf grand hypoglosse.

Cette pièce provient du même individu que celle n° 112. Le nerf grand hypoglosse, de chaque côté, est notablement atrophié.

Les muscles de la langue sont également atrophiés et ont subi la dégénérescence graisseuse.

(Professeur Cruveilhier).

N° 131. — Hypertrophie des nerfs.

Dans ce bocal, on a réuni un grand nombre de tronçons nerveux séparés qui, pour la plupart, doivent appartenir au grand sympathique ; ils sont très-notablement hypertrophiés.

(M. Serres, 1836.)

N° 132. — Moitié latérale gauche de la base du crâne et de la face ; névrômes du nerf moteur oculaire commun et de la septième paire de nerfs.

Sur cette pièce, qui appartient au même individu que celle nos 114, 132, 134, 135, 136, 140, 141, 142 et 143, on constate que le nerf moteur oculaire commun présente plusieurs petites tumeurs ou névrômes. Le ganglion ophthalmique, à la formation duquel, comme on le sait, ce nerf concourt puissamment, est très-volumineux et les filets ciliaires sont le siége de plusieurs renflements. Il en est de même de la quatrième paire.

Le ganglion de Gasser est très-volumineux, ainsi que les trois branches qui en naissent. La branche ophthalmique de Willis, dans son rameau nasal et frontal, présente de nombreux névrômes. Le maxillaire supérieur, dans sa branche sous-orbitaire, a une disposition analogue ; il en existe également sur le trajet du nerf lingual jusque dans ses branches terminales.

Sur la septième paire; dans son trajet à travers l'oreille, je n'ai rien rencontré, tant sur le nerf acoustique que sur le nerf facial ; mais, au moment où ce dernier traverse la parotide, il devient le siége de nombreux névrômes.

(M. Houel, Mém., *Soc. de chir.* (1852), t. III, p. 263).

N° 133. — Moitié latérale droite de la tête, avec la colonne vertébrale cervico-dorsale, le larynx, la trachée et l'aorte ; névrômes du pneumo-gastrique, du plexus cervical, du grand sympathique et des nerfs dorsaux.

Sur cette pièce, qui appartient au même individu que celles nos 114, 132, 134, 135, 136, 140, 141, 142 et 143, on constate que le pneumo-gastrique de chaque côté est le siége de nombreux renflements ou névrômes, tant dans sa portion cervicale que dans la thoracique, ainsi que dans le plexus qu'il constitue. Ces névrômes sont également nombreux dans les deux nerfs laryngés, mais principalement sur l'inférieur. Arrivé à l'estomac, le pneumo-gastrique prend son aspect moniliforme.

Le plexus cervical est le siége de nombreux névrômes dans les branches musculaires et cutanées. Le nerf phrénique présente aussi des renflements, principalement à gauche.

Tous les nerfs dorsaux sont hypertrophiés et le siége de nombreux névrômes volumineux. Le plus remarquable pour le volume est le huitième nerf intercostal gauche.

(M. Houel, *Mém. Soc. de chir.*, 1852, t. III, p. 264.)

N° 134. — Névrômes de la portion mésentérique du grand sympathique.

Sur cette pièce, qui appartient au même individu que celles nos 114, 132, 133, 135, 136, 140, 141, 142 et 143, on constate que le plexus mésentérique ne présente que de rares névrômes, et encore sont-ils très-petits; le plus volumineux égale à peine une petite noisette.

(M. Houel, *Mém. Soc. de chir.*, 1852, t. III, p. 264.)

N° 135. — Membre supérieur droit; névrômes multiples.

Sur cette pièce, qui appartient au même individu que celles nos 114, 132, 133, 134, 136, 140, 141, 142 et 143, on constate que le plexus axillaire est le siége de plusieurs névrômes, dont deux particulièrement ont acquis un volume assez notable. Le plus volumineux, qui égale environ un œuf de poule, est situé sur la branche externe d'origine du nerf médian. Ce névrôme a verticalement 7 centimètres sur 12 de circonférence. La seconde tumeur ovoïde, du volume d'un œuf de pigeon, est située sur le nerf radial, à la partie inférieure du creux axillaire. Tous ces nerfs sont notablement hypertrophiés.

Chacune des branches terminales du plexus est elle-même le siége de nombreux névrômes. Le nerf circonflexe présente un grand nombre de ces tumeurs: il en existe même jusque sur les dernières ramifications. Le musculo-cutané, dans sa partie musculaire, ne contient que de très-petits renflements; mais sa branche cutanée, un peu au-dessous du pli du coude, en offre un qui égale le volume d'un petit œuf d'oiseau. Le nerf cutané interne, dans toute sa portion brachiale, est noueux; mais c'est surtout au-dessous du coude que son aspect ganglionnaire est évident; il présente même à ce niveau un aspect variqueux.

Le nerf médian présente un premier renflement en avant du coude. A l'avant-bras, on en rencontre un au niveau de la partie moyenne. Les nerfs cubital et radial, au bras et à l'avant-bras, sont volumineux, mais ne présentent point de renflements sensibles.

(M. Houel. *Mém. Soc. de chir.*, 1852, t. III, p. 264.)

No 136. — Membre supérieur gauche; névrômes multiples.

Sur cette pièce, qui appartient au même individu que celles nos 114, 132, 133, 134, 135, 140, 141, 142 et 143, on constate que tous les nerfs sont le siége d'une hypertrophie considérable. Sur le plexus axillaire, on trouve un grand nombre de névrômes; le plus volumineux, qui est situé sur la cinquième paire cervicale, a environ le volume d'un œuf de pigeon. La septième paire présente un névrôme très-remarquable par sa position; la tumeur, qui est ovoïde, du volume d'une noisette, est située complétement en dehors de l'atmosphère cellulaire du nerf; elle ne lui est adhérente que par un tissu cellulaire très-lâche, au sein duquel on ne peut reconnaître la présence d'aucun filament nerveux.

Toutes les branches terminales du plexus axillaire sont le siége de névrômes de volume variable. Le plus considérable, qui répond au bord postérieur du creux de l'aisselle, est situé sur le nerf circonflexe; il a une hauteur de 6 centimètres et une circonférence de 8. Ce nerf, dans son trajet, est le siége de plusieurs autres renflements secondaires. Le nerf cutané interne est le siége de petits névrômes qui simulent des nodosités.

Le nerf musculo-cutané, à l'inverse du bras droit, dans sa portion musculaire, présente plusieurs petites tumeurs. On en rencontre également de nombreuses dans sa partie cutanée. Le nerf médian, dans sa portion brachiale et anti-brachiale, est aussi le siége de nombreux renflements fusiformes, mais dont le volume n'est pas très-considérable. Le nerf cubital a son renflement principal à la partie supérieure du tiers moyen de l'avant-bras. Le nerf radial présente trois névrômes principaux; le premier est situé à la partie supérieure de la gouttière que lui forme l'humérus; le second, un peu au-dessus de la sortie; le troisième, au niveau du tiers inférieur de l'avant-bras, sur la branche de bifurcation antérieure. Au niveau de la région palmaire, comme sur le bras droit, les nerfs sont hypertrophiés, mais ne présentent aucun névrôme apparent.

(M. Houel, *Mém. Soc. de chir.*, 1852, t. III, p. 265.)

N° 137. — Portion du nerf cubital; kyste séreux.

Cette pièce provient d'un homme de 40 ans environ. Le nerf cubital a acquis un volume considérable; il est d'aspect fusiforme et dans son intérieur, existait un kyste séreux. Cette pièce est malheureusement sans renseignements.

(M. Beauchêne, *Bull. de la Fac.*, 1810, p. 36.)

N° 138. — Sarcome volumineux à petites cellules du nerf musculo-cutané.

Cette pièce a été recueillie sur un homme de 24 ans. Le début paraissait dater d'environ deux ans. A cette époque, cet homme éprouva de vives douleurs qui apparaissaient surtout la nuit, dans toute la longueur du bras droit. Mais ce n'est environ que six mois avant l'opération, que l'on constata dans l'aisselle une tumeur du volume d'un petit pois; elle s'est accrue rapidement.

Cette tumeur était située dans la paroi externe du creux de l'aisselle droite, un peu au-dessus de l'insertion du grand pectoral à l'humérus, son grand diamètre était suivant l'axe du membre. Elle était de forme ovalaire, dure, résistante, à surface lisse, indolente à une pression modérée, mais si on l'exagérait, il se manifestait de vives douleurs qui s'irradiaient dans tout le bras jusqu'à la main, en suivant les branches du nerf radial.

Cette production morbide qui pesait 80 grammes, est allongée, ellipsoïde, et était entourée d'une zone de tissu conjonctif assez lâche. Elle est formée d'un réticulum d'éléments jeunes de tissu conjonctif, et surtout de cellules fusiformes qui s'entrecroisent en divers sens; le tissu propre de la tumeur, est exclusivement constitué par de petites cellules arrondies, munies d'un noyau. Leur volume est environ celui d'un leucocyte ordinaire, le noyau se colorait vivement par le carmin. En résumé, cette tumeur est un sarcome à petites cellules, dont l'évolution a été rapide. Quant aux rapports intimes de la tumeur avec le nerf, il n'a point été possible de les préciser.

(M. Demarquay, *Soc. de Chir.*, 1874, 3e série, t. III, p. 723.

N° 193. — Portion du nerf cubital; névrôme formé par un fibro-sarcome volumineux.

Ce névrôme qui est volumineux, provient d'un homme de 61 ans. Cinq ans avant l'ablation de cette tumeur, ce malade en se levant s'était heurté le bras gauche, il ressentit une vive douleur au niveau de la partie frappée, avec retentissement dans les deux derniers doigts de la main. En le palpant avec soin, il trouva à la partie interne et moyenne du bras, une petite tumeur grosse comme un petit pois.

Depuis cette époque, la tumeur a augmenté lentement mais d'une manière continue ; même en l'absence de choc ce malade éprouvait des douleurs très-vives. C'était une série d'élancements rapides, ressentis depuis le poignet jusqu'à l'extrémité du petit doigt et de l'annulaire. L'intensité de la douleur était devenue excessive jour et nuit.

La tumeur siégeait au côté interne du bras, entre le biceps et le coraco-brachial : elle est fusiforme. Son extrémité supérieure était à 2 centimètres du bord antérieure de l'aisselle, et son extrémité inférieure à 10 centimètres au-dessus de l'épitrochlée, elle mesure dans sa longueur 11 centimètres, elle pesait 52 grammes.

A l'examen microscopique fait par MM. Vulpian et Hayem, par le raclage et la dilacération, on a constaté que la tumeur était formée par les éléments du tissu conjonctif fasciculé, et par place accolées à ces faisceaux, de petites cellules et des noyaux. Dans d'autres points, des cellules allongées fusiformes également disposées en faisceaux; à la périphérie, on retrouve de nombreux éléments fibro-plastiques à petits noyaux ovalaires. L'examen du segment inférieur du nerf, montre que les fibres nerveuses sont entièrement saines.

Après durcissement dans l'alcool : 1° Coupes faites suivant la longueur ; à un faible grossissement; tissu cloisonné d'une façon très-irrégulière par des tractus fibreux qui laissent entre eux de nombreux espaces comblés par de petits éléments cellulaires. On voit de plus çà et là quelques vaisseaux capillaires; 2° Coupes transversales; l'aspect est à peu près le même; cependant dans certains points, les tractus fibreux prédominent d'une façon très-nette. A un plus fort grossissement (290 D.), on voit dans les espaces alvéolaires et même entre les trousseaux fibreux, des éléments cellulaires, ovoïdes, allongés, quelques-uns étoilés, qui possèdent un noyau et un nucléole avec quelques granulations graisseuses. Dans certains points les granulations jaunâtres paraissaient être des granulations pigmentaires. L'acide acétique éclaircit les préparations et rend les noyaux plus apparents.

On voit de plus, surtout à l'aide de ce réactif, qu'un certain nombre de cloisons d'apparence fibreuse, sont presque entièrement décomposables en corps fusiformes allongés, possédant un ou deux petits noyaux sur des coupes colorées par le picro-carminate d'ammoniaque. On voit, outre les détails précédents, que certaines parties de la tumeur sont composées de tissu fibreux, entre les trousseaux duquel existent très-distinctement des amas de cellules ou de noyaux embryoplastiques.

(M. Demarquay, Thèse de M. Foucault, 1872, p. 36.)

Nº 140. — Moitié latérale droite du bassin, avec la cuisse; névrômes.

Sur cette pièce, qui appartient au même individu que celles nºs 114, 132, 133, 134, 135, 136, 141, 142 et 143, on constate que le plexus lombo-sacré, dans toutes les branches qui le constituent, est le siége de nombreux névrômes, qui lui donnent un aspect particulier; il est comme variqueux. Toutes les branches du plexus lombaire sont elles-mêmes le siége de nombreuses tumeurs. La branche cutanée externe un peu au-dessus de l'épine iliaque antéro-supérieure, est le siége d'un renflement assez considérable. Le nerf crural contient également un renflement volumineux.

Le nerf sciatique dans sa portion fémorale, présente plusieurs tumeurs peu volumineuses; elles sont interposées entre les cordons fibreux, quelques-unes pourraient même être facilement énuclées.

(M. Houel, Mém. *Soc. de Chir.*, 1852, t. III. p. 266.)

Nº 141. — Moitié latérale gauche du bassin, avec la cuisse; névrômes.

Sur cette pièce qui appartient au même individu que celles nºs 114, 132, 133, 134, 135, 136, 140, 142 et 143, on constate que le plexus lombo-sacré comme celui du côté droit, est le siége de névrômes nombreux, ils sont même plus considérables. Le nerf crural, dans son tronc présente des tumeurs moins volumineuses qu'à droite, mais chacune de ses divisions est le siége jusque dans l'épaisseur des muscles de nombreux névrômes.

Le nerf sciatique présente à sa partie inférieure un névrôme volumineux.

(M. Houel, *Soc. de Chir.*, 1852, t. III, p. 266.)

Nº 142. — Jambe et pied droit; névrômes.

Sur cette pièce qui appartient au même individu que celles

nos 114, 132, 133, 134, 135, 136, 140, 141 et 143, on constate que le nerf tibial antérieur et postérieur, ainsi que les filaments qui en naissent, présentent de nombreux névrômes; mais on n'en trouve point au pied, aussi bien à la face dorsale qu'à la face plantaire.

(M. Houel, Mém. *Soc. de Chir.*, 1852, t. III, p. 266.)

N° 143. — Jambe et pied gauche; névrômes.

Sur cette pièce qui appartient au même individu que celles nos 114, 132, 133, 134, 135, 136, 140, 141 et 142, on constate que les nerfs de ce membre contiennent très-peu de névrômes, et encore ils sont peu volumineux.

(M. Houel, Mém. *Soc. de Chir.*, 1852, t. III, p. 266.)

TABLE DES MATIÈRES

DU TOME TROISIÈME

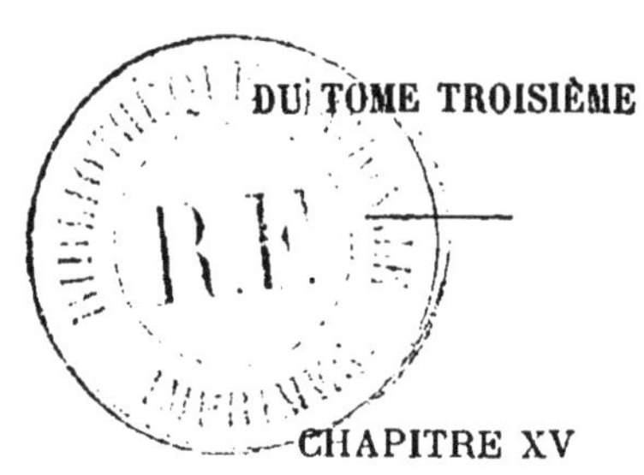

Nos des pièces — Pages

CHAPITRE XV

DÉFORMATIONS DES EXTRÉMITÉS ARTICULAIRES, ARTHRITES SÈCHES, RHUMATISMES GOUTTEUX ET CORPS ÉTRANGERS ARTICULAIRES 1

Art. 1er. — Déformation des extrémités articulaires des membres supérieurs, généralités 2

554. Arthrite sèche de l'articulation scapulo-humérale droite . . . 3
554 *a*. Humérus droit, arthrite de la tête 4
554 *b*. Omoplate et humérus gauche, déformations. 4
554 *c*. Portion supérieure de l'humérus gauche, arthrite sèche . . 4
554 *d*. Tête de l'humérus, arthrite sèche 5
554 *e*. Tête de l'humérus, érosion des cartilages 5
554 *f*. Id. id. id. 5
554 *g*. Corps étrangers fibreux de la bourse sous-deltoïdienne . . 6
555. Portion inférieure de l'humérus droit, déformation 6
555 a. Articulation du coude, arthrite sèche 6
555 *b*. Cubitus droit; végétations osseuses péri-articulaires. . . . 7
555 *c*. Articulation du coude, arthrite sèche 7
555 *d*. Id. id. id. 7
555 *e* Articulation du coude, corps étrangers articulaires. 8
555 *f*. Id. id. id. 8
555 *g*. Id. id. id. 8
555 *h*. Id. id. id. 9
555 *i*. Id. id. id. 9
555 *j*. Id. id. id. 9
555 *k*. Portion inférieure de l'humérus droit, dépôts tophacés . . 10
555 *l*. Articulation du coude, déformations articulaires. 10
556. Squelette de la main, déformation dans le rhumatisme noueux 11
556 a. Modèle en plâtre de la pièce précédente. 11
556 *b*. modèle en plâtre de la main d'un goutteux 11
556 *c*. Squelette de la main, maladie d'Heberden 12
556 *d*. Id. id. id. 12
556 e. Modèle en plâtre de la main; maladie d'Heberden. 12
556 *f*. Id. id. id. 12
556 *g*. Main et oreilles; tuméfactions de la goutte. 12

Nos des pièces		Pages
556 *h*.	Modèle en plâtre de la main; rhumatisme noueux.	13
556 *i*.	Id. id. id.	13
556 *j*.	Id. id. id.	13
556 *k*.	Modèle en plâtre de la main droite; paralysie agitante. . .	14
556 *l*.	Métacarpien et phalanges d'un goutteux	14
	Art. 2. — Déformations des extrémités articulaires des membres inférieurs; généralités.	14
557.	Arthrite sèche coxo-fémorale	17
557 *a*.	Id. id.	18
557 *b*.	Id. id.	18
557 c.	Id. id.	18
557 *d*.	Id. id.	19
557 *e*.	Id. id.	19
557 *f*.	Id. id.	20
557 *g*.	Id. id.	20
557 *h*.	Portion supérieure du fémur gauche; arthrite sèche	21
557 *i*.	Articulation coxo-fémorale; arthrite sèche	21
558.	Id. id.	22
558 *a*.	Id. id.	22
559.	Id. id.	22
560.	Id. id.	23
560 *a*.	Id. id.	23
560 *b*.	Id. id.	23
561.	Id. id.	24
561 *a*.	Id. id.	24
561 *b*.	Id. id.	25
561 *c*.	Id. id.	25
561 *d*.	Id. id.	26
562.	Id. id.	26
563.	Id. id.	27
564.	Id. id.	27
564 *a*.	Articulation coxo-fémorale; corps étranger articulaire. . .	28
565.	Portion supérieure du fémur; arthrite sèche	28
566.	Id. id.	28
567.	Id. id.	29
568.	Id. id.	29
569.	Id. id.	29
570.	Id. id.	29
570 *a*.	Id. id.	30
571.	Id. id.	30
572.	Id. id.	30
573.	Id. id.	30
574.	Id. id.	31
574 *a*.	Portion supérieure du fémur; lésions osseuses de l'ataxie locomotrice	31
575.	Portion supérieure du fémur; arthrite sèche	31
575 *a*.	Portion supérieure du fémur; dépôts tophacés.	31
576.	Hydropisie de la bourse pré-rotulienne.	31
576 *a*.	Id. id.	32

Nos des pièces — Pages

576 *b*. Kyste hématique de la bourse pré-rotulienne. 32
576 *c*. Id. id. 32
577. Kyste séreux du creux poplité 32
578. Articulation du genou; arthrite sèche. 33
578 *a*. Id. id. 33
578 *b*. Articulation du genou; arthrite sèche 34
578 *c*. Id. id. 34
578 *d*. Id. id. 34
578 *e*. Articulation du genou; lésions de l'ataxie locomotrice. . . . 35
578 *f*. Articulation du genou; arthrite sèche. 35
578 *g*. Id. id. 36
578 *h*. Id. id. 36
578 *i*. Id. id. 37
578 *j*. Id. id. 37
578 *k*. Id. id. 38
578 *l*. Id. id. 38
579. Articulation du genou; corps étrangers articulaires 39
580. Id. id. 40
580 *a*. Id. id. 40
580 *b*. Id. id. 40
581. Portion inférieure du fémur gauche; *dépôts tophacés* 40
581 *a* Id. id. 41
581 *b*. Portion inférieure du fémur et rotule; rhumatisme goutteux 41
581 *c*. Portion supérieure du tibia; dépôts tophacés. 41
581 *d*. Rotule; dépôts tophacés 41
582. Portion inférieure du tibia gauche; arthrite sèche 42
582 *a*. Articulation tibio-tarsienne; arthrite sèche 42
583. Astragale; dépôts de cristaux d'urate de soude 42
583 *a*. Articulation tibio-tarsienne; dépôts tophacés 43
583 *b*. Calcanéum gauche; arthrite sèche. 43
583 *c*. Scaphoïde du pied droit; corps étranger cartilagineux. . . . 43
583 *d*. Id. id. id. 43
583 *e*. Premier métatarsien droit; goutte. 44

CHAPITRE XVI

CARIES DES ARTICULATIONS ; GÉNÉRALITÉS. 45

Art. 1er. — Carie des articulations de la colonne vertébrale et de la mâchoire inférieure; généralités . 46

584. Carie de l'apophyse odontoïde 4
584 *a*. Carie des deux premières vertèbres cervicales. 46
584 *b*. Arthrite déformante des vertèbres cervicales 47
584 *c*. Modèle en plâtre; carie des premières vertèbres cervicales . 47
584 *d*. Moitié latérale droite du sacrum; sacro-coxalgie 47
585. Carie tuberculeuse de l'articulation temporo-maxillaire. . . . 48

Nos des pièces | Pages

Art. 2.— Carie des articulations du membre supérieur; généralités 48

586. Carie de l'articulation scapulo-humérale 48
586 *a*. Id. id. id. 49
586 *b*. Id. id. id. 49
586 *c*. Id. id. id. 50
587. Carie de l'articulation du coude 50
588. Id. id. 50
589. Id. id. 51
590. Carie de l'extrémité inférieure de l'humérus 51
591. Id. id. 51
592. Id. id. 52
593. Id. id. 52
594. Id. id. 52
595. Id. id. 52
596. Portion supérieure du radius et du cubitus; carie 53
597. Portion supérieure du cubitus; carie 53
598. Id. id. 53
599. Carie de l'articulation du coude avec ankylose 53
599 *a*. Carie de l'articulation du coude. 54
600. Carie des os du carpe 54
600 *a*. Id. id. 55
600 *b*. Carie du second et du troisième métacarpien 55

Art. 3. — Carie des articulations des membres supérieurs; généralités. 55

601. Hypertrophie du peloton synovial du fond de la cavité cotyloïde. 56
602. Carie de la cavité cotyloïde. 57
602 *a*. Carie de l'articulation coxo-fémorale 57
602 *b*. Id. id. 57
602 *c*. Id. id. 58
603. Id. id. 58
604. Id. id. 59
604 *a*. Id. id. 59
604 *b*. Carie de l'articulation coxo-fémorale 59
604 *c*. Id. id. 60
604 *d*. Id. id. 60
604 *e*. Id. id. 61
604 *f*. Id. id. 61
604 *g*. Id. id. 62
604 *h*. Id. id. 62
605. Modèle en cire d'une arthrite du genou. 62
605 *a*. Id. id. 63
606. Lipome arborescent du genou 63
607. Infiltration tuberculeuse du condyle externe du fémur. . . . 63
608. Carie avec névrose de l'articulation du genou 63
609. Carie de l'articulation du genou. 64

Nos des pièces — Pages

610. Carie tuberculeuse de l'extrémité inférieure du tibia. . . . 64
610 *a*. Id. id. 64
610 *b*. Carie de l'extrémité inférieure du tibia 65
610 *c*. Id. id. 65
610 *d*. Id. id. 66
611. Carie des os du tarse et du métatarse. 66
611 *a*. Carie des os du tarse. 66
611 *b*. id. id. 66
611 *c*. id. id. 67
611 *d*. Carie des os du tarse; extirpation de l'astragale. 67
612. Carie du premier métatarsien. 67

CHAPITRE XVII.

Ankyloses; généralités. 68

Art. 1er. — Articulations diverses ankylosées; généralités. 69

Ordre 1er. — Ankyloses des os du tronc. 70

1er Sous-Ordre. — Ankyloses intrinsèques de la tête et de la colonne vertébrale; généralités 70

613. Ankylose de l'articulation occipito-altoïdienne 72
614. Ankylose des six premières vertèbres cervicales. 72
614 *a*. Ankylose de l'occipital avec l'atlas, et de l'atlas avec l'axis. 72
614 *b*. Ankylose avec luxation latérale droite de l'atlas sur l'axis. 73
615 Ankylose de la seconde vertèbre cervicale avec la tunisienne. . 74
616. Id. id. . . 74
617. Id. id. . . 74
618. Id. de la sixième vertèbre cervicale avec la septième. . 74
619. Id. id. . . 75
620. Ankylose des six dernières vertèbres cervicales et des deux premières dorsales. 75
621. Ankylose des vertèbres cervicales 75
622. Id. id. 76
623. Ankylose des vertèbres dorsales 76
624. Id. Id. 76
625. Id. id. 77
626. Id. id. 77
627. Id. id. 77
628. Id. id. 77
629. Id. id. 77
630. Id. id. 78
631. Id. id. 78
632. Id. id. 78
633. Id. id. 78
634. Id. id. 79
635. Ankylose de la dernière dorsale avec la première lombaire . 79
635 *a*. Ankylose des vertèbres lombaires. 79
636. Id. id. 80

Nos des pièces — Pages

637. Ankylose des vertèbres lombaires. 80
638. Id. id. 80
639. Manque. . . . .
640. Ankylose des vertèbres lombaires. 81
641. Manque. . . . .
642. Ankylose des vertèbres lombaires. 81
643. Id. id. 81
644. Ankylose de la deuxième dorsale avec la première lombaire. 81

2e Sous-Ordre — Ankyloses intrinsèques de la colonne vertébrale, côtes et bassin; généralités. 82

645. Ankylose des deux premières côtes avec le sternum. 83
646. Ankylose des côtes avec le sternum. 83
647. Id. id. 83
648. Ankylose des deux premières côtes avec les vertèbres. . . . 84
649. Ankylose des côtes avec les vertèbres. 84
650. Id. id. 84
651 Id. id. 84
652. Ankylose des vertèbres lombaires avec le sacrum. 85
652 *a*. Ankylose de toutes les vertèbres et du sacrum. 85
652 *b*. Portion de la colonne vertébrale de cheval ankylosée . . . 86
653. Ankylose des os du bassin. 86
654. Id. id. 86
654 *a*. Id. id. 86
655. Id. id. 86

Ordre 2. — Ankyloses des membres. 87

1er Sous-Ordre. — Ankyloses des membres supérieurs; généralités. 87

656. Ankylose de l'articulation scapulo-humérale. 88
657. Ankylose de l'articulation du coude. 88
658. Id. id. 89
659. Id. id. 89
660. Id. id. 89
661. Id. id. 90
662. Id. id. 90
663. Id. id. 90
664. Id. id. 90
665. Id. id. 91
665 *a*. Id. id. 91
665 *b*. Id. id. 91
665 *c*. Id. id. 91
665 *d*. Id. id. 92
665 *e*. Id. id. 92
666. Id. id. 93
667. Id. id. 93
668. Id. id. 93
669. Id. id. 94
670. Id. id. 94

Nos des pièces — Pages

671. Ankylose de l'extrémité supérieure du radius avec le cubitus. 94
672. Id. id id. . 95
673. Ankylose de l'articulation radio-carpienne et carpo-métacarpienne. 95
674. Ankylose de l'articulation radio-carpienne 95
675. Ankylose de l'articulation radio-carpienne, du carpe et du métacarpe. 95
675 a. Ankylose du radius avec le scaphoïde 96
676. Ankylose des os du carpe 96
677. Id. 96
678. Id. 96
679. Ankylose des os du carpe et du métacarpe 97
680. Id. id. 97
681. Id. id. 97
682. Ankylose des phalanges d'un doigt 97

2e *Sous-Ordre. — Ankyloses des membres inférieurs; généralités.* 98

683. Ankylose de l'articulation coxo-fémorale. 99
683 a. Ankylose incomplète périphérique de l'articulation coxo-fémorale. 100
683 b. Ankylose périphérique de l'articulation coxo-fémorale . . . 100
684. Ankylose par fusion de l'articulation coxo-fémorale 101
684 a. Id. id. 101
684 b. Id. id. 101
684 c. Ankylose de l'articulation coxo-fémorale. 102
684 d. Id. id. 102
685. Id. id. 102
686. Id. id. 103
687. Id. id. 103
688. Id. id. 104
689. Id. id. 104
690 Id. id. 104
691. Ankylose de l'articulation fémoro-tibiale 105
691 a. Id. id. 105
691 b. Id. id. 106
691 c. Id. id. 106
691 d. Id. id. 106
692. Id. id. 107
693. Id. id. 107
694. Id. id. 108
695. Ankylose de la rotule 108
696. Ankylose de l'articulation fémoro-tibiale 108
697. Ankylose fémoro-tibiale avec luxation latérale externe incomplète du tibia 109
697 a. Ankylose de l'articulation fémoro-tibiale. 110
698. Id. id. 110
698 a. Id. id. 110
698 b. Ankylose par amphiarthrose de l'articulation du genou. . . 111
699. Ankylose de l'articulation tibio-péronière supérieure 111

Nos des pièces — Pages

700. Ankylose de l'articulation tibio-péronière supérieure. 111
701. Id. id. 112
702. Ankylose de l'articulation tibio-péronière inférieure, tibio-astragalienne et du calcaneum 112
703. Id. id. . 112
704. Ankylose de l'articulation tibio-péronière inférieure 112
705. Id. id. 112
706. Ankylose de l'articulation tibio-astragalienne 113
707. Ankylose de l'articulation tibio-tarsienne 113
708. Ankylose de l'articulation tibio-astragalienne et des os du tarse. 114
709. Id. id. . 114
710. Ankylose du scaphoïde avec le calcaneum. 114
711. Ankylose du tarse et du métatarse 114
712. Ankylose des os de la seconde rangée du tarse avec le métatarse 115
713. Ankylose de tous les os du pied 115
714. Id. 115
714 *a*. Ankylose des os du tarse et du métatarse. 115

Art. 2. — Squelette dont un grand nombre d'os sont ankylosés ; généralités. 116

715. Squelette dont toutes les articulations sont ankylosées, à l'exception de l'articulation radio-cubitale, coxo-fémorale droite et sacro-vertébrale. 116
716. Squelette dont la plupart des articulations sont ankylosées. . 117
717. Squelette; ankylose de la colonne vertébrale, des côtes et du bassin. 119
718. Squelette; ankylose de la colonne vertébrale et des membres. 120
719. Portion de squelette; ankyloses multiples 121

CHAPITRE XVIII.

LUXATIONS ; GÉNÉRALITÉS 123

Art. 1er. — Luxations de la colonne vertébrale; généralités. 123

720. Subluxation par rotation de l'atlas sur l'axis 124
720 *a*. Luxation bi-latérale complète en avant de la quatrième vertèbre cervicale sur la cinquième. 124
720 *b*. Diastasis des sixième et septième vertèbres cervicales. . . 125
720 *c*. Luxation bi-latérale incomplète en avant de la quatrième vertèbre cervicale sur la cinquième. 125
720 *d*. Luxation bi-latérale complète en avant de la sixième vertèbre cervicale sur la septième. 126
720 *e*. Luxation incomplète en arrière de la cinquième vertèbre dorsale sur la sixième sans fracture 126

Art. 2. — Luxations de la mâchoire inférieure; généralités. 128

721. Luxation bi-latérale de la mâchoire inférieure. 128
721 *a*. Id. id. 128
721 *b*. Id. id. 129

Nos des pièces — Pages

Art. 3. — Luxations du sternum ; généralités 129

Art. 4. — Luxations des membres inférieurs; généralités. 130

Ordre 1er. — Luxations scapulo-humérales; généralités . . . 130

722. Luxation sous-coracoïdienne 131
722 *a* Luxation sous-glénoïdienne consécutive à une paralysie musculaire 132
722 *b*. Id. id. . 132
722 *c*. Moule en plâtre d'une luxation sous-glénoïdienne 132
722 *d*. Luxation sous-glénoïdienne. 133
723. Luxation sous-coracoïdienne 133
723 *a*. Luxation sous-coracoïdienne réduite, état de l'articulation un mois après la réduction. 134
723 *b*. Luxation sous-coracoïdienne 135
724. Modèle en cire d'une luxation sous-coracoïdienne 135
725. Luxation intra-coracoïdienne ancienne. 136
726. Id. id. 136
726 *a*. Id. id. 137
726 *b*. Id. id. 137
727. Id. id. 137
727 *a*. Id. id. 138
727 *b*. Id. id. 138
728 Id. id. 138
729. Id. id. 138
729 *a*. Luxation sous-scapulaire avec fracture du col anatomique . 139
729 *b* Luxation intra-coracoïdienne 139
730. Id. id. 140
730 *a*. Id. id. 140
730 *b*. Luxation intra-coracoïdienne récente 140
731. Luxation sous-acromiale incomplète 141
731 *a*. Luxation sous-épineuse. 141
731 *b*. Rainure profonde creusée dans la tête de l'humérus. . . . 143
731 *c*. Fracture consolidée de la tête de l'humérus dans une luxation. 144
731 *d*. Déformation de la tête de l'humérus 144

Ordre 2. — Luxation de l'articulation du coude; généralités . 144

732. Luxation de l'extrémité supérieure du radius en avant . . . 145
733. Id. id. . . . 145
733 *a*. Id. id. . . . 146
733 *b*. Id. id. . . . 146
733 *c*. Luxation de l'extrémité supérieure des deux radius en avant. 146
733 *d*. Luxation de l'extrémité supérieure du radius en dehors . . 147
733 *e*. Luxation de l'extrémité supérieure du radius en arrière . . 147
734. Luxation incomplète des deux os de l'avant-bras en arrière et en dedans. 148
734 *a*. Luxation incomplète des deux os de l'avant-bras en arrière. 148
734 *b*. Id. id. . . 149
734 *c*. Id. id. . . 150

Nos des pièces — Pages

735 Luxation latérale externe incomplète des deux os de l'avant-bras . . . 151
735 *a*. Luxation latérale interne incomplète des deux os de l'avant-bras . . . 151
735 *b*. Id. id. . . . 152
735 *c*. Id. id. . . . 152
735 *d*. Modèle en plâtre d'une luxation latérale externe sus-condylienne des deux os de l'avant-bras. . . . 152
735 *e*. Id. id. . . . 153
736. Moule en plâtre d'une luxation des deux os de l'avant-bras en arrière. . . . 153
736 *a*. Luxation récente des deux os de l'avant-bras en arrière. . 153
736 *b*. Luxation complète des deux os de l'avant-bras en arrière et en dehors. . . . 154
736 *c*. Luxation du cubitus en arrière et du radius en avant. . . . 155

Ordre 2. — Luxations du poignet; généralités. . . . 155

737. Luxation congénitale du carpe en avant. . . . 156
737 *a*. Moule en plâtre d'une luxation des os du carpe en avant. . 157
737 *b*. Luxation des os du carpe en avant . . . 157
737 *c*. Id. id. . . . 158
737 *d*. Moule en plâtre d'une luxation des os du carpe en avant. . 158
737 *e*. Id. id. . . 158
737 *f*. Id. id. . . 159
737 *g*. Luxation des os du carpe en avant. . . . 159
737 *h*. Id. id. . . . 160
737 *i*. Moule en plâtre d'une luxation des os du carpe en avant. . 160
737 *j*. Id. id. id. . . 160
737 *k*. Id. id. id. . . 160
737 *l*. Moule en plâtre d'une luxation des os du carpe en arrière. 161
737 *m*. Id. id. id. . . 161

Ordre 4.—Luxations de la main; carpe et phalanges; généralités. . . . 161

737 *n*. Luxation congénitale complète du cubitus et incomplète du radius sur les os du carpe en arrière. . . . 161
737 *o*. Luxation congénitale complète du cubitus en arrière et incomplète du radius sur les os du carpe en arrière . . . 162
737 *p*. Luxation en arrière du métacarpe sur le carpe . . . 163
737 *q*. Luxation médio-carpienne en avant. . . . 163
737 *r*. Moule en plâtre d'une luxation du grand os en arrière. . . 164
738. Moule en plâtre d'une luxation de la première phalange du pouce en avant sur le premier métacarpien. . . . 164
738 *a*. Moule en plâtre d'une luxation de la deuxième phalange du pouce sur la première. . . . 164
738 *b*. Moule en plâtre d'une luxation de la première phalange du pouce en arrière sur le premier métacarpien. . . . 165
738 *c*. Modèle en cire d'une luxation de la première phalange du pouce en avant . . . 165
738 *d*. Luxation de la première phalange d'un doigt en avant. . . 165
738 *e*. Luxation métacarpo-phalangienne du pouce en avant . . . 165

Nos des pièces — Pages

738 *f*. Luxation métacarpo-phalangienne du pouce en avant 166
738 *g*. Moule en plâtre d'une luxation métacarpo-phalangienne du pouce en avant 166

Art. 4. — Luxations des membres inférieurs ; généralités . 166

Ordre 1er. — Luxations coxo-fémorales ; généralités 167

739. Modèle en cire d'une luxation coxo-fémorale congénitale . . . 170
739 *a*. Luxation coxo-fémorale congénitale. 170
739 *b*. Id. id. 171
739 *c*. Id. id. 171
740. Double luxation coxo-fémorale congénitale 173
740 *a*. Luxation coxo-fémorale congénitale. 174
740 *b*. Id. id. 174
741. Id. id. 174
741 *a*. Id. id. 175
742. Double luxation coxo-fémorale congénitale 175
743. Id. id. 176
744. Luxation coxo-fémorale congénitale. 177
745. Bassin ; déformations consécutives à une double luxation . . 177
745 *a*. Double luxation congénitale coxo-fémorale 178
745 *b*. Double luxation coxo-fémorale congénitale en haut et en dehors 179
746. Id. id. 179
746 *a*. Id. id. 180
747. Id. id. 180
748. Luxation congénitale coxo-fémorale en haut et en dehors. . . 181
748 *a*. Id. id. . . . 182
748 *b*. Id. id. . . . 182
749. Luxation coxo-fémorale en haut et en dehors 183
749 *a*. Double luxation coxo-fémorale 183
749 *b*. Luxation coxo-fémorale en haut et en dehors. 184
749 *c*. Id. id. 184
750. Id. id. 185
751. Id. id. 185
751 *a*. Id. id. 186
752. Luxation coxo-fémérale en arrière. 186
752 *a*. Id. id. 187
752 *b*. Id. id. 187
753. Id. id. 187
753 *a*. Luxation coxo-fémorale directe en arrière 188
753 *b*. Id. id. en arrière incomplète. 188
753 *c*. Id. id. en arrière 188
753 *d*. Id. id. en haut et en arrière. 189
753 *e*. Id. id. dans l'échancrure ischiatique. . . 189
753 *f*. Id. id. id. . . . 190
754. Luxation ilio-pubienne 190
754 *a*. Modèle en plâtre d'une luxation ilio-pubienne. 191
754 *b*. Luxation ilio-pubienne avec ankylose 191
754 *c*. Id. sus-cotyloïdienne 191

Nos des pièces Pages
755. Luxation coxo-fémorale en bas et en arrière ischiatique. . . 193
755 *a*. id. id. 194
756. Os iliaque qui porte les traces d'une luxation ischiatique. . . 195
757. Luxation coxo-fémorale dans le trou ovalaire avec ankylose . 196
757 *a*. Luxation id. 196
757 *b*. Id. id. 197
758. Luxation coxo-fémorale en haut dans la fosse iliaque externe 197

Ordre 2. — Luxations du genou; généralités 198

759. Luxation incomplète de la rotule en dehors 198
759 *a*. Luxation latérale externe de la rotule. 198
759 *b*. Id. id. 199
759 *c*. Id. id. 199
759 *d*. Id. id. 199
759 *e*. Id. id. 200
760. Luxation incomplète du tibia en arrière. 200
760 *a*. Luxation incomplète du tibia en dehors et complète de la rotule 200
760 *b*. Luxation latérale externe incomplète du tibia 201
760 *c*. Id. id. 201

Ordre 3. — Luxations de l'articulation tibio-tarsienne et du pied; généralités 202

761. Luxation de l'extrémité inférieure du tibia en dedans 203
761 *a*. Modèle en cire d'une luxation latérale interne incomplète du pied en dedans 204
761 *b*. Luxation latérale externe incomplète des os de la jambe. . 204
761 *c*. Luxation incomplète du tibia en dedans et en avant 204
761 *d*. Luxation du tibia et du péroné en avant 205
761 *e*. Id. id. 206
762. Luxation sous-astragalienne incomplète en dehors et en avant 206
762 *a*. Luxation de l'astragale par rotation autour de son axe vertical 206
762 *b*. Id. id. 208
762 *c*. Luxation sous-astragalienne par renversement en dehors. . 208
762 *d*. Luxation complète de l'astragale en haut et en dehors. . . 208
762 *e*. Moule en plâtre d'une luxation de l'astragale en haut. . . . 209
762 *f*. Dessin de la pièce précédente. 209
762 *g*. Luxation sous-astragalienne avec fractures 209
762 *h*. Luxation de la tête de l'astragale en haut et en dehors. . . 210
762 *i*. Luxation de l'astragale en dedans et en avant avec fractures 210
763. Moule en plâtre; issue de l'astragale à travers les téguments 212
763 *a*. Luxation du scaphoïde en haut sur les cunéiformes 212
764. Luxation de tous les os du tarse et du métatarse. 213
764 *a*. Moule en plâtre d'une luxation incomplète des quatre premiers métatarsiens. 213
764 *b*. Luxation incomplète de la première phalange du gros orteil en haut et en dehors. 214
765. Déviation du gros orteil 214

Nos des pièces — Pages

766. Moule en plâtre d'une déviation latérale externe du gros orteil 214
767. Id. id.
768. Moule en plâtre d'une déviation en dedans du gros orteil . . 214
769. Id. id. . . 214
770. Moule en plâtre d'une déviation latérale externe du gros orteil 215
771. Moule en plâtre d'une déviation latérale interne du petit orteil 215

Ordre 4. — Luxations du bassin; généralités 215

772. Luxation des deux symphyses de l'os iliaque sans fracture 215
773. Luxation traumatique du sacrum.. 216

APPAREIL DU SYSTÈME MUSCULAIRE

LÉSIONS DES MUSCLES ET DES TENDONS; GÉNÉRALITÉS 217

1. Lésions consécutives au torticolis. 218
2. Cysticerques du muscle deltoïde 218
3. Arrachement de la dernière phalange du gros orteil 219
4. Id. en totalité du doigt indicateur 220
5. Id. du pouce avec les tendons. 221
6. Id. du doigt indicateur 221
7. Id. du pouce 222
8. Id. de la dernière phalange d'un doigt. 222
9. Id. d'un gros orteil et de son tendon extenseur. . . . 222
10. Id. de la main avec les tendons. 222
11. Id. de la main au niveau de l'articulation radio-carpienne. 224
12. Id. de l'avant-bras 224
13. Id. de l'avant-bras dans une tentative de réduction de luxation 224
14. Portion de muscle couturier, cicatrice fibreuse. 227
15. Section sous-cutanée du tendon d'Achille sur un chien 228
16. Id. id. 228
17. Id. id. 228
18. Id. id. 228
19. Section sous-cutanée du tendon d'Achille, pied-bot. 229
20. Id. id. 229
21. Fongosités des gaînes synovides de l'avant-bras 229
22. Synovite tendineuse chronique avec kystes du médius 231
23. Moule en plâtre d'un phelgmon des gaînes tendineuses simulant une synovite. 231
24. Affection des gaînes tendineuses des muscles extenseurs du pied droit. 232
25. Tumeur du tendon du muscle fléchisseur d'un doigt. 233
26. Tumeur osseuse de la paroi antérieure de l'aisselle 233
27. Lipome intra-musculaire du couturier 233
28. Lipomes symétriques des deux muscles biceps du bras . . . 233
29. Moule en plâtre de la main; atrophie musculaire progressive. 234
30. Id. id. . 234

Nos des pièces — Pages

APPAREIL DU SYSTÈME NERVEUX

CHAPITRE PREMIER

Encéphalocèle et spina-bifida ; généralités 239

1. Hernie du cervelet 240
2. Encéphalocèle situé à la partie antérieure du crâne 240
3. Modèle en cire d'une hernie de la partie postérieure du crâne. 241
4. Id. Id. . 241
5. Modèle en cire d'un encéphalocèle de la région occipitale . . . 242
6. Hernie du cervelet 242
7. Modèle en cire de la pièce précédente. 242
8. Encéphalocèle volumineux de la partie postérieure de la tête . 243
9. Large perforation de l'occipital, hernie du cervelet 245
10. Hernie du cervelet à travers le trou occipatal 246
11. Déviation congénitale du trou occipital 246
12. Hernie de la partie supérieure du cerveau 247
13. Hydro-rachis de la région cervico-dorsale 247
14. Spina-bifida de la région dorsale. 247
15. Id. de la région sacrée. 248
16. Id. Id. avec hypergénèse de la substance grise de la moelle 248
17. Spina-bifida de la région lombaire 249
18. Id. de la région sacrée 249
19. Id. de la région lombo-sacrée. 250
20. Id. de la région lombaire 250
21. Id. de la région lombo-sacrée. 250
22. Id. avec exostose cartilagineuse du canal rachidien . 251

CHAPITRE II.

Hydrocéphalie ; généralités 252

23. Hydrocéphalie venticulaire avec spina-bifida de la région dorsale 252
24. Squelette complet d'enfant; hydrocéphalie 253
25. Portion de squelette d'enfant ; hydrocéphalie 254
26. Squelette d'enfant; hydrocéphalie 255
27. Id. 255
28. Id. 256
29. Id. 256
30. Id. 257
31. Id. 257
32. Id. 257
33. Id. 258
34. Id. 258
35. Tête d'enfant atteinte d'hydromicro-céphalie. 258
36. Tête d'enfant hydrocéphale. 259

Nos des pièces — Pages

37. Tête d'enfant hydrocéphale. 260
38. Id. 260
39. Id 261
40. Id. 261
41. Tête d'hydrocéphale 262
42. Id. 263
43. Id. 264
44. Id. 265
45. Voûte du crâne d'un hydrocéphale 265
46. Moitié latérale droite de la tête; hydrocéphalie 266
47. Modèle en cire de la base du cerveau; hydrocéphalie chronique. 266
48. Tête d'enfant à terme; hydrocéphalie ventriculaire 267
49. Moitié latérale du cerveau; hydrocéphalie 267
50. Tête d'enfant hydrocéphale. 267

CHAPITRE III.

LÉSIONS DU CERVEAU; GÉNÉRALITÉS 269

51. Abcès du cerveau; aphasie. 270
52. Voûte du crâne du cerveau précédent. 272
53. Abcès du lobe moyen du cerveau. 272
54. Voûte du crâne du cerveau précédent 273
54 *a*. Abcès des lobes antérieurs du cerveau 273
55. Cerveau; cicatrice d'un vaste foyer apoplectique 273
56. Lésion de la troisième circonvolution frontale gauche; aphasie. 274
57. Dure-mère cérébrale de la pièce précédente 275
58. Voûte du crâne 275
59. Vaste cicatrice de ramollissement du lobe postérieur du cerveau. 275
60. Cicatrice d'un foyer siégeant dans la deuxième circonvolution frontale gauche; aphasie 276
61. Ramollissement du lobe occipital. 277
62. Ramollissement de la circonvolution occipitale supérieure. . . 278
63. Ramollissement de la substance grise du cerveau, située en arrière de l'insula 279
64. Destruction d'une partie du lobe de l'occipital 279
65. Ramollissement de la circonvolution qui limite le bord du sillon de Rolando. 280
66. Ramollissement de la troisième circonvolution temporale . . . 280
67. Lésion de la troisième circonvolution frontale. 281
68. Ramollissement de la deuxième et troisième circonvolution frontale; aphasie 281
69. Ramollissement de la deuxième et troisième circonvolution frontale; aphasie 282
70. Lésion de la circonvolution frontale transverse et des trois frontale; aphasie 283
71. Lésion du lobe sphénoïdal et pariétal; pseudo-aphasie 284
72. Lésion de la troisième circonvolution frontale gauche; aphasie. 285

Nos des pièces — Pages

73. Lésion de la deuxième et troisième circonvolution frontale gauche ; aphasie. 285
74. Hémorrhagie cérébrale ; destruction de la capsule interne et de l'avant-mur ; hémiplégie droite passagère. 286
75. Hémorrhagie cérébrale ; hémi-anesthésie temporaire 287
76. Hémorrhagie cérébrale ; hémiplégie droite, contracture secondaire, hémi-anesthésie ; aphasie due à une deuxième attaque. 288
77. Ramollissement cortical du lobe du pli courbe. 289
78. Gliome de la circonvolution frontale ascendante ; monoplégie brachiale. 290
79. Moule en plâtre de la pièce précédente. 291
80. Psammôme volumineux de l'arachnoïde 291
81. Moule en plâtre d'une dépression considérable du cerveau par un caillot 292
82. Moule en plâtre du caillot. 292
83. Tumeurs probablement syphilitiques de la protubérance annulaire. 292
84. Cerveau ; absence presque complète des lobes occipitaux . . 293
85. Kyste hydatique du cerveau. 294
86. Dépression du cerveau par un kyste. 294
87. Cancer du cerveau 295
88. Id. 296
89. Modèle en cire d'une tumeur du corps pituitaire 296
90. Modèle en cire d'un kyste du corps pituitaire. 297
91. Modèle en cire d'une tumeur du cerveau. 297
92. Dépression considérable de l'hémisphère droit du cerveau. . 297
93. Tumeur formée par la pétrification du cerveau. 297
94. Id. id. 298
95. Id. id. 298
96. Id. id. 298
97. Id. id. 298
98. Tumeur ostéoïde du cerveau 299

CHAPITRE IV

Lésion du cervelet ; généralités. 300

99. Atrophie de toute la couche corticale du cervelet 300
100. Atrophie partielle du cervelet. 302
101. Id. id. 302
102. Modèle en cire d'une tumeur du cervelet 302
103. Id. id. 303
103 *a*. Sarcome fibro-plastique situé sur le bord antérieur du cervelet 303
104. Tubercules du cervelet et de la protubérance 303
105. Tubercule du cervelet 304

Nos des pièces — Pages

CHAPITRE V

Lésion de la moelle épinière; généralités 305

106. Apoplexie de la moelle épinière. 305
107. Plaque crétacée de l'arachnoïde rachidienne. 305
108. Sarcome situé entre la dure-mère et la pie-mère rachidienne. 306
109. Tumeur mélanique de la moelle épinière. 306
110. Kyste hydatique faisant saillie dans le canal rachidien 306
111. Atrophie des racines antérieures de la moelle épinière. . . . 307
112. Id. id. id. 307
113. Id. id. id. 308
114. Névrômes multiples des nerfs de la queue de cheval. 308

CHAPITRE VI

Lésions des méninges; généralités 309

115. Fongus de la dure-mère 309
116. Id. avec atrophie de l'œil gauche. . . . 309
117. Fausses membranes de l'arachnoïde 310
118. Tumeur crétacée avec corpuscules osseux développés dans le plexus choroïde. 310
119. Plaque crétacée développée à la face externe de la dure-mère 311
120. Tumeur épithéliale de l'arachnoïde 312
121. Tumeur fibro-calcaire de la dure-mère 312
122. Fausses membranes crétacées de la dure-mère. 313
123. Abcès situé à la face externe de la dure-mère. 313
124. Tumeur cancéreuse de la dure-mère. 313
125. Tumeur de la dure-mère. 314
126. Cancer de la dure-mère. 314
127. Fausses membranes crétacées de l'arachnoïde rachidienne . . 314

CHAPITRE VII

Lésions des nerfs; généralités. 315

128. Atrophie du nerf optique 315
129. Exostose qui traverse le ganglion de Gasser 315
130. Atrophie du nerf grand hypoglosse 317
131. Hypertrophie des nerfs. 317
132 Névrômes du nerf moteur oculaire commun et du nerf facial 317
133. Névrômes du pneumogastrique, du plexus cervical et du grand sympathique 318
134. Névrômes des nerfs du plexus mésentérique. 318
135. Névrômes multiples du membre supérieur droit 318
136. Névrômes multiples du membre supérieur gauche 319

Nos des pièces		Pages
137.	Portion du nerf cubital ; kyste séreux	320
138.	Sarcome volumineux à petites cellules du nerf musculo-cutané	320
139.	Névrôme volumineux du nerf cubital	321
140.	Névrômes du bassin et de la cuisse droite	322
141.	Id. id. gauche	322
142.	Névrômes de la jambe droite	322
143.	Id. gauche	323

FIN DU TROISIÈME VOLUME.

Paris, imprimerie Paul Dupont, 41, rue Jean-Jacques Rousseau, 41.— 148.6.77

CATALOGUE DES PIÈCES

DU

MUSÉE DUPUYTREN

L'ordre suivi pour la classification des pièces dans le Musée sera observé dans la publication de ce Catalogue; c'est par appareil ou système qu'elles ont été disposées, savoir :

1° L'appareil de la locomotion : système osseux ;
2° Le système musculaire ;
3° Le système nerveux ;
4° L'appareil des sens ;
5° L'appareil de la circulation ;
6° L'appareil de la digestion avec ses glandes annexes ;
7° L'appareil de la respiration ;
8° L'appareil génito-urinaire ;
9° Le système cutané et cellulaire ;

Enfin, une dixième division est consacrée aux monstres, et formera le volume de la tératologie.

Le CATALOGUE DU MUSÉE DUPUYTREN se composera de six à sept volumes, avec planches photographiées.

Les trois premiers volumes sont en vente.

Le tome Ier (texte et atlas). Prix : 16 francs.

L'Atlas comprend 31 planches reproduites d'après le procédé d'impression photographique de Thiel aîné.

Tome II (texte et atlas), 19 planches. — Prix : 12 francs.
— III (texte et atlas), 16 planches. — Prix : 12 francs.

Paris-Imp. PAUL DUPONT, 41, rue Jean-Jacques-Rousseau. — 149.3.78

www.ingramcontent.com/pod-product-compliance
Ingram Content Group UK Ltd.
Pitfield, Milton Keynes, MK11 3LW, UK
UKHW020101200726
13856UKWH00002B/313